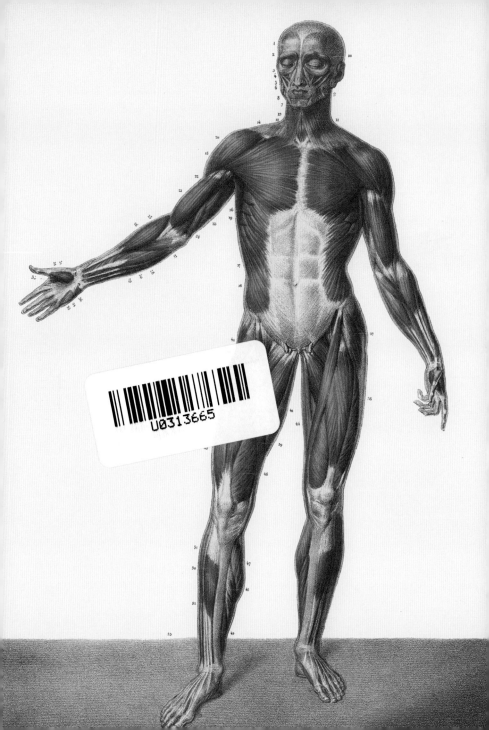

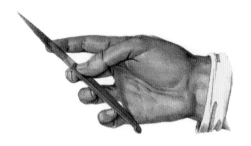

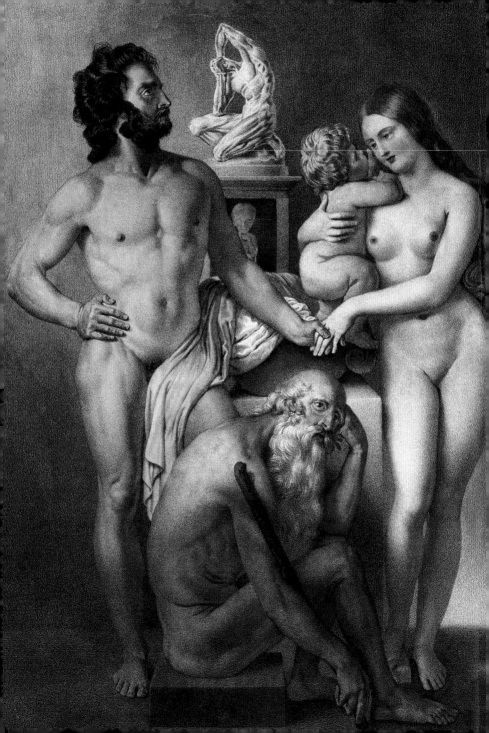

人体解剖图谱

[法]J.M.布尔热里　　[法]N.H.雅各布　著

徐坤　译

北京出版集团公司
北京美术摄影出版社　TASCHEN

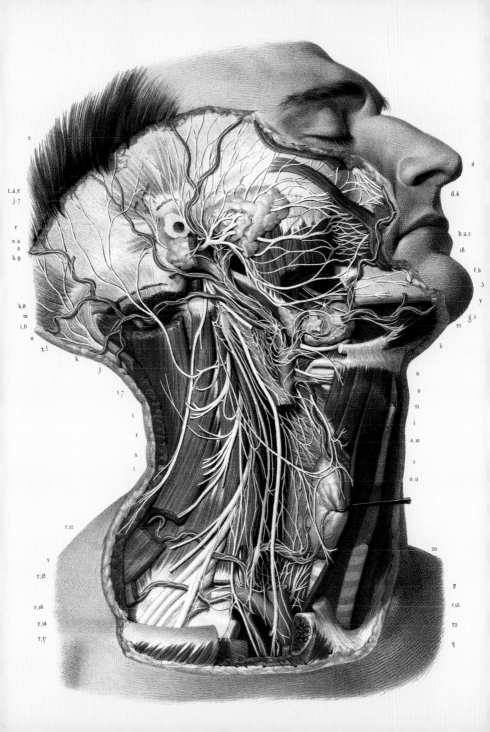

2

1.a.e
j.7

e

e.a
a
k.9

k.8
m
i.6
u
x.1
k
j

i.7

t
r
s
l

r.12

v
r.13

r.16
r.14
r.17

d

d.4

b.a.c
18

f.b
3
y
g.5
22

h

n
o
21
i

0.10
z
0.11

20

p
r.15

23
q

目 录

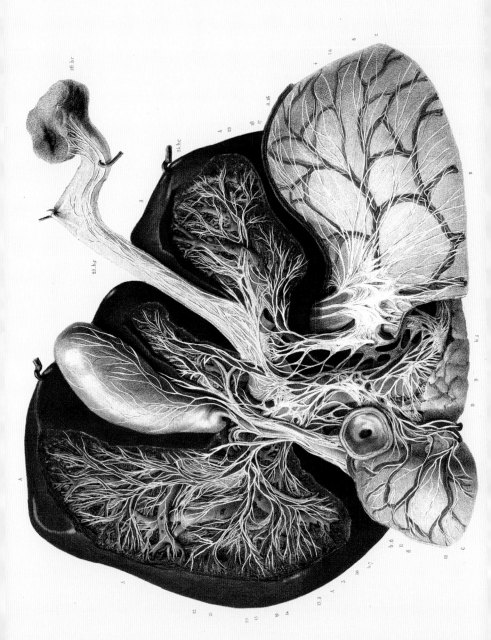

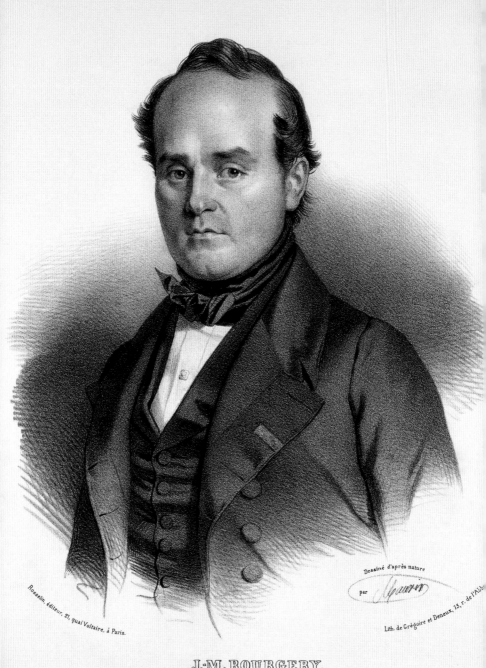

Rosadin, éditeur, 21, quai Voltaire, à Paris.

Dessiné d'après nature
par Sgauvin

Lith. de Grégoire et Deneux, 15, r. de l'Ab...

J.-M. BOURGERY.

导读

J.M. 布尔热里和N.H.雅各布所著的《人体解剖学完全图谱》是19世纪的纪念碑式著作

人体解剖学，是通过解剖对人体构造进行形态学研究的一门学科。在这一领域，涌现了若干出色的图谱作品，由J.M.布尔热里和N. H. 雅各布著就的《人体解剖学完全图谱》（以下简称《图谱》）就是其中的杰出代表。它于1831年到1854年在巴黎出版，堪称19世纪最为卓越的解剖学图谱。这是一部具有开创性的巨著：初版采用对开，共8卷，总计2108页，图谱部分收入图版725块，所含图片共计3750张。

19世纪前的主要解剖学著作

长期以来，人们的解剖学知识仅限于盖仑的动物解剖学。盖仑（130—200年）是希腊人，在帕加马和罗马行医，他巨大的影响力一直持续到16世纪。

1315年，蒙迪诺·德·卢齐（1275—1326年）亲自进行了人体的解剖，并进行了很多细致的观察。他将这些观察的结果于1319年写成了《解剖学》，这是中世纪唯一可以真正称之为解剖学的著作。

这些著作以手稿的形式传播，其中的插图也非常稀少。约1450年，约翰内斯·谷登堡（1397—1468年）发明了西方活字印刷术，从此，知识的传播突飞猛进。那些在1500年之前印刷的作品，也因此被称为古版书，德·卢齐《解剖学》的第一版就是其中之一，它出版于1478年，随后多次再版。值得注意的是1521年在威尼斯出版的伯伦加利欧·达·卡普里（1460—1530年）的注释版，达·卡普里是博洛尼亚的一位教授。

莱奥纳多·达·芬奇（1452—1519年）的解剖学绘画（228块），充分体现了其非凡科学素养的手绘图版却受到了冷落，这些图版从未经过编辑整理，也不曾得到学术界的认可。这批图版首次付梓已是1898年，而此时达·芬奇的作品已不能对解剖学的发展产生任何推动了。

1543年，安德烈·维萨里（1514—1564年）的作品《人体的构造》在巴塞尔出版。这一著作无论学术价值还是审美价值，都无疑是解剖学历史上的一部杰作

J.M.布尔热里（1797—1849年）
绘制：莫林，石版印刷：格雷古瓦和德诺，编辑：罗塞林，巴黎

（见第13页插图）。维萨里《人体的构造》的出版是科学革命的代表，它为我们审视"人体"提供了全新的视角，它以系统的人体解剖，取代了盖仑从动物解剖中对人体的推测。维萨里的作品中包括25块精美华丽的图版，以及众多穿插于文本中的图片，所有图片均为木刻印版，很可能出自提香的学生简·斯蒂芬·范·卡尔卡之手。本书在1555年出版了修订第二版，此后多次再版，影响巨大，效仿者众多。从此以后，插图成为解剖学不可或缺的一部分。

夏尔·艾蒂尔（1504—1564年）所著的《人体局部解剖学》是16世纪最卓越的解剖学作品之一。这部作品于1545年在巴黎出版，次年出版了法语版，书中包括了62张木刻印版，还在正文中穿插了许多小图。虽然从出版时间上比维萨里的作品要晚两年，但艾蒂尔从1530年就已经在筹备这部作品了。1556年，胡安·巴尔韦德·阿穆斯科（1525—1587年）在罗马出版了维萨里《人体的构造》的西班牙语复本，而此书的拉丁文版本，定名为《人体局部解剖学图谱》，也于1566年由C.普拉廷在安特卫普出版。这一版本的插图开创性地使用了铜版雕刻，达到了木刻印版无法企及的精细程度。这项空前的新技术开启了图谱印刷的新纪元，一直沿用至19世纪初。在新技术的基础上，1600年，《人体解剖学史》在巴黎和法兰克福出版，它的作者安德烈·杜·劳伦斯（1558—1609年）是蒙彼利埃的一位教授，此书中的26幅绝美插图都是由铜版雕刻制成的。

进入17世纪，朱利叶斯·卡塞里乌斯（1550—1616年）的《解剖图谱》便进入我们的视野。这部著作于1627年在威尼斯出版，书中的97块铜版雕刻出自弗朗西斯·瓦莱西奥之手，他是奥多阿多·菲埃莱提的学生，后者属于丁托列托画派；之后帕多瓦的亚德里安·凡·登·斯皮格尔（1578—1625年）的作品中，也使用了这些图版。1685年，霍弗特·彼得洛（1649—1713年）的作品《人体解剖学》在阿姆斯特丹出版，书中原创性的105块铜版雕刻由彼得·万·冈斯特根据杰拉德·德·莱雷西（1640—1711年）的绘画创作而成。

18世纪，运用铜版雕刻制作的解剖学图谱如璀璨群星，但其内容往往有一定的局限性，大多专注于局部解剖，其中，伯恩哈德·齐格弗里德·维斯（又名亚比努斯，1697—1770年）的作品最为耀眼。维斯是莱顿的解剖学和外科学教授，擅长骨骼与肌肉的相关研究；他的作品《人体骨骼和肌肉》于1747年在莱顿出版，书中的40块图版出自杰拉德·德·莱雷西（见第17、19、20、22页插图）的学生琼·万德莱尔（1690—1759年）之手。这部作品多次再版，十分畅销，打开了解剖学科学图谱的新局面。

18世纪其他优秀的解剖学图谱作品还有：威廉·柯珀（1666—1709年）

的《肌肉重构》（伦敦，1724年）；阿尔布莱克·冯·哈勒（1708—1777年）的《解剖学图谱》，于1743到1756年分8期在哥廷根出版，内含46块精美图版；保罗·马斯卡尼（1752—1815年）关于淋巴系统的《人体淋巴》（锡耶纳，1787年）；安东尼奥·斯卡帕（1752—1832年）关于神经系统的《神经解剖图谱》（帕维亚，1794年）。如果说上述作品都更偏向于医学性，那么《骨骼与肌肉全新图谱》则是一部艺术性更强的图谱。这部堪称壮丽的作品出自画家、艺术家和雕塑家雅克·伽梅林（1738—1803年）之手，1779年在图卢兹出版。最后不得不提的人物是雅克·法比安·戈迪埃（1710—1785年），他的作品为彩色印刷，部分内容与外科医生J.F.迪韦尔内合作，包括：《人体肌肉彩色图谱》，含有20块图版（巴黎，1746年，见第32页插图）；《头部解剖学》，含有8块图版（巴黎，1748年，见第29页插图）；《人体解剖学：内脏、神经、血管和骨骼》，含有18块图版（巴黎，1754年）；《人体解剖结构》，含有20块图版（马赛，1759年）。

J.M.布尔热里和N.H.雅各布的《图谱》前言

"借助石版印刷，我们已经可以用较低的成本大量出版解剖图谱。这有助于医生将这些图谱推广到每个人手中。

但是，这类作品要想满足全部的潜在需求，仅仅展示最新的科学发现是不够的，还需要体现出所有的相关用途。因此，我们不能毫无新意地简单复制既有的图谱，而应该带着新的目的，重新对照实物绘制图版，同时也要参考前人的优秀作品。我们认为这是最重要的一点，也是我和N.H.雅各布决意实现的目标。为此，尽管工作量浩繁，但我们仍不遗余力去完成。"（布尔热里，第一卷，第1～2页）

上面这段话出自本书的前言，它由J.M.布尔热里在1830年10月撰写，并在1831年到1832年随第一卷出版。这些文字阐述了这本人体解剖学及外科学著作的成书理念。本书由J.M.布尔热里医生写就，由N.H.雅各布对照实物绘制了书中的石版。

C.萨哈尔·德·拉巴里在《巴黎名医作品分析》（出版于1845年）中写道："……J.M.布尔热里不仅给了这个问题最完满的答案，而且他做到这一切所用的种种方法更是令我们惊讶不已。他这部解剖学作品中的画作可谓空前绝后。在E.博格朗1876年为著名的百科全书——《医学科学百科词典》（在A.德尚布尔的指导下出版）编纂的传记中，将J.M.布尔热里的作品誉为人体结构科学的最美丽的纪念碑之一。"

在布尔热里的时代，巴黎是解剖学研究的圣地。1832年上任的医学院院长马蒂厄·奥尔菲拉（1787—1853年）通过一系列彻底的革新，着手创建一个新的、非常丰富的解剖学博物馆，并于1844年投入运行。而在医学院下属的实践学院进行的大量解剖工作，令世界各地的同行羡慕不已。

《图谱》出版时正是解剖学发展的鼎盛时期。布尔热里在前言中写道："没有解剖学，生理学则无异于天方夜谭，外科学不过是盲人摸象，而整个医学则会沦为盲目的经验主义。"（第一卷，第1页）纵观整部作品，布尔热里多次强调解剖学是医学中最为重要的专科，也是科学概念演进的基础。

发起人和作者：J.M.布尔热里

J.M.布尔热里于1797年5月27日出生在奥尔良，他的父亲是马克·克劳德·布尔热里，一位杂货商，母亲是玛德琳·马尔蒂·德拉博莱。那天的上午11点，J.M.布尔热里在位于塔布格街1号的家中出生。当时在场的有杂货商吉恩·克劳德·维诺莱和二手衣物经销商尼古拉斯·贝尔热拉克。

布尔热里选择了学医。1815年，他也学习了时任巴黎自然历史博物馆教授的著名博物学家让·巴蒂普斯特·德·拉马克（1744—1829年）的课程。1817年到1820年，布尔热里在通过考试之后成了一名实习医生，并在

1819年获得过黄金实习生奖章。

在求学生涯的最后阶段，布尔热里由于资金匮乏而放弃了博士学位，转而在塞纳河畔罗米伊（奥布省）的铸币厂当了数年医务人员。他在那参与建立了一座硫酸铜工厂。很可能是在这个阶段，他对木材的颜色有了深入的研究。"J.M.布尔热里再次运用有机化学的知识，给生长中的木材染色。这些实验获得了令人惊艳的结果，并给了他巨大的希望。"（C.萨哈尔·德·拉巴里，1845年）。

1827年，30岁的布尔热里决定返回巴黎，这是他人生中一个重大的转折。最终，1827年8月27日，他在巴黎凭借一篇关于肢端循环结扎的论文通过了答辩，并获得了博士学位。两年后的1829年，他的著作《小型外科手术》出版，虽然并没有插图，但这部著作仍具有巨大的参考价值，因此一经出版便大获成功，１８３５年出版了法语版第二版，1834年被译为英语，1836年又被译为德语。

1830年，布尔热里与画家N.H.雅各布合作制订了《图谱》的写作计划，并将这项事业坚持了20多年，直至身故。此书第一卷在1831年出版，获得了良好的反响。1834年到1835年，布尔热里和雅各布以对开本的形式出版了

巴塞尔，1543年
木版雕刻可能出自简·斯蒂芬·范·卡尔卡之手，解剖学史上最为卓越的作品。

QVARTA
*MVSCVLO-
RVM TA-
BVLA.*

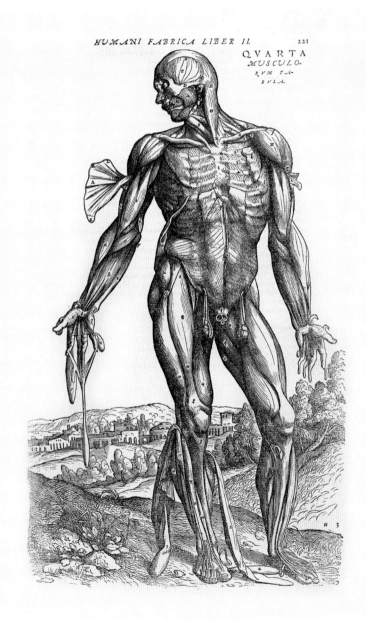

《解剖学基础》，包括20块石版和一小册文本分卷。此书在1836年到1839年再版，并在1837年被译为德文。虽然《图谱》陆续出版，但剩余的工作量仍然十分巨大。第一卷的英文版由罗伯特·威利斯翻译，于1833年到1837年间出版，确立了当时已经完成的部分作品的重大意义。

自1840年起，布尔热里开始撰写原创科学文章，大部分是随笔。这些文章发表在1842年到1848年的《巴黎科学院院刊》上，常配有精美的石版插图，其中一些后来被结集出版。

菲利克斯·蒂贝尔曾利用纸板制作解剖模型，据称布尔热里也有所参与。1847年在巴黎出版的一份展示手册中有记载："在J.M.布尔热里医生的指导下，利用菲利克斯·蒂贝尔的制作方法……蒂贝尔病理解剖学和自然史学博物馆。"这些模型是从实物中倒模，然后进行上色，在当时大受欢迎——解剖学博物馆的陈列目录里能看到大量此类模型，尤其是在斯特拉斯堡解剖学博物馆［由C.H.埃尔曼（1843年）撰写目录］，以及巴黎奥尔菲拉博物馆［由M.乌勒（1881年）撰写目录］。

在做完上述工作之后，布尔热里尝试申请多个大学和学术机构的工作岗位，可是均以失败告终。值得一提的是，他曾在1843年申请巴黎自然历史博物馆的人类学教授以及巴黎科学院会员，1846年申请过巴黎医学院解剖学讲席。为了竞聘，他在1846年2月13日进行了一次论文答辩，主题是胎儿附属物及发育。

尽管布尔热里的作品为他赢得了盛赞，但申请工作岗位的屡次失败仍令他苦闷不已，也使他逐渐觉得力不从心。在布尔热里去世后出版的《图谱》第八卷的前言中，记录着他对这段经历苦涩的叙述，这也是在医学和科学出版史上十分与众不同的一段独白："现在，这部作品终于即将完成了，我也快要达成我的目标，我希望大家明白，我并没有失败！虽然命运弄人，我在某些方面终究未能得偿所愿。唉！居维叶深究人类的心脏与智慧，可世间哪能人人都是居维叶？我失去了他，就失去了全世界。除却他在世时的欢乐时光，我还得到了什么？厌恶、阻碍、阴谋，看不见的小圈子。20年来，我兢兢业业，虽未能事事如愿，亦无怨无悔。我已'实至'，奈何'名不归'？我亦奋力争取，可终究一无所获。我眼见他人超越我之上，有些名副其实，有些却当之有愧。为这门学科我贡献一生，有太多话想与他人分享，我总觉得会有我的一席之地，可惜并没有。学院、大学、科研机构，我处处尝试，却处处碰壁。只看这两个事实就够了：20年后的今天，我一无所获，亦无所期待；我的名字甚至不曾出现在当今任何一本书里，哪怕其中很多都受惠于我。让我用这段话作为结尾吧：这是我20年压抑之后爆发的呐喊。希望那些像我一样对科学抱着一腔热忱的人，不要重复我的悲惨命运。看看

我，你就知道，勤勉工作的结果是一无所获。别怪我抱怨！这是我第一次抱怨，也是最后一次。"（第八卷，第III页）

1849年6月，布尔热里因霍乱逝世于巴黎，年仅52岁。彼时，他的毕生之作，8卷解剖学图谱，刚刚全部完成；在其身后的1854年，最后一卷才得以完整出版。

在国际解剖学术语逐步取消人名命名之前，有数个解剖结构是以布尔热里命名的，如布尔热里半圆带、布尔热里韧带、布尔热里外阴动脉以及布尔热里四边腔隙等。

布尔热里的画像不多。莫林曾为他画过一幅画像，后来在巴黎出版（格雷古瓦和德诺制版，罗塞林编辑）。这是一幅布尔热里年轻时的半身像，他外套左侧穿过扣眼的缎带可能意味着他是荣誉军团的一名骑士（见第8页插图）。

从乔治·居维叶对图谱写作计划的评价到最终成稿：耗时20年的艰巨工程

至于这本书的起点，布尔热里曾回忆道："我在1829年写了这个计划。"（第八卷，第1页）当时他32岁。在1831年到1832年出版的《图谱》第一卷的前言里我们可以看到这份计划的大纲，在第一版中没有标明日期，在1840年的再版中，标注日期为1830年10月。从一开始，布尔热里就是雄心勃勃的，他要做一套百科全书式的图谱，因此也就决定了此部著作的名字——完全图谱。

从1830年的前言中，我们可以看到详细的计划："全部出版后，此书将包括8卷。前5卷为描述解剖学，第六卷和第七卷将包括外科解剖学和外科手册，第八卷则包括解剖学总论和哲学解剖学。"（第一卷，第3页）

1830年，布尔热里已经将他的前言手稿呈给了当时已经很著名的乔治·居维叶（1769—1832年），后者当时是法兰西公学院的自然历史学教授、巴黎自然历史博物馆比较解剖学教授、州议员以及比较解剖学和脊椎动物古生物学的创始人。居维叶在看过前言手稿后为布尔热里撰写了评语，直到第八卷中布尔热里才将之公之于世。他告诉布尔热里，"你要进行的工作是十分繁重的，但并不是不可能完成的任务。但是，你必须知道，并相信我长期的经验，这项工作比你想象的要花费你更多的时间和精力，这将是你的毕生的事业。既然你已经决计去做，并无所畏惧，那就大胆去做吧。去做就可能成功。你有决心，也还年轻力壮，不然我会劝你放弃的。并且，你也非常幸运，能找到艺术家N.H.雅various布助你一臂之力，他是一位颇具天赋的插画家。你有目标，也找到了方法，那就加油吧！不要让任何事情成为阻碍，勇往直前。

"我觉得你的计划很不错，我支持你的想法。它非常具有实用价值。但在实用之前，观察是必要的。你需要致力于观察实物，以极高的精度描绘它们，让它们活灵活现，这样别人看到你的书，就可以毫不费力地与实物对照起来……

"前五卷关于解剖学的内容我并不关心，因为这些公认的内容，无论是复制还是原创，都已经十分成熟，各种图谱大同小异。这就看你的了……我相信你肯定能完成得不错。我担心的是那两卷关于外科解剖学的内容，这不是我能力所及的领域。但从整体的组织结构上看，我得说我有点困惑这两卷是否能囊括那么庞杂的一门纯实践学科，而且还是插在描述解剖学和哲学解剖学之间呈现，这是否会打断两者的科学联系？但是一个更严重的问题是，这样的话你的写作对象就会超出你的掌控。对于解剖学，那是你的专业，有实物为据，你眼见为实，证据确凿，判断清晰。但对于外科学，那是一门实践的艺术，是别人的专业，你要面对的意见和兴趣是飘忽不定的，难免会有错误，要受制于他人怀疑的眼光，真假正误并没有确定的界限。我知道作者往往不能随心所欲，既然你不得不写关于外科解剖学的那部分图谱，我建议你可以单独成书，或许更好一些。

"你的最后一卷，这是我最担心的一部分，因为它只能完全靠你自己的积累，你对解剖学的理解，既可能成佳作，也可能是糟粕……你在前言里对这一卷进行了非常详细的描述，但是很遗憾，我觉得你并不知道你要做什么……你刚刚动笔，不可能知道最终成稿会是什么样子。就让时间告诉你答案吧，作品自己会说话。你的选题非常不错，不要浪费啊……"（第八卷，第Ⅰ—Ⅱ页）

不幸的是，仅仅在《图谱》的第一卷问世（1831—1832年）后不久，资助人居维叶就去世了（1832年）。去世之前，当年的3月12日，居维叶还在巴黎进行了一场称颂解剖学的报告。

布尔热里原本打算用5年的时间写完全稿，也就是在1835年完工。而事实是，《图谱》耗费了他20年的时间，直到1849年，布尔热里才最终完成了这项艰巨的任务，戏剧性的是，完稿后不久，52岁的布尔热里就与世长辞了。他在为第八卷撰写的宣传语中说："由于不可抗力的原因，这项工作曾中断许久，而现如今我终于重新拾起并将其完成。我过去20年的科学研究生涯中，尽管苦涩，尽管徒劳无果，但完成这最后一卷的心愿一直铭刻在我的脑海中，年复一年，也见证了我对自己想法的一再修正……"（第八卷，第1页）为了完成这项非凡的工作，布尔热里付出了超乎

莱顿，1747年

肌学，图版7，琼·万德莱尔铜刻，18世纪最为出色的解剖学作品之一

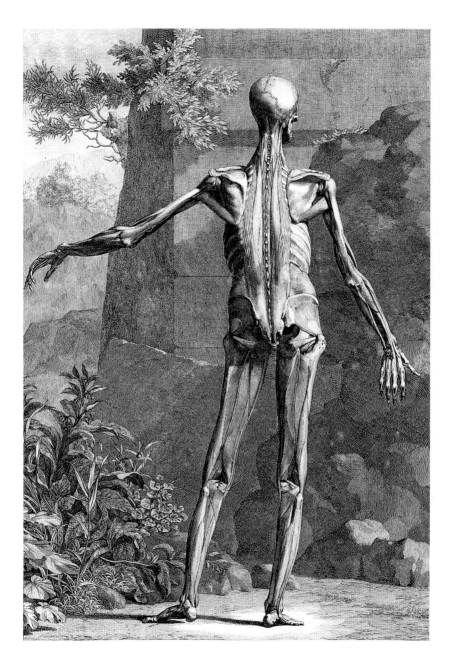

17

常人想象的努力，他总是亲力亲为，撰写文本，统筹、监督所有细节，整个过程一直按照最初的计划稳步执行。从这部耗时20年的巨著中，我们可以看出布尔热里与众不同的性格特质，他对自己的事业有着不可动摇的信念，甚至觉得这是一项光荣的使命，因此，他始终忠于科学，思维严密，精益求精。

不同寻常的是，布尔热里的工作跳出了"学院派"的框架。除了居维叶的支持，在布尔热里类似独行者的生活中，他也提到了其他几位给过他帮助的著名科学家，"他们对我获取写作中所需的一些图书物品等材料提供了帮助"（第二卷，第II页），尤其是考斯坦特·安德烈·玛丽·杜莫雷尔（1774—1860年）、艾蒂安·若弗鲁瓦-圣伊莱尔（1772—1844年）、弗郎索瓦·马让迪（1783—1855年）、亨利·杜克罗德·德·布兰维尔（1777—1850年）和自1832年起任巴黎医学院院长的马蒂厄·奥尔菲拉（1787—1853年）。

科学与哲学：布尔热里的双重尝试

对于布尔热里来说，仅仅做一本图谱汇编是远远不够的。他一丝不苟地观察了大量解剖学标本，尤其对形态学进行了深入细致的研究。而在当时，限于观察时间和方法上的困难，人们对形态学的研究尚属空白："……可以说，解剖学中还有很多方面都欠缺深入的研究，要研究它们需要克服很多困难，耗费大量的时间。"（第五卷，第5页）为了进行这些研究，布尔热里还发明了诸多新的方式、方法来解决当时的疑难问题，这些都在《图谱》中得到了系统详尽的阐述。

在这部巨著的写作期间，布尔热里始终保持清醒的头脑，他一直知道自己要做的是什么。在第八卷中他再次写道：可以肯定的是，面对知识渊博的读者，我的写作不能停留在1829年，我并不是要记录那个时候的解剖学或者我那时对解剖学的理解，而应该与时俱进，记录最新的研究成果并展示解剖学在这20年来的进展。（第八卷，第1页）他创造性地进行了许多卓著的知识整合，特别是在神经系统解剖学以及胚胎学和器官发育等领域。

但布尔热里的野心绝不止于百科全书式的形态学观察。他说："我们希望揭示如何让对生物体的知识成为伦理、立法和政治经济学的基础。"他的思考涵盖所有的科学与哲学："有人指责科学太过于唯物主义，这是很大的错误，只有无知的人……才会说这种话……即使有些人也顶着'学者'的头衔。相反，科学……揭示的是生命的本原……只有科学才是精神世界的讨论基础……

莱顿，1747年
肌学，图版8，琼·万德莱尔铜刻

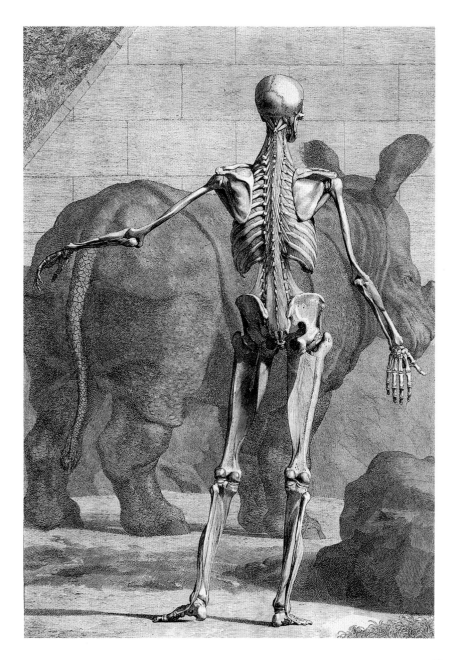

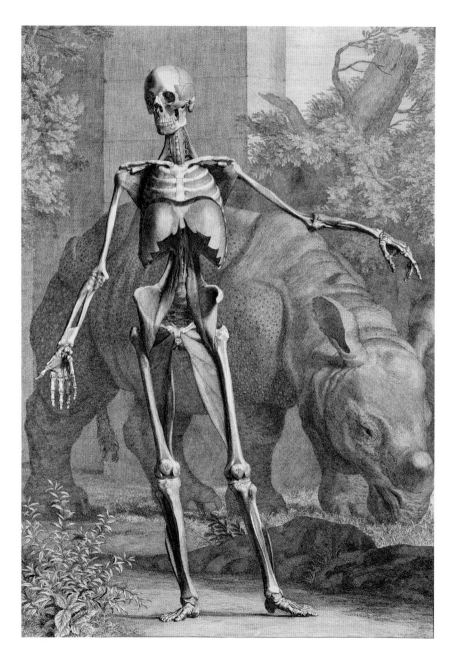

如果学者们在社会上不能占据一席之地，那也只能怪他们自己：是他们亲手埋葬了自己的科学……只关注自然的事实而不顾虑教条的有识之士看到的是世界的本质，而那些教条主义的所谓学者只是画地为牢，故步自封……这些人不愿看到世界的本来面目，他们只是把世界套进自己的思想框架中……"（第三卷，第33～34页）

布尔热里的科学尝试和知识发展有着形而上学的特质："书籍无法指引我哲学上的探索，我只能将灵感倾注于绘画中……但是，即使在我没有开始探索生命体的时候，我也坚信一切生命都离不开形而上学。每当我企图探索强烈吸引我的各种问题，但其艰深晦涩却只让我更加茫然，就像穿越未知的旅行者突然发现自己被无底深渊或悬崖峭壁所包围，他不得不放弃前进，折返回去……当我觉得对某些事物我可以窥见一二时，我尚且这么想；对于那些我回避和忽略的问题，我并不觉得一定要寻求什么答案和意义，人类弱小的心智有太多不可企及的东西。"（第三卷，第2页）

布尔热里沿袭了约瑟夫·德·迈斯特（1753—1821年）的哲学思想，他写道："如伟大的思想家德·迈斯特所言，所有的科学都始于未知。照此我可以说，科学都始于未知，也终于未知，或者说除了'未知'，一无所知……我

们能看得最清楚的东西，只是两处深渊之间闪烁的微光……"（第三卷，第33页）

石版印刷和《图谱》中的插图

《图谱》中所有的图版均是利用石版印刷技术进行制作和印刷的。要想探寻图版的制作及其价值，我们需要先对石版印刷术进行了解，这是全面分析这些插图的先决条件：既有技术上的限制的原因，又有独特的风格的考虑。

从词源学上说，石版印刷一词的含义是在石头上写字或绘画。这种技术由阿罗斯·塞尼菲尔德发明，他出生于布拉格，将这项技术称为石印术或化学印刷。该技术问世后，先被冠以法语名称"化学印刻"或"化学印刷"，至1810年后，才被称作"石版印刷"。塞尼菲尔德曾这样描述石版印刷："……在适当抛光的石头上绘制油性标记，然后用酸溶解，只保留油墨。"石版印刷的发明是一场真正的革命，在那之前，复印图像只能利用空心雕刻，大多使用铜版或木版，工艺复杂，耗时费力。而石版印刷则有工艺简便、成本低廉的优点，因此发展十分迅速，广泛应用于书籍插图、乐谱、流行画册和其他印刷品（如信纸、标签、广告等）。

1802年，菲利普·安德烈获得了在

莱顿，1747年

肌学，图版4，琼·万德莱尔铜刻

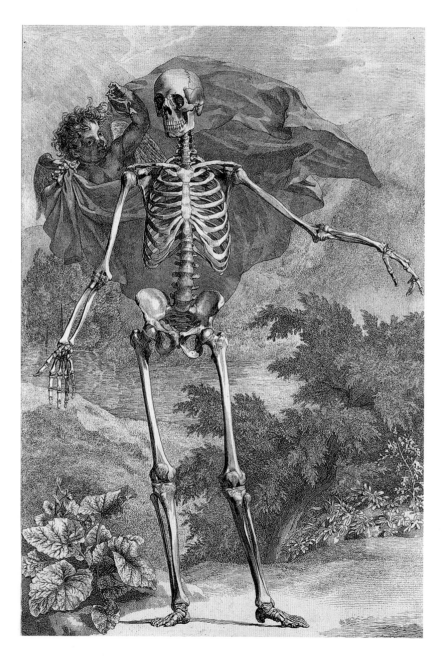

法国引进这项技术的专利，但该技术的飞速发展则要归功于戈德弗罗伊·恩格尔曼（1788—1839年），他先后于1814年和1816年分别在米卢斯和巴黎创办了印刷厂，另外，C.德·拉斯特里也在1816年的巴黎创办了印刷厂。因此，1816年可以视作石版印刷技术在巴黎蓬勃发展的起点，促使它成为浪漫主义时期插图印刷的首选技术。

首次使用石版印刷技术印制插图的解剖学著作是朱尔斯·热尔曼·克洛凯（1790—1883年）于1821年在巴黎出版的《人体解剖学图释》（见第37页插图）。而由于对开大本的形式在制作上存在一定困难，价格也较为昂贵，因此克洛凯后来又选用4开本的形式制作了《人体解剖学手册》，并于1825年到1826年在巴黎出版，其中包括340块石版印刷的黑白图版，近期得以重新发行（见第38、43页插图）。同一时期，曾在圣赫勒拿担任拿破仑的医生的弗朗西斯·安托马奇（1780—1838年）根据保罗·马斯卡尼（1752—1838年）的画作出版了《实物尺寸人体解剖学图谱》，巴黎的C.德·拉斯特里在1823年到1826年担任了编辑工作，此书中包括了80块石版印刷图版。与先前的刻版印刷相比，石版印刷不仅更加精细、柔和，也能够通过阴影、纹理等处理，使画面更具质感，更加接近解剖实物，因此轻而

易举地将之前的技术取而代之。不过，它的缺点是不能插入到文本中间，但反过来想，这可能也赋予了它美学上的优势。因此，在布尔热里和雅各布开始制作《图谱》的1830年，石版印刷虽是一项新兴技术，却也已然发展纯熟。

塞尼菲尔德发明石版印刷术的基本原理是利用了石灰岩表面上的水油互斥特性。在抛光的石版上，先用油性笔或油墨绘图或写字，然后用阿拉伯胶和硝酸的混合物进行处理。经过腐蚀后，油墨的性质会发生改变，从而渗透并吸附到石版上。而石版的其他部位经过阿拉伯胶的处理，其亲水性会使这些部位保持湿润，从而不会沾染油墨。同理，从油墨滚筒淋下的油墨只会沾染到油性部位，得到与原始设计完全一致的黑色印版，再在纸上印出图像。

石版印刷所用的石板是高纯度的石灰岩，印刷中使用的石板厚度为7～10厘米，以承受印刷中的压力。石灰岩结构致密，纹理紧实，是进行石版印刷的理想材料。巴伐利亚（尤其是索伦霍芬）出产的石板最多，质量也最好。石灰岩开采后需要经过一系列的处理才能使用，在一面进行抛光，用于书写或绘制油墨原样。抛光的工艺是使用两块石板，中间加入混水的粗制研磨料，彼此进行摩擦。印出的图像的特殊纹理就源自这个抛光的过程。但是石版也有一些

莱顿，1747年
骨学，图版1，琼·万德莱尔铜刻

缺点：笨重，难以处理，易碎，昂贵，大开本会减慢印刷速度等。

绘制图版使用的油性笔是由蜡、黑皂、牛油和灯黑制成的，可以绘制出多种过渡色，从最浅的灰色到最深的黑色，效果类似铅笔画或黑色粉笔画。

石版的印刷是特别重要和精细的一步，需要十分小心，要由专门的技工完成。石版嵌入印刷机，用油墨滚筒淋上油墨，印刷工沿着引导线，铺上一张湿润的纸，将载着石版的托架引入打印机，这个过程中托架不能停顿，否则图像边缘可能会模糊。托架回到起点后，印刷工取下图纸，平铺晾晒。

一开始，画家必须将要印刷的内容以镜像的形式绘制在石头上，但1817年时，塞尼菲尔德发明了转印纸，画家可以用铅笔或油墨在其上进行绘制。这种转印纸或称石版印刷纸是由特殊工艺制成的，表面进行机械抛光后涂有一层薄薄的黏胶。使用这种转印纸最为显著的一个优势就是，画家可以在家里工作，绘画环境更加轻松方便，随时随地。画家绘制完成后，由印刷工将纸打湿，在石板上反复按压，这样就将画完的图样转印到了石板上。转印纸的发明使得画家不必进行镜像绘制：画家按照正常位置进行绘制，再转印到石板上，就形成了反像，再印刷出来，又变回正像。有时画家会亲自进行转印，有时则指派印刷工进行转印。

然而，石版印刷术不适于大规模生产，并且其原始形式被认为只是一种过渡技术。从1860年起，石版印刷经历了重大的危机。尽管保留了石版印刷术的名称，但石版印刷的石版已经被替换为锌版，后者可以适用于轮转印刷机（1868年）。1885年后，工业凹版印刷问世。在彩色石版印刷应用的最后阶段，重要的解剖学著作之一是C.L.博纳米、P.布洛卡和E.博格朗的《人体描述性解剖学图谱》（巴黎，1866年）（见第49页插图）。

图版上色

1831年，《图谱》第一卷出版，限于石版印刷的技术，只能进行黑白印刷。因此《图谱》的大多数复制本也都是黑白的。黑白印刷可以较好地体现骨骼结构，但要展现局部解剖还是不够细致和完善，因此还是有彩色印刷的必要（见第53、58、63页插图）。当时要对图版进行上色只能借助于手工上色或钢版印刷。

《图谱》第一版的图版采用了手工上色，借助了丝网或模板彩印技术。这种技术便于对同一块图版多个复本上的类似位置印刷类似的颜色。先在原始图版上分隔不同的颜色区，然后用描图纸分别转印到金属板、细料纸板或硬质板上。然后将相应颜色区域裁出，如果颜色较为复杂的话，就需要非常精细的手艺。然后，用刚性刷毛的特殊刷子（称为绒球刷）或者海绵逐一上色。一般使用浅色水彩，但是有时也会使用不透明色和水粉。为了避免涂污，需要等一种颜色风干后，再涂下一种颜色。不同的颜色是紧密并排的，有些还会有所重叠；有时为了达到混色的效果，会在湿润的底色上涂另一种颜色。水粉可以用来增强细节。使用绒球刷可以进行重复上色；为了体现出所有色彩的细微差别，有的画室会应用几百把绒球刷，当然也需要有能力的画工来操作。简单的颜色在熟练的技术人员手中，经常可以呈现出相当不错的效果。虽然是人工制作，但丝网是相对较快的一种技术。据估计，一名熟练工每小时可以给500张小版上色。在19世纪，这种通过丝网模板着色的技术已经经常用于单个雕刻品或书籍杂志插图的着色。

1837年，戈德弗罗伊·恩格尔曼注册了彩色石版印刷的专利。其核心技术包括三点：第一，使用有限种类的颜色，即应用三原色（红、黄、蓝）原理，分别印刷3种颜色（有时是4种，加上黑色），这需要制备同样数量的石版；第二，发明并系统应用了标记框架；第三，运用上釉法在纸层薄板上进行干式印刷。但彩色石版印刷仍然是一项较难的技术，尤其是用于图书制作的难度更大。因此，直到《图谱》第二版，得益于彩色石印术的发展，书中的图版才开始使用彩色印刷。

《图谱》的出版

《图谱》的问世对于编辑来说是巨大的冒险。事实上，编辑也在这个项目中起着决定性的作用，布尔热里强调："我们的编辑，我的合作者N.H.雅各布和我自己，为了这项事业都不遗余力，对这条道路上的艰难险阻无所畏惧，虽然它们是无可避免的。"（第五卷，第7页）

负责整个《图谱》第一版的编辑是C.A.德劳内（解剖学图书馆，医科院街13号，巴黎）。我们无从知晓选择这位编辑的原因。但似乎令人惊讶的是，这本书没有选择巴黎的知名编辑让·巴蒂斯特·贝利尔（1797—1885年），毕竟他曾帮助布尔热里编辑出版了《小型外科手术》（1829年），并在1835年使其再版；而且在1834年到1835年又帮助布尔热里和雅各布编辑出版了他们的《解剖学基础》。

插图各卷以分期的形式出版，即分批付梓，逐期送给订阅人。每一期包括8块图版和8页的描述性文字和注释，出版体例为对开。从1831年到1844年，共出版了70期。这些图谱是以活页形式出版的，装帧灵活，可以将不同日期的图谱重新组合，这也解释了为什么后期流传下来的保存本往往各不相同。事实上此书也有过多次再版，大多集中于1850年到1854年间。

印刷的工作也不是连续的。根据分卷和年份，文本卷先是由保罗·热努瓦德，然后是W.热凯（位于巴黎盖航赛亚街5号），以及老朱力·狄多印刷（位于巴黎昂费尔大道4号，后位于当费尔-罗什洛街）。对于石版图版，先后由贝纳德、勒梅西埃·贝纳德和勒梅西埃（巴黎）负责印刷。每块图版底部都标注了印刷者的姓名。罗斯-约瑟夫·勒梅西埃（1803—1887年）曾经在塞纳河畔的塞尼菲尔德-克内希特工作室工作，他的印刷车间在巴黎的石版印刷界首屈一指，至1838年时那里大约拥有100台印刷机。

《图谱》黑白副本的价格是800法郎，这已经相当昂贵，而彩色副本的价格更是其两倍，达到1600法郎，这也就是为什么彩色副本的发行数量更加有限。高昂的价格似乎减缓了《图谱》的传播。1853年发表的关于布尔热里的传记《人物传记大全》中提到，如果不是那么昂贵，以这部作品的突出成就，它应该在所有的医学生中人手一部。

罗伯特·威利斯将本书的一部分翻译成英文，英文书名为 The whole anatomy of the human body。英文版中含有各类实践应用，包括 J.M. 布尔热里撰写的手术外科学体系，插图使用了 N.H. 雅各布绘制的石版印刷图版，由 C.A. 德劳内于1833年到1837年出版。

1866年到1871年，L.盖琳出版了布尔热里和雅各布《图谱》的第二版。重印时，得益于原始石版的保存良好，第二版的图版仍然使用了这些原始石版。

《图谱》的总体架构

《图谱》包括扉页、文本和图谱三部分，其总体架构如下：

扉页

按照惯例，《图谱》开篇以图文的方式言简意赅地阐明了此书的主旨（见第2页插图）。该页上方以大写字母标明：《人体解剖学完全图谱》，布尔热里、雅各布著。页面底部则标有：N.H.雅各布编制、绘图。

页面左侧是一幅成年男子的站立裸体画像，他身材健美，拥有黑色的卷发和胡子，右手扶胯，左手牵着身旁的女子；隐私部位由一块随意搭着的布遮挡住。右侧则是一名全裸的年轻女子，长发，右手怀抱着一名婴儿。地上还坐着一位沉思的老者，他全身赤裸，头发半秃，白须长髯。背景中还有一座雕塑，是去除皮肤后的人体模型，放置在底座上，其下方还有一具解剖的胎儿。

这幅图预示着人类生命的各个阶段，具有相当的学术意义。从其绘画风格可以看出是得到了雅克·路易·大卫的真传——他是雅各布的老师。这幅图也与雅各布在1802年举办的沙龙中展出的早期作品神似，即《生命三部曲》。

文本和图谱

图谱的各卷均有百科全书式的、相对独立的文本卷，一般不会引用插图。8部文本卷共计2108页。

图谱的各卷也会有专门的图集或图

版汇总，每块图版前会附上说明文字。8卷图集囊括了725块图版。

各图集的扉页均为石版印刷。扉页左侧列出了30名解剖学著作的元老，可谓星光璀璨：亚里士多德、赫罗菲拉斯、蒙迪尼、维萨里、法罗皮奥、厄斯塔什、塞尔维特、伐洛利、卡塞利、哈维、阿塞利、鲁贝克、T.巴多林、马尔比基、威利斯、鲁谢、列文虎克、达威尔内、阿比努斯、温斯洛、哈勒、梅克尔、布丰、沃尔特、W.亨特、马斯卡利、卡尔达尼、比沙、塞梅林、加尔。页面右侧则对称地列出了30位著名的医生：恩培多克勒、希波克拉底、阿里特斯、盖仑、阿维森纳、扎哈拉维、盖伊·德·肖利亚克、费尔内尔、巴雷、弗朗克、法布里斯·德·希尔登、塞韦林、西登哈姆、J.L.佩蒂特、施塔尔、布尔哈夫、霍夫曼、切塞尔登、索维奇、A.路易斯、塞纳克、莫尔加尼、卡伦、布朗、德索尔特、萨巴梯埃、詹纳、皮内尔、科尔维沙、雷奈克。

当前版本说明

此版本囊括了《图谱》中所有725块石版印刷图版的彩色复制品，包括J.M.布尔热里所著的外科医学部分，图版由N.H.雅各布绘制。描述解剖学部分的467块图版具有非凡的艺术价值，而科学价值也毫不逊色。事实上，书中的描述性文字由于年代久远也许已经失去了现实意义，但这些忠实于原始标本的插图丝毫没有过时。一丝不苟的观察、细致入微的刻画，让这些插图时至今日仍具有丰富的科学意义：形态学的现实永不过时。而关于外科手术部分的图版，不仅具有极高的美学价值，也对我们了解医学史和外科史有极大的帮助；关于手术器械的绘画亦是如此。

此版本中，每块图版均标有拉丁文的标题，这并非原版中的内容，因为原版是完全用法语写成的。原版或复制版的图片描述或释义都没能留存下来。

法语标题符合科学和医学术语的要求，所有解剖结构的名称符合国际解剖学术语法语版。国际解剖学术语法语版是参考拉丁国际术语制定的，后者是当今仍通行的命名法。在比较解剖学部分，各类物种的法语名称也符合国际动物学命名法的术语要求。在外科医学部分，将其译成现代语言存在较多困难，因为其中大多数术式早已不再沿用，现在已经没有完全对应的名称了。

本版的英文翻译是基于现代法语文本进行的，也使用了相应的英语术语。本书的中文版是在英文版的基础上翻译而来，根据中国全国科学技术名词审定委员会公布的名词对书中部分名词进行修正。另外，因本书成书年代久远，而现代解剖学的发展早已突飞猛进，为了保留本书的艺术价值和史料价值，虽有一些名词已不甚准确，但仍将其保留下来。

让-玛丽·勒米诺　亨利·西克

THE ATLAS OF ANATOMY AND SURGERY BY J. M. BOURGERY AND N. H. JACOB – A MONUMENTAL WORK OF THE 19TH CENTURY

Human anatomy, the morphological study of the architecture of the human body, based on dissection, has given rise to the publication of some outstanding illustrated books. *The Complete treatise of human anatomy* by J. M. Bourgery and N. H. Jacob, published in Paris between 1831 and 1854, while joining a long list of illustrated works, at the same time represents one of the most remarkable works in the whole history of anatomy, and in any case is the most outstanding to be published in the 19th century. The work is monumental: In large folio format, it comprises eight volumes of text totalling 2108 pages, and atlas volumes with 725 plates, representing a total of 3750 figures.

THE MAJOR WORKS OF ANATOMY PRIOR TO THE 19TH CENTURY

Anatomical knowledge was for a long time limited to data gathered from the dissection of animals by Galen (c. 130–c. 200), a Greek physician who practised in Pergamon and Rome, and whose influence was considerable right up until the 16th century.

In the Middle Ages, the only work on anatomy truly worthy of the name was that of Mondino dei Luzzi (c. 1275–1326), written in 1319 and titled *Anathomia*; taking up the data of Galen, he made some interesting observations on the basis of human dissections he had undertaken in 1315.

These works were disseminated in the form of manuscript copies and were very sparsely illustrated. With the invention of printing by Johannes Gensfleisch alias Gutenberg (c. 1397–1468) in about 1450, the dissemination of knowledge was to increase by leaps and bounds. The so-called incunabula, in other words works printed before 1500, include the first edition of the *Anathomia of dei Luzzi*, printed in 1478; this work underwent several subsequent editions, in particular one with a commentary by Berengario da Carpi (1460?–1530), professor in Bologna, which was published in Venice in 1521.

The anatomical drawings of Leonardo da Vinci (1452–1519), 228 hand-drawn plates of extraordinary scientific quality, occupy a very marginal place, because they were never edited, and were ignored by the scholars of the day. Published for the first time in 1898, they had no impact on the development of the subject.

In 1543, the work by André Vésale (1514–1564), *De humani corporis fabrica*, was published in Basle; it is indisputably the most outstanding book in the whole history of anatomy both in respect of its concept and of its aesthetic qualities (ill. p. 13). The publication of this work represented a veritable scientific revolution, providing a new vision of Man by replacing Galen's speculative studies and his extrapolations from animal anatomy by systematic dissections of the human body. Vésale's work comprises 25 superb plates separate from the text, and numerous figures within the text, all of them

巴黎，1748年
图版4，铜刻彩印，18世纪最为著名的解剖学作品之一

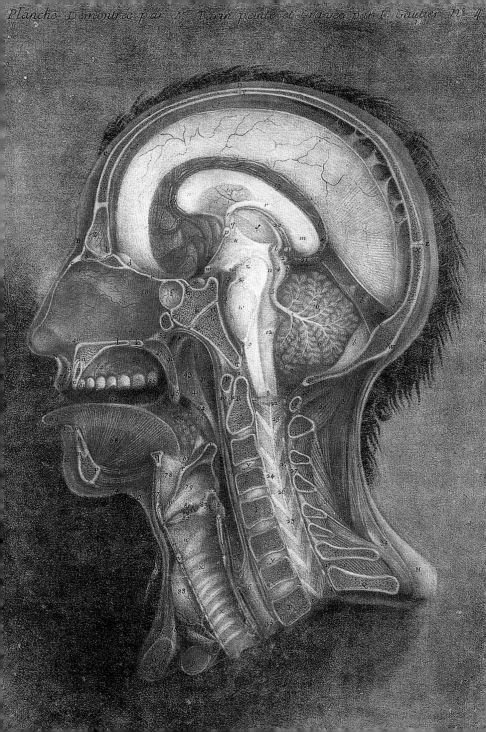

woodcuts, probably the work of Jan Stephan von Calcar, who belonged to Titian's circle. This book, of which a second improved edition appeared in 1555, and which went through several more, had a considerable impact and was copied by numerous authors. It would henceforth no longer be possible to think of anatomy without illustrations.

Among the most outstanding anatomical works of the 16th century, we might mention that by Charles Estienne (c. 1504–1564), *De dissectione partium corporis humani*, which was published in Paris in 1545, with a French edition published in 1546, comprising 62 woodcut plates, and numerous vignettes in the text; although published two years after the work by Vésale, Estienne's had been in the making since 1530. In 1556, Juan Valverde de Hamusco (c. 1525–c. 1587) published in Rome a work in Spanish copied from Vésale; a Latin edition of this work, entitled *Vivae imagines partium corporis humani*, was published in 1566 by C. Plantin in Antwerp, with, for almost the very first time, the use of copperplate engraving for the illustrations; this new technique, allowing a precision and half-tone finesse impossible to achieve with woodcuts, opened up new and unheard-of possibilities, and was destined to be used until the beginning of the 19th century. Finally, in 1600, André Du Laurens (1558?–1609), professor at Montpellier, published in Paris and Frankfurt an *Historia anatomica humani corporis* illustrated by 26 splendid copperplate engravings.

For the 17th century, we should mention the work of Giulio Casserio alias Julius Casserius (c. 1550–1616), *Tabulae anatomicae*, published posthumously in Venice in 1627 with 97 copperplate engravings by Francesco Valesio after Odoardo Fialetti, a painter in Tintoretto's circle; the plates in this book also serve to illustrate the works of his successor in Padua, Adrian van der Spieghel (c. 1578–1625). The work of Govert Bidloo (1649–1713), *Anatomia humani corporis*, published in

Amsterdam in 1685, comprises 105 very original copperplate engravings by Pieter van Gunst based on drawings by Gérard de Lairesse (1640?–1711).

In the 18th century, numerous outstanding works on anatomy illustrated with copperplate engravings appeared, but often they were confined to some specialized aspect of the subject. The most remarkable is that by Bernhard Siegfried Weiss alias Albinus (1697–1770), professor of anatomy and surgery at Leyden, devoted to osteology and myology, or the study of bones and muscles: *Tabulae sceleti et musculorum corporis humani*, published in Leyden in 1747, with 40 plates by Jean Wandelaer (1690–1759), a former pupil of Gérard de Lairesse (ills. pp. 17, 19, 20, 22). This work enjoyed great success and opened up a new path in scientific anatomical depiction and was much copied as a result.

Among other remarkable works, we might also mention those by William Cowper (1666–1709), *Myotomia reformata* (London, 1724); Albrecht von Haller (1708–1777), *Icones anatomicae*, published in eight instalments in Göttingen between 1743 and 1756, with 46 admirable plates; Paolo Mascagni (1752–1815), on the lymphatic system, *Vasorum lymphaticorum corporis humani historia* (Siena, 1787); and Antonio Scarpa (1752–1832), on the nerves, *Tabulae nevrologicae* (Pavia, 1794). The magnificent work by Jacques Gamelin (1738–1803), painter, graphic artist and engraver, *Nouveau recueil d'ostéologie et de myologie*, published in Toulouse in 1779 with 79 plates, is somewhat different in that it treats anatomy artistically rather than medically. Finally we should mention the extraordinary works printed in colour by Jacques Fabien Gautier d'Agoty (1710–1785), in part in collaboration with the surgeon J. F. Duverney: *Myologie complette en couleur et grandeur naturelle*, with 20 plates (Paris, 1746; ill. p. 32), *Anatomie de la tête*, with 8 plates (Paris, 1748; ill. p. 29), *Anatomie générale des viscères et de la névrologie, angéologie et ostéologie du corps humain*, with 18 plates (Paris, 1754), and *Exposition anatomique de la structure du corps humain*, with 20 plates (Marseille, 1759).

INTRODUCTION INTO THE "TREATISE" OF J. M. BOURGERY AND N. H. JACOB

"Now that lithography allows us to publish, at relatively low cost, very extensive illustrated works, it would be a service to physicians to make available to everybody all those works which have anatomy as their subject. However, for a work of this kind to satisfy all its potential uses, not only has the science to be presented in its most advanced state, it also has to appear with all its applications. Therefore, we must not slavishly copy a previous work, as none exists to which new facts could not be added; but, above all, it is essential for the plates of such a work, created with new intentions, to be drawn from nature, whilst using as guides renowned figures amongst those that have been published to date. This is the task that M. Jacob and myself have decided to accomplish. We will spare no effort to honourably complete the immense work that we have undertaken." (Bourgery, vol. 1, pp. 1–2)

The above quotation, taken from the introduction written by Jean Marc Bourgery in October 1830 and published in the first volume of this work, published in 1831–1832, sums up the entire philosophy that informed the creation of the *Complete treatise of human anatomy*, including operative medicine, by Dr J. M. Bourgery, with lithographic plates from nature by N. H. Jacob.

In his work *Les médecins de Paris jugés par leurs œuvres*, published in 1845, C. Sachaile de la Barre writes: "...it was reserved to M. Bourgery not only to give the most satisfactory answer to this question, but to astonish us by the perfection of the means employed to achieve this task. There is indeed nothing more beautiful than the plates which form the anatomical works to which principally his name is attached. The biographical note written by E. Beaugrand in 1876 for the famous *Dictionnaire encyclopédique des sciences médicales*, published under the direction of A. Dechambre, therefore justly describes Dr J. M. Bourgery as the author of one of the most beautiful monuments to the science of the structure of the human body."

In Bourgery's day, Paris was a city of reference for anatomy. The Dean of the Faculty of Medicine, Matthieu Orfila (1787–1853), appointed in 1832, undertook the complete renovation of the faculty and initiated the creation of a new and remarkably rich anatomical museum, which was opened in 1844. The numerous dissections performed in the Practical School attached to the faculty were enviously admired everywhere.

The publication of the *Complete treatise of human anatomy* took place at a time when anatomy was at its height, and in the introduction to his work Bourgery could therefore write: "Without anatomy, physiology is only a tissue of more or less imaginative tales, surgery is without a guide, and medicine is reduced to blind empiricism" (vol. 1, p. 1). Throughout his work, Bourgery reasserts several times the primacy of anatomy amongst the medical specialities and in the evolution of scientific concepts.

THE INITIATOR AND AUTHOR: JEAN MARC BOURGERY

Jean Marc Bourgery, born in Orléans on 8 Prairial year V of the revolutionary calendar (27 May, 1797), was the son of Marc Claude Bourgery, haberdasher, and Madeleine Marthe Delaboulaye; the birth took place at the family home at 1, rue du Tabourg, at eleven o'clock in the morning; present were Jean Claude Vignolet, haberdasher, and Nicolas Bergerac, second-hand clothes dealer.

Bourgery chose to study medicine. In 1815, he also enrolled to attend the course of the famous naturalist Jean Baptiste de Lamarck (1744–1829),

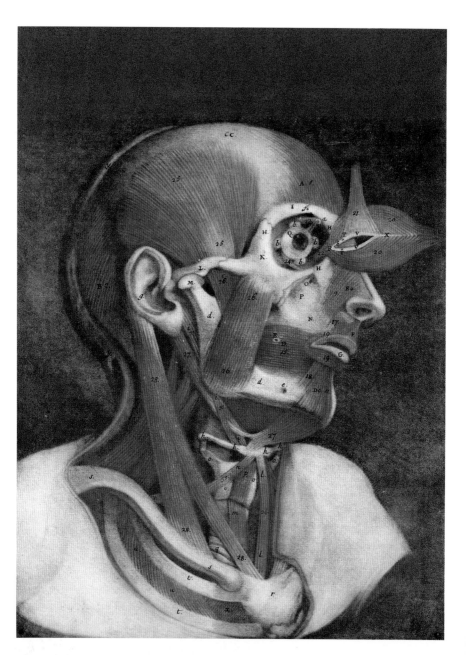

then professor at the Museum of Natural History in Paris. Following the internship competition, Bourgery was accepted as an intern at the Hospitals from 1817 to 1820, and in 1819 received the Gold Internship Medal.

At the end of his medical course, Bourgery did not take his doctorate, apparently because of a lack of funds, and instead served as medical officer at the copper foundries in Romilly-sur-Seine (Aube department) for several years. There he was involved in the establishment of a copper sulphate factory. It was probably during this time that he conducted research into the colouring of wood: "M. Bourgery has again used his knowledge of organic chemistry to give growing wood a colour different from what is natural: the experiments he has conducted on this subject have already produced beautiful results and give rise to great hopes" (Sachaile de la Barre, 1845).

In 1827, at the age of 30, Bourgery's career took a decisive turn when he decided to return to Paris. He finally received his doctorate in medicine, for a thesis defended in Paris on 27 August 1827, on circular ligatures of the limbs. Two years later, in 1829, he published a *Traité de petite chirurgie*, a remarkable reference work, although not illustrated, which had great success, as a second French edition was published in 1835, and it was translated into English (as *A treatise on lesser surgery or the minor surgical operations*) in 1834, and into German in 1836.

In 1830, in collaboration with the illustrator N. H. Jacob, Bourgery established the project for his *Complete treatise of human anatomy*, which was to occupy him for more than 20 years, until his death. The first volumes were published in 1831. Following the success of these first volumes, in 1834–1835 Bourgery and Jacob published an *Anatomie élémentaire* in large folio format with 20 lithographic plates and a small separate text volume. The work went into a second edition (1836–1839) and was translated into German (1837). The publication of the *Complete treatise of human anatomy* continued, but the labour remained considerable. An English version of the first volumes, with texts translated by Robert Willis, was published from 1833 to 1837, confirming the significance of the work accomplished thus far.

From 1840, Bourgery used personal observations to write original scientific articles, mainly in the form of essays, published between 1842 and 1848 in the *Comptes-Rendus de l'Académie des Sciences de Paris*. These essays are often illustrated by beautiful lithographic plates, and several of them were also published as small individual reprints.

Bourgery was also associated with the creation of anatomical models from carton-pierre and pulpboard by Félix Thibert, as witnessed by a presentation brochure: "Musée Thibert d'anatomie pathologique et d'histoire naturelle par la méthode plastique du Dr Félix Thibert … sous la direction scientifique du Dr J. M. Bourgery", published in Paris in 1847. These models, moulded in relief from nature and then painted, met with great success, as reflected in the numerous pieces mentioned in the printed catalogues of anatomical museums, in particular of that in Strasbourg, written by C. H. Ehrmann (1843), or of the Orfila Museum in Paris, written by M. Houel (1881).

巴黎，1746年
图版2，铜刻彩印

The extent of Bourgery's work led him to apply for different university and academic posts and to enter different competitions, but every time without success. In particular he presented himself as a candidate for the post of professor of anthropology at the Natural History Museum in Paris, for membership of the Academy of Sciences in Paris in 1843, and for the chair of anatomy at the Faculty of Medicine in Paris in 1846; in this context he presented a thesis, defended on 13 February, 1846, on the subject of the appendages of the foetus and their development.

Bourgery's repeated failures as a candidate for university and academic posts, despite the solid fame he had acquired, made him bitter; a certain exhaustion also seems to show through. The confession he made on this subject in the introduction to the eighth and final volume of his *Treatise*, which was published posthumously, is unique in the history of medical and scientific publishing, and particularly poignant: "And now, on the point of completing my work for which I possess all the material, coming close to achieving what I wanted to do, may the public recognize that I have not failed in my task, although fortune has cheated me out of the success a great man had predicted for me. Alas! Cuvier judged the heart and intelligence of others by his own. But does everybody have the heart and mind of Cuvier! When I lost him, I lost everything. Instead of the happy career that he saw smiling at me, what have I found? Loathing, obstacles, intrigues, a hidden league of tenacious opposition. During the 20 years that I have worked relentlessly, I do not have to blame myself for not helping myself. I have done everything that was honourable to attain something. I have presented myself everywhere I could. But to no avail. I have seen everybody pass in front of me, both those who had some right, but particularly those who had none. Having so much to say about a science that I have worked on so much, it seemed to me that there should be a place for me somewhere: but no. Academies, faculties, colleges of higher education, I have presented myself everywhere: Everywhere there were always others who presented themselves. Two facts sum up everything: today, after 20 years, I am nothing, and I do not expect anything anymore; my name even fails to be quoted in any of the modern books, although many of them are indebted to mine. I finish with this single statement: It is the cry of 20 years of oppression that escapes from me. I might as well hold myself up as an example, so that any unwary person, in danger of being seduced, as I was, by an inconsiderate love for science, might escape this fate. At least they will learn from me that conscientious work leads to nothing. Please forgive me for this complaint! It is the first; it will also be the last." (vol. 8, p. III)

Bourgery died in Paris, at the early age of 52, in June 1849, apparently a victim of a cholera epidemic. His life's work, the eight volumes of the *Treatise*, had just been completed, but it was only posthumously, in 1854, that the last volume was published in its entirety.

Until eponymous terms disappeared with the progressive introduction of the international anatomical nomenclature, Bourgery's name remained attached to several anatomical structures, in particular: Bourgery's superior and inferior semicircular bands, Bourgery's ligament, Bourgery's vulvar arteries, and Bourgery's quadrilateral space.

There are few known portraits of Bourgery. One of these, drawn from life by Maurin, was lithographed by Grégoire and Deneux and distributed by the editor Rosselin in Paris. It shows a bust of the young Bourgery; the ribbon attached to a buttonhole on the left lapel of his coat is in all probability the insignia of a knight of the Order of the Legion of Honour (ill. p. 8).

FROM THE PROJECT OF THE "TREATISE" AS JUDGED BY GEORGES CUVIER TO THE COMPLETE WORK: A LABOUR OF 20 YEARS

About the origin of his *Treatise*, Bourgery recalled: a programme written in 1829 (vol. 8, p. 1); at the time, he was 32 years old. The projected outline was laid out in the introduction of the first volume of the work, published in 1831–1832, not dated in the first edition, and dated October 1830 in the reprint of 1840. It was, from the start, very ambitious and aimed to be encyclopaedic, hence the choice of the first two words of the title: *Complete treatise*.

The detailed plan had been clearly announced in the introduction of 1830: "When all of it has been published, the work will consist of eight volumes. The first five will deal with descriptive anatomy; the sixth and seventh will contain surgical anatomy and the surgical manual; the eighth will cover general anatomy and philosophical anatomy." (vol.1, p. 3)

In 1830, Bourgery had submitted the manuscript of his introduction to the famous Georges Cuvier (1769–1832), professor of natural history at the Collège de France, professor of comparative anatomy at the Natural History Museum in Paris, Councillor of State, and founder of the science of the comparative anatomy and palaeontology of vertebrates. After reading the manuscript of the introduction, Cuvier made comments which Bourgery only made public in the eighth volume of his work: "The work that you undertake, he said to me, is colossal, but it is not impossible. However, you have to know in advance, and believe my long experience, that this work will take you much further than you might think, it will be your life's work. However, as you have conceived this plan and as you envisage it without fear, follow your instincts. The odds are in your favour. You have the firm resolution to do well; you are gifted with a physical strength without which I would advise you against undertaking such a great work, and as a helper for the creation of your

figures, you have had the luck of finding in M. Jacob an artist whose talent as an illustrator is seminal in this field. You have the goal and the means. Courage then! And keep right on without letting any obstacle stop you.

Your plan seems good to me; I approve of it. It is rich in applications of all kinds. But before applying, one must look carefully and well. Devote yourself mainly to the study of positive facts and get them drawn with great precision in such a way as to make their spirit come alive and so that they can be found and recognized in nature without effort...

I am not at all concerned about what you can make of the first five volumes of anatomy. Here the certain facts, be they reproduced or original, but always well observed and well illustrated, can be placed on all pages. This entirely depends on you... I believe that you will succeed. I should be very cautious about the two volumes of surgical anatomy, which do not fall into my field of competence... But from the general point of view of the science of organization, I have to admit that it bothers me to see it embrace such a large, purely practical subject, and one which interrupts the scientific link between descriptive anatomy and philosophical anatomy. But a much more serious drawback is that here your subject no longer belongs to you; you are no longer its master. In anatomy, in the field of science, you were at home, on the solid ground of nature and truth, seeing for yourself, sure of your information, and free in your judgements. In surgery, in the field of practical art, you are in someone else's house, on the fickle platform of opinions and interests, floating on error, illusion, and fashion, often obliged to see only through the suspicious eyes of others, and without certainty how to distinguish truth from lies. I know that authors are rarely free to do as they like, and that these surgical illustrations have been imposed on you; but if you cannot dispense with them, in my opinion it would be better perhaps to consign them to a separate book.

The last volume of your work, which you will have to derive completely from your own resources, and which, depending on how you understand it, could be very good or very bad, is the one which causes me most worry on your behalf... I regret that for this volume you have, in your introduction, taken up commitments which are too detailed. You yourself do not know what you will do then... You cannot know from the first day what will be your last word. Let the collaborative enterprise ripen over time: What you will have to say in the end will reveal itself of its own accord. Your subject is beautiful; do not spoil it..." (vol. 8, pp. I–II)

Unfortunately, Cuvier, the patron, died in 1832, shortly after the complete publication of the first volume (1831–1832) of Bourgery's treatise, though not before he had presented a eulogistic report to the Academy of Sciences in Paris during the session of 12 March, 1832.

The writing of the whole work was initially planned to be completed within five years, by 1835. In fact, Bourgery required 20 years to complete his *Treatise*, which he did, miraculously, just before his premature death in June 1849, at the age of 52. In the advertisement for the eighth and final volume, he wrote: "After a long interruption, imposed by *force majeure*, I take this work up again in order to complete it. During the bitter and unrewarding scientific career I have pursued over the past 20 years, the thought of this last volume never left me; this means that year after year it has seen, in my mind, numerous modifications..." (vol. 8, p. I)

Bourgery's monumental work required a titanic effort; he was the master builder at all times, writing texts, carrying out remarkable syntheses, and

supervising all details. The initial plan was respected and methodically executed and the course was steadfastly maintained. The unusual traits of Bourgery's character show through across the result of these 20 years' work; he had an unshakable belief in his project, somehow feeling he was invested with a mission, and he was concerned about scientific honesty, accuracy of ideas, and perfection.

Unusually, Bourgery's work was conducted outside the university and academic structures. In addition to Cuvier's support, which we have already mentioned, Bourgery, who worked in relatively solitary fashion, also mentions the help of several other well-known scientists, "...and their influence to obtain for us the books, items, or different scientific objects which we needed to consult," (vol. 2, p. II), in particular Constant André Marie Duméril (1774–1860), Etienne Geoffroy-Saint-Hilaire (1772–1844), François Magendie (1783–1855), Henri Ducrotay de Blainville (1777–1850), and Mathieu Orfila (1787–1853), from 1832 Dean of the Faculty of Medicine in Paris.

BOURGERY'S SCIENTIFIC AND PHILOSOPHICAL APPROACH

For his *Treatise*, Bourgery was not satisfied with a simple compilation. He personally conducted meticulous observations, based on numerous dissections and original anatomical preparations. He particularly devoted himself to the exact study of aspects of morphology which were still neglected, for reasons related to length of observation and methodological difficulty: "... let us say that here, in anatomy, there are a multitude of subjects which

巴黎，1821年
图版86，绘制：海内赛里，石版印刷：C. 德·拉斯特里，石版印刷的首部解剖学作品

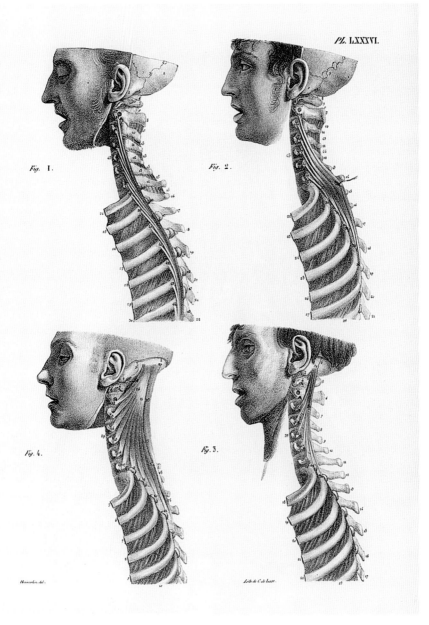

Fig. I.

Fig. 2.

Fig. 4.

Fig. 3.

Hennelin del.

Lith. de C. de Lasst.

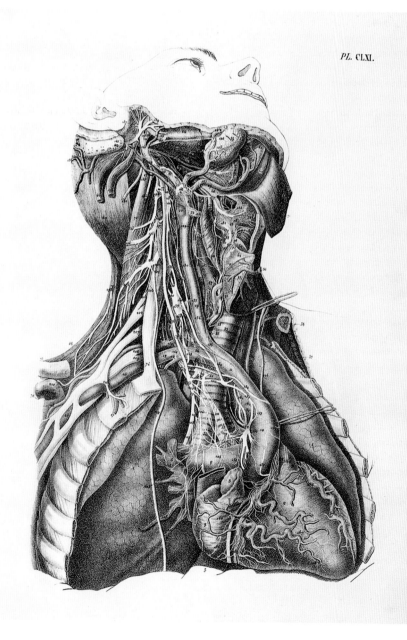

PL. CLXI.

nobody has studied in depth. All those which demand long and difficult preparations belong to this category." (vol. 5, p. 5) Bourgery also developed several methods and new approaches in order to solve various questions that had remained in abeyance; in his *Treatise*, he described them systematically and in detail.

At all times during his work Bourgery kept himself perfectly informed about recent research, and in the eighth volume, he again wrote: "To be sure, the knowledgeable public do not expect me to keep to a programme written in 1829. My task is not to reproduce the state of science as it was or as I understood it then, but as it is or as I understand it today; and how much have all its aspects changed over the last 20 years!" (vol. 8, p. I) He undertook, for the first time, numerous noteworthy syntheses, in particular on the anatomy of the nervous system and in embryology and organogenesis.

But the project that Bourgery aimed for was much more than an encyclopaedic account of morphological observations. He stated: "We hope to be able to show how knowledge of the organism should serve as the basis for ethics, legislation, and political economy. His reflections encompassed all the sciences and philosophy: Science is criticized for being materialistic; this is a great mistake. This imputation... is only valid for the unintelligent opinion... of some of those called scholars. But science... can only lead to the first cause of all beings... on the contrary, it is science that provides the most positive arguments in favour of the spiritual world... If the scholars lack all social interests, they have only themselves to blame: It is they who bury their science... The knowledgeable bodies who only judge the reality of physical facts regulate the world of material instincts without otherwise worrying

about doctrines; and, conversely, the men who have taken the path of doctrine are only scholars by dint of the ideas they create themselves... None of these want to accept the world as it has pleased the Creator to make it, and each remakes it according to his own fancy..." (vol. 3, pp. 33–34)

Bourgery's scientific approach and intellectual development had all the character of a metaphysical quest: "Deprived of a guide in this philosophical survey, where books could not help me, I had to fill in by drawing on my personal inspirations... But, even when I had hardly begun to explore the pathways of the organism, I did not hesitate to recognize that from all quarters they lose themselves in the metaphysical. As the traveller who crosses unknown regions suddenly finds himself stopped by bottomless abysses or inaccessible cliffs which force him to retrace his steps, at every step I faced questions which attracted me in the most powerful way, but were sufficiently deep and obscure to give me vertigo... When I thought I could catch sight of something, I said so; otherwise I have passed over it, without feeling obliged to find a meaning for something our weak minds cannot reach." (vol.3, p. 2)

Taking up a philosophical thought of Joseph de Maistre (1753–1821), Bourgery also wrote: "All science, said de Maistre, begins with a mystery. To complete the idea of this great thinker, one would have to say: All science begins and ends with a mystery, or rather is nothing but a mystery... The notion which seems clearest to us is only a shimmer of light between two abysses..." (vol. 3, p. 33)

巴黎，1821年

图版161，绘制：海内赛里，石版印刷：C.德·拉斯特里

LITHOGRAPHY AND THE ILLUSTRATIONS OF THE "TREATISE"

All the plates of the *Treatise* were made and printed using the technique of lithography. In order to place the making of these plates in their context and to appreciate their very particular importance, we need to draw attention to some points of the lithography technique. A correct analysis of these illustrations cannot be dissociated from the study of the technique, which imposes its own restrictions and a particular style.

Etymologically, the word lithography means stone-writing or drawing. This technique, invented by Aloys Senefelder, born in Prague, between 1796 and 1798, which its author called *Steindruck* or *Steindruckerey* or *chemische Druckerey*, was first called "gravure chimique" or "impression chimique" ("chemical engraving" or "chemical printing") in French, then, from 1810 onwards, lithography. Senefelder gave this definition: "... the application, on to a suitably polished stone, of an oily mark, burned in by an acid, which can only retain an oil-based ink. The discovery of lithography was a real revolution, as until then, the only means of reproducing an image was hollow engraving, in particular on copper, or in relief, essentially on wood: long, difficult, and expensive procedures. The ease of use of lithography and its reduced cost explains the speedy multiplication of lithographs and lithographic printers who produced illustrations for books as well as musical score, popular images, or smaller, ephemeral items (headed paper, labels for industry, advertisements).

In 1802, Philippe André obtained a patent to introduce this technique in France, but it only took off with the foundation of a workshop by Godefroy Engelmann (1788–1839) in Mulhouse in 1814, then in Paris in 1816, and Count Charles de Lasteyrie's workshop, also in Paris and in the same year. The year 1816 marked the true takeoff of lithography in France. It was to become the preferred technique for illustrations in the Romantic period.

The first anatomical work to use lithography for its illustrations was that of Jules Germain Cloquet (1790–1883), *Anatomie de l'homme ou description et figures lithographiées du corps humain*, published in Paris in 1821 (ill. p. 37). As the large folio format made this work difficult to handle and expensive, Cloquet then decided to execute a *Manuel d'anatomie descriptive du corps humain* in quarto, published in Paris in 1825–1826, with 340 lithographic plates in black and white, which has been recently re-issued (ills. pp. 38, 43). At the same time, François Antommarchi (1780–1838), who had been physician to the Emperor Napoleon on Saint Helena, published under his name, based on drawings by Paolo Mascagni (1752–1815), the work *Planches anatomiques du corps humain exécutées d'après les dimensions naturelles...*, comprising 80 lithographic plates, and edited from 1823 to 1826 in Paris by C. de Lasteyrie. Lithography brought a certain precision to the drawing, whilst maintaining softness and allowing numerous shades of grey, and was characterized by a texture, a feel, and a rendering closer to anatomical reality than previous engraved interpretations, and it handsomely replaced the old procedures of anatomical illustration. However, a practical inconvenience was the fact that it could not be incorporated into the body of the text; on the other hand, this might have given it an aesthetic advantage. Therefore, in 1830, when Bourgery and Jacob began the production of their *Treatise*, lithography was both a novel and yet already a perfectly mastered technique.

The underlying principle of lithography as invented by Senefelder was essentially based on the phenomenon of repulsion between water and a greasy layer on the surface on a limestone slab. The design, drawn by a greasy pencil, or letters written by pen and oil-based ink on this previously grained or polished support, was then prepared with a mixture of gum arabic and nitric acid. This acidulation modified the nature of the oil contained in the markers, causing it to penetrate into and strongly adhere to the stone. As gum arabic induces water retention by those parts of the stone surface not covered by designs, these retain the moisture and cannot take up any oily particles such as printing ink. Conversely, the ink laid down by the ink roller adheres to the oily parts, corresponding exactly to the original design, placing the black outline onto the printed proof and reproducing the image on the paper.

The lithographic stone was a limestone of very compact structure and great purity. It was quarried in slabs of seven to ten-centimetres thickness to resist the strains of the press. The compactness and regular nature of its grain gave it ideal properties for lithography. The most commonly used stones and those of the best quality came from quarries in Bavaria, in particular from Solnhofen. The stone was never used in its raw state, but had to undergo, on one of its surfaces, a procedure of refinement and graining, which allowed the pencil or the ink to adhere to the surface of the stone. This preparation consisted in rubbing two stones one against the other, with an abrasive mixed with water in between. It was the grain of the stone that gave lithographic illustrations their characteristic texture. But lithographic stones had several inconveniences: they were heavy, bulky, difficult to handle, brittle, expensive, and the large formats slowed down the printing speed.

The greasy pencils used were made of wax, black soap, tallow, and lamp-black, allowing a great diversity of half-tones, ranging from the lightest greys to the deepest blacks, reminiscent of the grain of a lead pencil or black chalk drawing.

The printing of the plates was a particularly important and delicate step. Entrusted to a specialized printer, it required great care. The lithographic presses underwent numerous refinements. The stone, wedged into the press, was covered in ink with the ink roller. Following guide marks, the lithographer applied a moistened sheet of paper and passed everything under the press, whose carriage was moved without stopping all in one go, to avoid edge blurring. When the carriage had been moved back to its point of departure, the printer delicately lifted up the proof adhering to the stone. The lithographic print was then flattened out and allowed to dry.

To start with, the artist had to draw on the stone in reverse, but from 1817, Senefelder developed a transfer paper on which the artist drew with pencil or lithographic ink. This transfer paper or lithographic paper was a specially prepared paper which was mechanically grained and coated with a thin adhesive layer. Amongst the most notable advantages, the artist could work at home on a light and easily portable support and could draw on the spot. The paper with the drawing was then given to the printer who transferred the drawing on to the stone by moistening the paper and repeatedly pressing it onto the stone. The process had the advantage of eliminating the inversion: when the drawing, made the right way around, is transferred onto the stone, the proof obtained after printing is also the right way around. Depending on the case, the drawing was lithographed by the artist himself or entrusted to a specialist lithographer.

Lithography, though, is not suited for mass production, and in its original form was condemned to being a transitional technique. From 1860, lithography underwent a significant crisis. The lithographic stone was replaced by zinc, although the name lithography was retained. Zinc lent itself to adaptation to rotary presses (1868). From 1885, industrial photogravure appeared. One of the last important works on anatomy with coloured lithographed plates is: C. L. Bonamy, P. Broca, and E. Beau, *Atlas d'anatomie descriptive du corps humain*, Paris, 1866 (ill. p. 49).

COLOURING THE PLATES

In 1831, when the first volume of plates of Bourgery and Jacob's *Treatise* was published, lithography could make only black prints. Most copies of the *Treatise* therefore had plates printed only in black and white. But, although the black print was sufficient to represent the bones of the skeleton, it gave an imperfect image of a dissected region, which colour could delineate and refine (ills. pp. 53, 58, 63). Colouring of plates could then either be performed freehand with a brush or with the help of stencils.

For the plates of the first edition of the *Treatise*, the colouring was performed by hand, using the technique of stencil or pattern colouring. This technique allowed the easy application of similar colours to similar places on several copies of the same plate. The different colour zones of the original were first isolated, then individually transferred by tracing paper on to a sheet of metal, Bristol board, or stiff tissue. The part corresponding to the colour was then cut out, an extremely delicate task if one tried to obtain exact and sharp contours and when the colours were complex. The colours were then applied one after the other with a special brush with rigid bristles, called a pom-pom, or with a sponge. In general, the applied tints were light, in the manner of watercolours, but opaque colours and gouaches could sometimes be used. To avoid smears, it was necessary to wait until one colour had dried before applying the next. Different colours were juxtaposed, and sometimes superimposed; sometimes the colours were also applied to moistened bases to achieve blending. Certain details could be enhanced by gouache. The colours could be multiplied at will with a pom-pom; assisted by able colourists, some workshops owned several hundred pom-poms in order to be able to execute all shades. With good technicians and simple colours, it was often possible to obtain fairly good results. Although a manual technique, the stencil was relatively fast, and it is estimated that a skilled technician could colour about 500 small-format sheets per hour. During the 19th century, this technique of colouring by stencils was frequently used to colour single engravings or illustrations for books or magazines.

The patent for colour lithography was registered by Godefroy Engelmann in 1837. Engelmann's patent was based on three essential points: use of a restricted number of colours, using the principles of trichromy (red, yellow, blue), with separate printing of three colours, or four including black, requiring the preparation of the same number of lithographic stones; the development and systematic use of a marking frame; and dry printing on paper laminated by glazing. But colour lithography still remained a difficult technique, difficult to handle to make a book, and it was only in the second edition of Bourgery and Jacob's *Treatise*, owing to the development of chromolithography, that the plates could be printed in colour.

巴黎，1825—1826年
图版247，绘制：海内赛里，石版印刷：弗雷，另一部应用石版印刷的作品

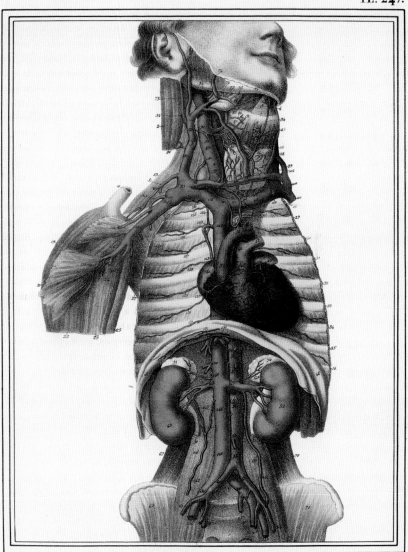

Haincelin delt.

Lith. de Frey.

THE PUBLICATION OF THE "TREATISE"

The creation of a work such as the *The Complete treatise of human anatomy* represented a gigantic editorial adventure. Indeed, the editor also had a decisive role in such a project, and Bourgery emphasized: "Our editor, my collaborator, M. Jacob, and myself have spared neither time nor sacrifices, without worrying about the obstacles and the slow phases always unavoidable when one wants to do something well." (vol. 5, p. 7)

The editor of the whole first edition of the *Treatise* was C. A. Delaunay of the Anatomical Library, 13, rue de l'Ecole de Médecine, in Paris. The reasons for choosing this editor remain obscure. It may seem surprising that the edition was not the work of the great Parisian editor Jean Baptiste Baillière (1797–1885), who previously had overseen the publication of Bourgery's *Traité de petite chirurgie*, published in 1829, and who ensured its reprinting in 1835, as well as the publication of Bougery and Jacob's *Anatomie élémentaire en 20 planches*, published in 1834–1835.

The volumes of illustrations, or atlases, were published in the form of instalments, i. e. as parts which were periodically delivered to the subscribers as the printing proceeded. Each instalment consisted of eight plates and eight pages of descriptive text and legends, in folio format. From 1831 to 1844, 70 instalments were produced. This publication in the form of loose-leaf instalments, bound only as a second step, bringing together fascicles of different dates, explains why most of the preserved copies are heterogeneous in their composition; indeed several reprints were made, in particular from 1850 to 1854.

The printers also had their work cut out. For the text volumes, they were, depending on the volumes and the years, first Paul Renouard, then W. Remquet & Co, at 5, rue Garancière, in Paris, and the printing press of Jules Didot l'Aîné, at 4, boulevard d'Enfer (which became Denfert-Rochereau), also in Paris. For the lithographic plates, printing was also performed by Bénard, then Lemercier Bénard & Co, and finally Lemercier in Paris; their name is mentioned at the bottom of each plate; the printing workshop of Rose-Joseph Lemercier (1803–1887), a former worker at the Senefelder-Knecht studio in the rue de Seine, was the top address for lithography in Paris, with around a hundred presses in 1838.

The price for a black-and-white copy was 800 francs, a considerable amount, whilst it was twice that, 1600 francs, for a colour copy, which explains their greater rarity, even at the time. It seems that the high price slowed down the dissemination of the work; the note about Bourgery, published in 1853 in the *Nouvelle biographie universelle*, mentions on the subject of his *Treatise* that this was a work of remarkable creation and which, if it was not so expensive, would find itself in the hands of all students of medicine.

A partial English edition, translated by Robert Willis, *The whole anatomy of the human body, with its various practical applications, including a system of operative surgery, by J. M. Bourgery, … illustrated by lithographic plates drawn from nature by N. H. Jacob*, was published 1833–1837 by C. A. Delaunay.

The second edition of Bourgery and Jacob's *Treatise* was published from 1866 to 1871 by L. Guérin. The reprinting of the plates was performed with the original matrix stones, which had been systematically preserved.

巴黎，1825—1826年
图版245，绘制：海内赛里，石版印刷：弗雷

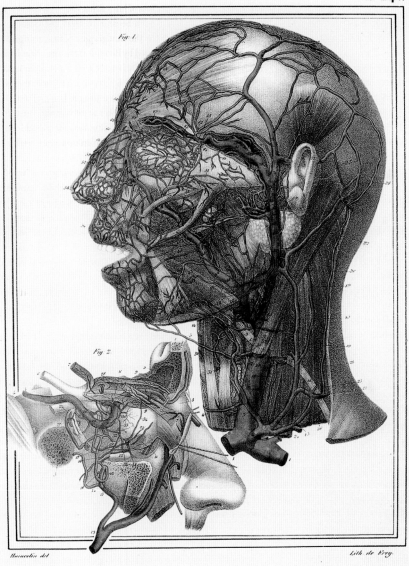

Fig. 1.

Fig. 2.

Hamelin del.

Lith de Frey.

THE GENERAL ORGANIZATION OF THE "TREATISE"

The *Treatise* consists of a frontispiece, text volumes, and an atlas, whose general organization is laid out in the following.

Frontispiece

Following the classical tradition, the work opens with a frontispiece, a page which illustrates or symbolizes the subject of the work (ill. p. 2). The top of the plate states, in capital letters: Frontispiece of the general treatise of human anatomy by Bourgery and Jacob. At the bottom of the plate appears the caption: Composed and drawn by N. H. Jacob.

On the left stands a naked adult man, athletic, with curly black hair and a black beard, the right hand on the hip, and with the other hand holding the hand of the woman at his side; a casually draped cloth hides his genitals. On the right, a young woman, completely naked, with long hair, holds a child on her right arm. At their feet sits a meditative old man, also naked, partly bald, and with a long, white beard. In the background a sculpture, representing a flayed human figure, is placed on a pedestal, below which appears an anatomized foetus.

This allegory of the stages of human life is a very academic work and shows the affinity to Jacques Louis David, under whom Jacob studied. The subject is also reminiscent of one of Jacob's very first works, exhibited at the Salon of 1802, *The three principal stages of human life*.

Text Volumes and Atlas

For each of the eight volumes of the *Treatise* a specific text volume was published, written in encyclopaedic style and practically independent of the illustrations, to which it never refers. The eight text volumes represent a total of 2108 pages.

For each of the eight volumes of the *Treatise* an atlas or specific volume devoted to the illustrations and to bringing together the plates was published.

Before each plate there is a sheet with descriptive text and legends. The eight volumes of the atlas make up a total of 725 plates.

The title page of each atlas volume is lithographed. On a column to the left appears the list of 30 fundamental authors in anatomy, the choice of whom is a revelation: Aristotle, Herophilus, Mondini, Vesal, Fallope, Eustache, Servet, Varole, Casserius, Harvey, Aselli, Rudbeck, T. Bartholin, Malpighi, Willis, Ruysch, Leuwenhoeck, Duverney, Albinus, Winslow, Haller, Meckel, Buffon, Walter, W. Hunter, Mascagni, Caldani, Bichat, Soemmering, Gall. To the right appears, in symmetrical fashion, a list of 30 famous physicians and surgeons: Empedocles, Hippocrates, Areteus, Galen, Avicenna, Albucasis, Guy de Chauliac, Fernel, A. Paré, Franco, Fabrice de Hilden, Severin, Sydenham, J. L. Petit, Stahl, Boerhaave, Hoffmann, Cheselden, Sauvage, A. Louis, Senac, Morgagni, Cullen, Brown, Desault, Sabatier, Jenner, Pinel, Corvisart, Laennec.

NOTES ON THE PRESENT EDITION OF THE PLATES

The present work contains reproductions of all 725 lithographic plates, in their colour version, of the *Complete treatise of human anatomy, including operative medicine, by Doctor J. M. Bourgery, with lithographic plates from nature by N. H. Jacob*. The 467 plates of descriptive anatomy are of exceptional artistic value, and have likewise retained a scientific value of prime importance; indeed, unlike the descriptive text, which has lost much of its interest for today's reader, the illustrations, based on original dissections, have remained very modern; the result of rigorous observation and accurate depiction, these anatomical illustrations continue to convey, even today, a wealth of scientific information: Morphological reality does not go out of fashion. The plates of the section on surgery, whose aesthetic quality is also superb, are of great interest for the history of medicine and surgery; the plates of surgical instruments constitute a remarkable documentation, which is still useful.

For the present edition, each plate has been given a title in Latin. These titles did not exist in the original edition, which was written completely in French. For the description of the plates and the figure legends, no original text has been preserved or reproduced.

The French captions fulfil the current requirements of scientific and medical language and vocabulary. In particular, the names of all anatomical structures have been rendered in the French version of the international anatomical nomenclature, directly inspired by the Latin international nomenclature of the *Nomina anatomica* which is used as reference today. Similarly, a current French nomenclature, essentially derived from the nomenclature validated by the International Commission on Zoological Nomenclature, has been used systematically for the names of zoological species quoted in the comparative anatomy. For the plates on operative medicine, the modernization of the captions was more difficult, as the majority of the operations described are no longer performed and have been forgotten; their names therefore no longer appear in current dictionaries.

It is these modern French texts that underlie the translation used for the English edition, where the corresponding English terminology has of course been used.

L'ATLAS D'ANATOMIE ET DE CHIRURGIE DE J. M. BOURGERY ET N. H. JACOB – UNE ŒUVRE MONUMENTALE DU 19ᵉ SIECLE

L'anatomie humaine, science morphologique de l'étude de l'architecture du corps humain basée sur la dissection, a donné lieu à la publication de livres illustrés exceptionnels. Le *Traité complet de l'anatomie de l'homme de J. M. Bourgery et N. H. Jacob*, paru à Paris de 1831 à 1854, s'inscrit dans une longue tradition d'ouvrages illustrés, mais constitue un des ouvrages les plus remarquables de toute l'histoire de l'anatomie, et, en tous les cas, le plus exceptionnel du dix-neuvième siècle. L'ouvrage est monumental, de grand format in-folio, constitué de huit tomes, totalisant 2 108 pages pour les volumes de texte, et 725 planches regroupant 3 750 figures pour les volumes d'atlas.

LES GRANDS OUVRAGES D'ANATOMIE JUSQU'AU 19ᵉ SIECLE

Les connaissances anatomiques furent longtemps limitées aux données réunies à partir de dissections d'animaux par Galien (vers 130–vers 200), médecin grec qui exerça à Pergame et à Rome, et dont l'influence fut considérable jusqu'au seizième siècle.

Au Moyen Age, le seul ouvrage d'anatomie vraiment digne de ce nom fut celui de Mondino dei Luzzi (vers 1275–1326) rédigé en 1319 et intitulé *Anathomia* ; reprenant les données de Galien, il apportait d'intéressantes précisions dues aux dissections humaines que l'auteur avait réalisées en 1315.

Ces ouvrages étaient diffusés par des copies manuscrites et ne contenaient que de rares illustrations. Avec l'invention de l'imprimerie ou typographie par Johannes Gensfleisch dit Gutenberg (vers 1397–1468) vers 1450, la diffusion des connaissances allait connaître un essor toujours croissant. Parmi les incunables ou ouvrages imprimés avant 1500, figure l'édition princeps de l'*Anathomia* de dei Luzzi imprimée en 1478 ; cet ouvrage connut de nombreuses rééditions, en particulier celle commentée par Berengario da Carpi (1460 ? –1530), professeur à Bologne, parue à Venise en 1521.

Les dessins anatomiques de Léonard de Vinci (1452–1519), correspondant à 228 planches manuscrites d'une extraordinaire qualité scientifique, occupent une place très marginale puisqu'ils restèrent inédits et ignorés des savants de l'époque. Publiés pour la première fois en 1898, ils n'eurent aucun impact sur l'évolution de la discipline.

En 1543, parut à Bâle l'ouvrage d'André Vésale (1514–1564), *De humani corporis fabrica*, qui est sans conteste le livre le plus exceptionnel de toute l'histoire de l'anatomie tant sur le plan conceptuel que sur le plan esthétique (ill. p. 11). La publication de cet ouvrage constitua une véritable révolution scientifique, offrant une nouvelle vision de l'Homme, en remplaçant les études spéculatives de Galien et les extrapolations à partir de l'anatomie animale par des dissections humaines

巴黎，1866年
第二卷，图版28，绘制：埃米尔·博，石版彩印：勒梅西埃

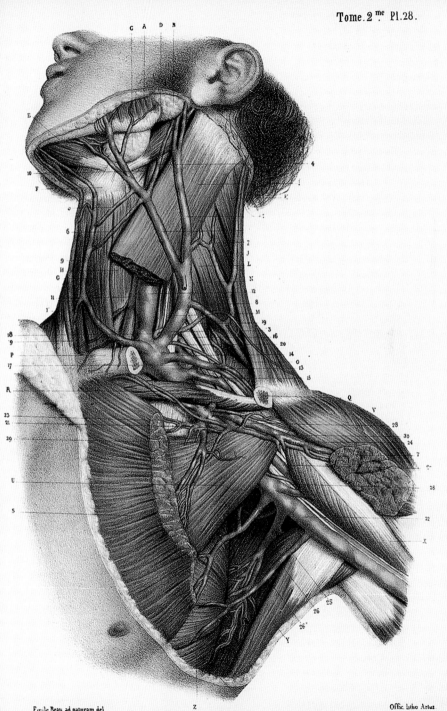

Z

systématiques. L'ouvrage de Vésale comporte 25 planches hors-texte superbes et de nombreuses figures dans le texte, toutes gravées sur bois, vraisemblablement dues à Jan Stephan von Calcar de l'entourage du Titien. Cet ouvrage, dont une deuxième édition améliorée parut en 1555 et qui connut de multiples éditions, eut un impact considérable et fut copié par de nombreux auteurs. Il n'était désormais plus possible de penser l'anatomie sans illustrations.

Parmi les ouvrages d'anatomie les plus exceptionnels du seizième siècle, il convient de citer celui de Charles Estienne (vers 1504–1564), *De dissectione partium corporis humani*, paru à Paris en 1545, avec une édition française en 1546, comprenant 62 planches gravées sur bois et de nombreuses vignettes dans le texte ; bien que publié deux ans après l'ouvrage de Vésale, l'ouvrage de C. Estienne était en chantier depuis 1530. Juan Valverde de Hamusco (vers 1525–vers 1587) publia à Rome en 1556 un ouvrage en espagnol copié de Vésale ; une édition latine de cet ouvrage, intitulée *Vivae imagines partium corporis humani*, fut publiée en 1566 par C. Plantin à Anvers, avec pour une des toutes premières fois l'utilisation de la taille-douce ou gravure sur cuivre pour les illustrations ; cette nouvelle technique, permettant une précision et des finesses de demi-teintes impossibles à obtenir avec la gravure sur bois, ouvrait de nouvelles possibilités incomparables et allait être utilisée jusqu'au début du dix-neuvième siècle. Enfin, André Du Laurens (1558 ? – vers 1609), professeur à Montpellier, publia en 1600 à Paris et à Francfort une Historia anatomica humani corporis ornée de 26 splendides planches gravées sur cuivre.

Pour le dix-septième siècle, il convient de citer l'ouvrage de Giulio Casserio ou Julius Casserius (vers 1550–1616), *Tabulae anatomicae*, paru de manière posthume à Venise en 1627 avec 97 planches gravées sur cuivre par Francesco Valesio

d'après Odoardo Fialetti, un peintre de l'entourage du Tintoret ; les planches de ce livre servirent aussi à illustrer des ouvrages de son successeur à Padoue, Adrian van der Spieghel (vers 1578–1625). L'ouvrage de Govert Bidloo (1649–1713), *Anatomia humani corporis*, paru à Amsterdam en 1685 comporte 105 planches très originales gravées sur cuivre par Pieter van Gunst d'après des dessins de Gérard de Lairesse (1640 ?–1711).

Au dix-huitième siècle, paraissent de multiples ouvrages d'anatomie illustrés de planches gravées sur cuivre exceptionnelles, mais souvent sur un aspect précis seulement. Le plus remarquable est celui de Bernhard Siegfried Weiss dit Albinus (1697–1770), professeur d'anatomie et de chirurgie à Leyde, consacré à l'ostéologie et à la myologie ou étude des os et des muscles : *Tabulae sceleti et musculorum corporis humani*, paru à Leyde en 1747, avec 40 planches par Jean Wandelaer (1690–1759), ancien élève de Gérard de Lairesse (ill. p. 15–17) ; cet ouvrage, qui connut un grand succès, ouvrit un chemin nouveau aux représentations anatomiques scientifiques et fut grandement copié par la suite. Parmi les ouvrages remarquables peuvent encore être cités ceux de William Cowper (1666–1709), *Myotomia reformata* (Londres, 1724) ; de Albrecht von Haller (1708–1777), Icones anatomicae, en huit fascicules parus à Goettingen de 1743 à 1756, avec 46 admirables planches ; de Paolo Mascagni (1752–1815), sur les lymphatiques, Vasorum lymphaticorum corporis humani historia (Sienne, 1787) ; ou d'Antonio Scarpa (1752–1832), sur les nerfs, *Tabulae nevrologicae* (Pavie 1794). Le magnifique ouvrage de Jacques Gamelin (1738–1803), peintre, dessinateur, et graveur, Nouveau recueil d'ostéologie et de myologie, paru à Toulouse en 1779 avec 79 planches, est un peu à part car il relève de l'anatomie artistique et non médicale. Il convient enfin de citer les extraordinaires ouvrages imprimés en couleur par Jacques Fabien Gautier d'Agoty (1710–1785), en partie en collaboration

avec le chirurgien J. F. Duverney : *Myologie com-*
plette en couleur et grandeur naturelle, avec 20
planches (Paris, 1746 ; ill. p. 23), *Anatomie de la*
tête, 8 planches (Paris, 1748 ; ill. p. 21), *Anatomie*
générale des viscères et de la névrologie, angéo-
logie et ostéologie du corps humain, avec 18
planches (Paris, 1754), et *Exposition anatomique*
de la structure du corps humain, avec 20
planches (Marseille, 1759).

PRESENTATION DU « TRAITE » DE J. M. BOURGERY ET N. H. JACOB

« Maintenant que la lithographie permet de
publier, sans trop de frais, des ouvrages iconogra-
phiques très volumineux, ce serait rendre un service aux médecins que de mettre à la portée de tous
l'ensemble des travaux qui ont eu l'anatomie pour
objet. Mais, pour qu'un ouvrage de ce genre puisse
offrir toute l'utilité dont il est susceptible, il faut
non seulement que la science y soit présentée dans
son état le plus avancé, mais encore qu'elle y
paraisse avec toutes ses applications. Ainsi on ne
devrait copier servilement aucun travail antécé-
dent, dès lors qu'il n'en est pas auquel on ne puisse
ajouter des faits nouveaux ; mais surtout il est
indispensable que les planches d'un pareil
ouvrage, exécutées dans une intention nouvelle,
soient dessinées d'après nature, en se servant
toutefois comme indication des figures reconnues
parmi celles qui ont été publiées jusqu'à ce jour.
C'est cette tâche que M. Jacob et moi nous nous
sommes proposé de remplir. Aucun travail ne
nous coûtera pour terminer honorablement l'immense travail que nous avons entrepris. » (Bourgery, t. 1, pp. 1–2)

Toute la philosophie ayant présidé à la réalisation du *Traité complet de l'anatomie de l'homme*
comprenant la médecine opératoire par le Docteur
J. M. Bourgery avec planches lithographiées d'après
nature par N. H. Jacob se trouve résumée dans la
citation précédente, extraite de l'introduction rédi-

gée par Jean Marc Bourgery en octobre 1830 et
publiée dans le premier tome de cet ouvrage paru
en 1831–1832.

C. Sachaile de la Barre, dans son ouvrage *Les*
médecins de Paris jugés par leurs œuvres, paru en
1845 écrit : « ... il était réservé à M. Bourgery non
seulement de donner à cette question la solution la
plus satisfaisante, mais de nous étonner par la perfection des moyens employés à cet égard. Rien, en
effet, n'est plus beau que les planches qui forment
les ouvrages d'anatomie auxquels se rattache principalement son nom. » Le Docteur J. M. Bourgery
est qualifié, à juste titre, *d'auteur de l'un des plus*
beaux monuments qui aient été élevés à la
science de la structure de l'homme dans la notice
biographique rédigée en 1876 par E. Beaugrand
dans le fameux *Dictionnaire encyclopédique des*
sciences médicales publié sous la direction de
A. Dechambre.

Paris était, à l'époque de Bourgery, une ville de
référence pour l'anatomie. Le Doyen de la Faculté
de Médecine Matthieu Orfila (1787–1853), nom-
mé en 1832, entreprit de rénover complètement la
faculté et fut à l'origine de la création d'un nouveau musée anatomique, remarquablement riche,
ouvert en 1844. Les très nombreuses dissections
réalisées dans l'Ecole Pratique annexée à la Faculté de Médecine étaient partout admirées et
enviées.

La publication du *Traité complet de l'anato-*
mie de l'homme eut lieu à une époque où l'anatomie était à son apogée, et Bourgery pouvait écrire
ainsi dans l'introduction de son ouvrage : « Sans
l'anatomie, la physiologie n'est qu'un tissu de
fables plus ou moins ingénieuses, la chirurgie
est sans guide, et la médecine est réduite à un
aveugle empirisme. » (t. 1, p. 1) Bourgery réaf-
firme à plusieurs reprises, tout au long de son
ouvrage, la primauté de l'anatomie parmi les disci-
plines médicales et dans l'évolution des concepts
scientifiques.

LE CONCEPTEUR ET AUTEUR :
J. M. BOURGERY

Jean Marc Bourgery, né le 8 Prairial an V du calendrier révolutionnaire ou 27 mai 1797 à Orléans, était le fils de Marc Claude Bourgery, marchand mercier, et de Madeleine Marthe Delaboulaye ; la naissance eut lieu au domicile familial au n° 1 rue du Tabourg à onze heures du matin ; les témoins étaient Jean Claude Vignolet, mercier, et Nicolas Bergerac, fripier.

Bourgery s'orienta vers des études de médecine. En 1815, il s'inscrivit aussi comme auditeur aux cours du célèbre naturaliste Jean Baptiste de Lamarck (1744–1829), alors professeur au Muséum d'Histoire Naturelle de Paris. Reçu au concours de l'Internat, Bourgery fut Interne des Hôpitaux de 1817 à 1820, et distingué par la médaille d'Or de l'Internat en 1819.

A la fin de son cursus médical, Bourgery ne passa pas de doctorat, semble-t-il par manque de fortune, et exerça pendant plusieurs années comme Officier de Santé auprès des fonderies de cuivre de Romilly-sur-Seine (département de l'Aube). Il participa alors à la création d'une fabrique de sulfate de cuivre. C'est à cette époque, très vraisemblablement, qu'il mena des recherches sur la coloration des bois : « M. Bourgery s'est encore servi de ses connaissances en chimie organique pour donner aux bois encore sur pied une couleur différente de celle qui leur est propre : les essais qu'il a tentés à ce sujet ont déjà fourni de beaux résultats et donnent de grandes espérances. » (Sachaile de la Barre, 1845)

En 1827, âgé de 30 ans, la carrière de Bourgery connut un tournant décisif lorsqu'il se décida à revenir à Paris. Il fut enfin reçu docteur en médecine avec une thèse de doctorat soutenue à Paris, le 27 août 1827, sur les ligatures circulaires des membres.

Deux ans plus tard, en 1829, il publia un *Traité de petite chirurgie*, remarquable ouvrage de référence, bien que non illustré, qui eut un succès certain puisqu'il connut une deuxième édition française en 1835, et fut traduit en anglais en 1834 et en allemand en 1836.

En 1830, Bourgery mit en place le projet de son *Traité complet de l'anatomie de l'homme*, qui allait l'occuper pendant près de vingt ans jusqu'à sa mort, en collaboration avec l'illustrateur N. H. Jacob. Les premières livraisons parurent en 1831. Devant le succès des premiers tomes, Bourgery et Jacob publièrent en 1834–1835 une *Anatomie élémentaire*, de grand format in-folio avec 20 planches lithographiées, et avec un petit volume séparé de texte. Cet ouvrage connut une deuxième édition (1836–1839), et fut traduit en allemand (1837). La publication du *Traité complet de l'anatomie de l'homme* se poursuivait progressivement mais le travail restait considérable. Une version anglaise des premiers tomes, avec des textes traduits par Robert Willis, fut publiée de 1833 à 1837 attestant la portée de l'œuvre déjà réalisée.

A partir de 1840, Bourgery allait utiliser des observations personnelles pour rédiger des articles scientifiques originaux, principalement sous forme de mémoires, parus dans les *Comptes-Rendus de l'Académie des Sciences de Paris*, de 1842 à 1848. Ces mémoires sont souvent illustrés par de belles planches lithographiées et plusieurs ont été aussi publiés sous forme d'opuscules tirés à part.

Bourgery fut aussi associé à la réalisation des modèles anatomiques en carton-pierre ou carton-pâte de Félix Thibert comme en témoigne un prospectus présentant des pièces : *Musée Thibert d'anatomie pathologique et d'histoire naturelle par la méthode plastique du Dr Félix Thibert... sous la direction scientifique du Dr J. M. Bourgery*, paru à Paris en 1847. Ces modèles, moulés en relief sur nature et ensuite peints, connurent un grand succès attesté par les nombreuses pièces recensées dans les catalogues imprimés de musées anatomiques, en particulier celui de Strasbourg rédigé par C. H. Ehrmann (1843) ou du Musée Orfila de Paris rédigé par M. Houel (1881).

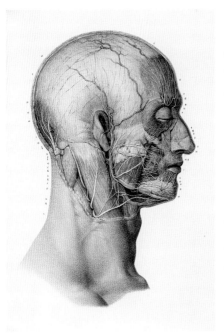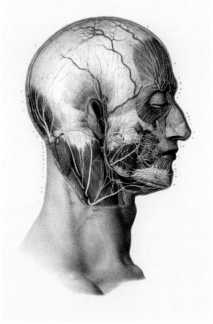

黑白石印和丝网彩印图版对比：《人体解剖学完全图谱》（1844年），
第三卷，图版40，J. M. 布尔热里、N. H. 雅各布 著，N. H. 雅各布绘

L'ensemble des travaux de Bourgery l'amenèrent alors à postuler à différents postes universitaires et académiques et à se présenter à différents concours, mais à chaque fois sans succès. Il présenta en particulier sa candidature comme professeur d'anthropologie au Muséum d'Histoire Naturelle de Paris, comme membre de l'Académie des Sciences de Paris en 1843, et comme professeur titulaire de la chaire d'anatomie de la Faculté de Médecine de Paris en 1846, présentant dans ce cadre une thèse soutenue le 13 février 1846 sur le thème *Les annexes du fœtus et leur développement*.

Les échecs successifs de Bourgery comme candidat à des postes universitaires et académiques, malgré une solide notoriété acquise, le rendirent amer ; un certain épuisement semble transparaître aussi. La confession qu'il fit à ce sujet dans le discours préliminaire du tome 8 et dernier de son *Traité*, et qui parut de manière posthume, est exceptionnelle dans l'histoire de l'édition médicale et scientifique, et particulièrement poignante : « Et maintenant, sur le point de terminer mon travail dont je possède tous les matériaux, rapprochant ce que j'ai fait de ce que je m'étais proposé de faire, puisse le public reconnaître que je n'ai pas failli à ma tâche comme la fortune a menti aux succès qu'un homme supérieur m'en avait prédit. Hélas ! Cuvier jugeait du cœur et de l'intelligence des autres par les siens propres. Mais tout le monde a-t-il le cœur et l'intelligence de Cuvier ! Avec lui j'ai tout perdu. Au lieu de cette heureuse carrière qui lui avait souri pour moi, qu'ai-je trouvé ? Des dégoûts, des obstacles, des intrigues, une ligue occulte de répulsions tenaces. Depuis vingt ans que je travaille sans relâche, je n'ai pas à me reprocher de ne m'être point aidé moi-même. J'ai fait tout ce qui était honorable pour arriver à quelque chose. Je me suis produit partout où je l'ai pu. Mais c'est en vain. J'ai vu passer tout le monde devant moi, et ceux qui avaient quelques droits et ceux surtout qui n'en avaient pas. Ayant tant à dire sur une science que j'avais tant travaillée, il me semblait qu'il devait y avoir place pour moi quelque part : mais non. Académies, Facultés, Collèges de haut enseignement, je me suis présenté partout : partout il y en avait toujours d'autres à produire. Deux faits résument tout : aujourd'hui, après vingt ans, je ne suis rien et je n'attends plus rien ; mon nom même n'est cité dans aucun des livres modernes, quoique beaucoup d'entre eux soient faits avec le mien. J'en ai fini de cette révélation singulière : c'est le cri de vingt ans d'oppression qui m'échappe. Aussi bien je donne mon exemple à fuir, s'il se trouvait quelque imprudent prêt à se laisser séduire, comme je l'ai fait, par un amour inconsidéré de la science. Au moins il apprendra de moi que le travail consciencieux ne mène à rien. Qu'on me pardonne cette plainte ! c'est la première, ce sera aussi la dernière. » (t. 8, p. III)

Bourgery mourut, de manière prématurée, en juin 1849, à Paris, à l'âge de 52 ans, victime, semble-t-il, d'une épidémie de choléra. La rédaction de l'œuvre de sa vie, les huit tomes du *Traité*, venait tout juste de s'achever, mais le dernier tome ne parut complètement que de manière posthume en 1854.

Le nom de Bourgery resta attaché à plusieurs structures anatomiques jusqu'à la disparition des éponymes avec l'introduction progressive de la nomenclature anatomique internationale, et en particulier : aux bandelettes semi-circulaires supérieure et inférieure de Bourgery, au ligament de Bourgery, aux artères vulvaires de Bourgery, ou à l'espace quadrilatère de Bourgery.

Les portraits connus de Bourgery sont rares. L'un d'entre eux, dessiné d'après nature par Maurin, a été lithographié par Grégoire et Deneux et diffusé par l'éditeur Rosselin à Paris. Bourgery y est représenté en buste, encore jeune ; la bande de tissu fixée à une boutonnière du revers gauche de son costume correspond, selon toute vraisemblance, à l'insigne de Chevalier de l'Ordre de la Légion d'Honneur (ill. p. 6).

DU PROJET DU « TRAITE » JUGE PAR GEORGES CUVIER A LA REALISATION COMPLETE : UNE ŒUVRE DE VINGT ANS

Concernant l'origine de son traité, Bourgery évoquait « un programme écrit en 1829 » (t. 8, p. 1) ; il était alors âgé de 32 ans. Le projet en fut exposé dans l'introduction du premier tome de l'ouvrage publié en 1831–1832, non datée dans la première édition, et datée d'octobre 1830 dans le retirage de 1840. Il était, dès l'origine, très ambitieux et se voulait encyclopédique comme le choix des deux premiers mots du titre : *Traité complet...*, le démontrait déjà.

Le plan précis fut clairement annoncé dès l'introduction de 1830 : « L'ouvrage, lorsqu'il aura paru dans son entier, devra composer huit volumes. Les cinq premiers appartiendront à l'anatomie descriptive ; les 6e et 7e contiendront l'anatomie chirurgicale et le manuel opératoire ; le 8e comprendra l'anatomie générale et l'anatomie philosophique. » (t. 1, p. 3)

Bourgery avait soumis, en 1830, le manuscrit de son introduction à l'illustre Georges Cuvier (1769–1832), professeur d'histoire naturelle au Collège de France, professeur d'anatomie comparée au Muséum d'Histoire Naturelle de Paris, Conseiller d'Etat, membre de l'Institut de France, et fondateur de l'anatomie comparée et de la paléontologie des Vertébrés.

G. Cuvier, après avoir lu le manuscrit d'introduction, fit des commentaires que Bourgery ne rendit publics que dans le huitième tome de son ouvrage : « Le travail que vous entreprenez, me dit-il, est colossal, mais il n'est pas impossible. Toutefois, sachez le bien à l'avance, et, croyez-en ma vieille expérience, cet ouvrage vous entraînera beaucoup plus loin que peut-être vous ne le pensez, ce sera l'emploi de votre vie. Toutefois, puisque vous avez conçu ce plan et que vous l'envisagez sans effroi, suivez votre instinct. Les probabilités sont en votre faveur. Vous avez la ferme résolution de

bien faire ; vous êtes doué d'une force physique sans laquelle je vous détournerais d'un si grand travail, et comme auxiliaire pour l'exécution de vos figures, vous avez eu le bonheur de rencontrer, dans M. Jacob, un artiste dont le talent de dessinateur fait école en ce genre. Vous tenez la fin et les moyens. Courage donc ! et marchez droit devant vous sans vous laisser arrêter par aucun obstacle.

Votre plan me paraît bon, je l'approuve. En embrassant tous les aspects, il est riche en applications de toutes sortes. Mais avant d'appliquer il faut beaucoup et bien voir. Attachez-vous principalement à la recherche de faits bien positifs et faites-les dessiner avec une grande netteté de manière à éclairer vivement l'esprit et qu'on puisse les retrouver sans peine sur la nature...

Je ne suis point inquiet de ce que vous pourrez faire dans les cinq premiers volumes d'anatomie de votre ouvrage. Ici les faits certains, soit reproduits, soit originaux, mais partout bien observés et bien dessinés peuvent se trouver à toutes les pages. Cela dépend de vous entièrement... Je crois que vous réussirez.

Je devrais être très circonspect concernant vos deux volumes d'anatomie chirurgicale qui ne sont pas de ma compétence... Mais au point de vue général de la science de l'organisation, je suis fâché, je l'avoue, d'y voir encadrer un sujet purement pratique aussi vaste et qui interrompt le lien scientifique entre l'anatomie descriptive et l'anatomie philosophique. Mais ce qui est un inconvénient bien plus grave, c'est que, ici, votre sujet ne vous appartient plus ; vous n'en êtes plus le maître. En anatomie, dans le domaine de la science, vous étiez chez vous sur le terrain solide de la nature et de la vérité, voyant par vous-même, certain de vos informations et libre de vos jugements. En chirurgie, dans le domaine de l'art pratique, vous êtes chez les autres, sur le plancher mobile des opinions et des intérêts, flottant au gré de l'erreur, de l'illusion et de la vogue, souvent obligé de ne voir que par les yeux suspects d'autrui, et sans certitude pour distinguer la vérité du mensonge. Je sais que les auteurs sont rarement libres de faire ce qu'ils voudraient et que cette iconographie chirurgicale vous a été imposée ; mais si vous ne pouviez vous dispenser de la faire, à mon avis, mieux eût valu peut-être en composer un livre à part.

Le dernier volume de votre ouvrage, qu'il vous faudra extraire en entier de votre propre fonds, et qui, suivant que vous l'aurez compris, pourra être si bon ou si mauvais, est celui qui me préoccupe le plus pour vous... Je regrette que vous ayez pris à cet égard, dans votre introduction, des engagements trop nettement spécifiés. Ce que vous ferez alors, vous l'ignorez vous-même... Vous ne pouvez savoir dès le premier jour quel sera votre dernier mot. Laissez le temps mûrir l'œuvre commune : ce que vous aurez à dire à la fin se présentera de soi-même. Votre sujet est beau ; ne le gâtez pas. » (t. 8, pp. I–II)

G. Cuvier, le protecteur, allait malheureusement mourir en 1832, peu après la parution complète du premier tome du traité de Bourgery, dont il put encore faire un rapport élogieux à l'Académie des Sciences de Paris le 12 mars 1832.

La rédaction complète de l'ouvrage était initialement prévue comme devant être achevée en cinq ans, soit en 1835. Vingt années furent en réalité nécessaires pour que Bourgery achève la rédaction de son traité et ce, comme par miracle, juste avant sa mort prématurée en juin 1849, à l'âge de 52 ans. Il écrit dans l'avertissement du huitième et dernier tome : « Après une longue interruption, commandée par des évènements de force majeure, je reprends le cours de cet ouvrage pour le finir. Dans la pénible et ingrate carrière scientifique que j'ai parcourue depuis vingt ans, la pensée de ce dernier volume ne m'a pas quitté ; c'est dire qu'elle a subi d'année en année, dans mon esprit, de nombreuses modifications... » (t. 8, p. I)

L'œuvre monumentale de Bourgery a nécessité un travail titanesque dont il a été le maître d'œuvre

de tous les instants, rédigeant les textes, effectuant des synthèses remarquables, et supervisant tous les détails. Le plan initial a été respecté et mis en œuvre avec méthode et le cap a été maintenu avec obstination. A travers le résultat de ce travail de vingt années, transparaissent des traits de caractère hors du commun de Bourgery qui avait une foi inébranlable dans son projet, se sentant en quelque sorte investi d'une mission, qui avait le souci de l'honnêteté scientifique, de la justesse des idées, et de la perfection.

Le travail de Bourgery a été mené, et ce n'est pas commun, en dehors des structures universitaires et académiques. Bourgery, qui a travaillé de manière relativement solitaire, évoque toutefois, outre le soutien de Georges Cuvier, déjà cité, l'aide de plusieurs scientifiques réputés... « et de leur influence pour nous procurer les livres, les pièces ou les divers objets scientifiques que nous avons si fréquemment besoin de consulter. » (t. 2, p. II), mentionnant, en particulier, Constant André Marie Duméril (1774–1860), Etienne Geoffroy-Saint-Hilaire (1772–1844), François Magendie (1783–1855), Henri Ducrotay de Blainville (1777–1850), ou Matthieu Orfila (1787–1853), Doyen de la Faculté de Médecine de Paris depuis 1832.

LA DEMARCHE SCIENTIFIQUE ET PHILOSOPHIQUE DE J. M. BOURGERY

Pour son *Traité complet de l'anatomie de l'homme*, Bourgery ne se contenta pas d'une simple compilation. Il procéda personnellement à des observations méticuleuses basées sur de nombreuses dissections et préparations anatomiques originales.

Il s'attacha plus particulièrement à l'étude précise d'aspects encore délaissés de la morphologie en raison de la longueur des observations et des difficultés méthodologiques : « ...disons qu'il y a ainsi, en anatomie, une foule de sujets que personne n'étudie profondément. Tous ceux qui exigent de longs apprêts et des préparations difficiles sont dans ce cas. » (t. 5, p. 5) De multiples méthodes et approches nouvelles furent également mises au point par Bourgery pour résoudre différentes questions restées en suspens ; il les décrivit systématiquement de manière détaillée dans son traité.

Tout au long de son travail, Bourgery se tint parfaitement informé des recherches récentes, et dans le huitième tome, il écrit encore : « Sans doute le public savant n'attend pas de moi que je m'en tienne à un programme écrit en 1829. Ma tâche n'est pas de reproduire l'état de la science, tel qu'il était ou que je le comprenais alors, mais tel qu'il est ou que je le comprends aujourd'hui ; et combien tous ses aspects n'ont-ils pas changé depuis vingt ans ! » (t. 8, p. I) Il réalisa, pour la première fois, de nombreuses synthèses remarquables, en particulier sur l'anatomie du système nerveux ou en embryologie et organogenèse.

Mais le projet que s'était fixé Bourgery était bien plus vaste qu'un recueil encyclopédique d'observations morphologiques ; ainsi confiait-il : « Nous espérons pouvoir démontrer comment la connaissance de l'organisme devrait servir de base à la morale, à la législation et à l'économie politique. » Sa réflexion englobait l'ensemble des sciences et de la philosophie : « On reproche à la science d'être matérialiste ; c'est une grande erreur. Cette imputation... ne s'adresse qu'à l'opinion inintelligente... de quelques-uns de ceux que l'on appelle savants. Mais la science... ne peut mener qu'à la cause première de tous les êtres... c'est elle au contraire qui renferme les arguments les plus positifs en faveur du spiritualisme... Si les savants sont en dehors de tous les intérêts sociaux, ils ne doivent s'en prendre qu'à eux-mêmes : à eux qui enfouissent leur science... Les corps savants, qui ne jugent que de la réalité des faits physiques, gouvernent le monde des instincts matériels sans s'inquiéter autrement des doctrines ; et au contraire, les hommes qui ont pris la direction des doctrines, ne sont savants que par les idées qu'ils se créent à eux-mêmes... Aucun d'eux ne veut accepter le monde, comme il a plu au Créateur de le faire, et chacun le refait à sa fantaisie... » (t. 3, pp. 33–34)

La démarche scientifique et le cheminement intellectuel de Bourgery eurent tout d'une quête métaphysique : « Dépourvu de guide dans cet aperçu philosophique, où les livres ne pouvaient m'être d'aucun secours, il m'a fallu y suppléer en puisant dans mes inspirations personnelles... Mais, à peine engagé dans ces voies inexplorées de l'organisme, je n'ai pas tardé à reconnaître qu'elles se perdent de toutes parts dans la métaphysique. Comme le voyageur qui parcourt des régions inconnues, se voit arrêté tout à coup par des abîmes sans fond, ou des escarpements inaccessibles qui le forcent à rebrousser chemin, à chaque pas se dressaient devant moi des questions de l'attrait le plus imposant, mais profondes et obscures à donner le vertige. Quand j'ai cru entrevoir quelque chose, je l'ai dit ; autrement j'ai passé outre, sans me croire obligé de trouver un sens à ce que ne peut atteindre la faiblesse de notre esprit. » (t. 3, p. 2)

Reprenant une pensée du philosophe Joseph de Maistre (1753–1821), Bourgery écrivait encore : « Toute science, a dit de Maistre, commence par un mystère. Pour compléter l'idée de ce grand penseur, il faudrait dire : toute science commence et finit par un mystère, ou plutôt n'est que mystère... La notion qui nous paraît la plus claire n'est qu'une lueur entre deux abîmes... » (t. 3, p. 33)

LA LITHOGRAPHIE ET LES ILLUSTRATIONS DU TRAITE

Toutes les planches du *Traité* furent réalisées et imprimées grâce à la lithographie. Afin de situer la réalisation de ces planches dans leur contexte et d'apprécier leur aspect très particulier, il convient d'attirer l'attention sur quelques points de la technique lithographique. Une analyse correcte de ces illustrations ne peut être dissociée de

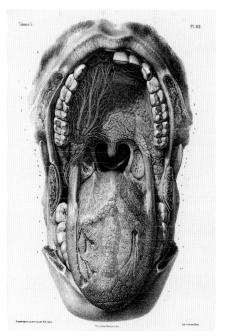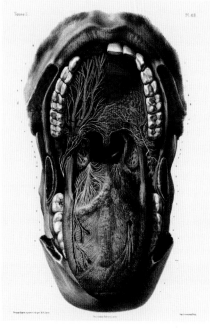

黑白石印和丝网彩印图版对比：《人体解剖学完全图谱》（1844年），
第三卷，图版86，J. M. 布尔热里、N. H. 雅各布　著，N.H.雅各布绘

l'étude de la technique qui impose des contraintes et un style.

Le mot lithographie signifie étymologiquement écriture ou dessin sur pierre. Cette technique inventée par Aloys Senefelder, né à Prague, entre 1796 et 1798, appelée par son auteur *Steindruck* ou *Steindruckerey* ou *chemische Druckerey*, fut d'abord appelée en français gravure chimique ou impression chimique, puis lithographie à partir de 1810. Une définition que Senefelder en donna est : « ...produire sur une pierre convenablement polie une tâche grasse, isolée par un acide et susceptible de retenir seule un encrage gras. » La découverte de la lithographie fut une véritable révolution car, jusqu'alors, le seul moyen de reproduire une image était la gravure en creux, en particulier sur cuivre, ou en relief, essentiellement sur bois, procédés longs, difficiles et coûteux. La facilité d'emploi de la lithographie et son coût réduit expliquèrent la multiplication rapide des lithographes et des imprimeries lithographiques produisant aussi bien des illustrations pour des livres que des partitions de musique, de l'imagerie populaire, ou des travaux de ville du registre des éphémères (papier à en-tête, étiquettes pour l'industrie, publicités).

Un brevet pour introduire cette technique en France fut obtenu par Philippe André en 1802, mais elle ne fut lancée qu'avec la fondation des ateliers de Godefroy Engelmann (1788–1839) à Mulhouse en 1814, puis Paris en 1816, et du comte Charles de Lasteyrie également en 1816 à Paris. L'année 1816 marquait le véritable départ de l'essor de la lithographie en France. Elle allait être la technique privilégiée pour les illustrations de la période romantique.

Le premier ouvrage d'anatomie ayant fait appel à la lithographie pour ses illustrations est celui de Jules Germain Cloquet (1790–1883), *Anatomie de l'homme ou description et figures lithographiées du corps humain*, paru à Paris en 1821 (ill. p. 27). Comme le grand format in-folio rendait cet ouvrage peu maniable et cher, J. G. Cloquet se décida ensuite à réaliser un *Manuel d'anatomie descriptive du corps humain*, de format in-quarto, paru à Paris en 1825–1826, avec 340 planches lithographiées en noir et blanc, et réédité récemment (ill. pp. 29, 35). Au même moment, François Antommarchi (1780–1838), qui avait été le médecin de l'Empereur Napoléon Ier à Sainte-Hélène, publiait sous son nom, d'après les dessins de Paolo Mascagni (1752–1815), l'ouvrage *Planches anatomiques du corps humain* exécutées d'après les dimensions naturelles..., comprenant 80 planches lithographiées, et édité à Paris par C. de Lasteyrie de 1823 à 1826. La lithographie apportait une certaine précision dans le dessin tout en redonnant de la souplesse, permettait de nombreuses nuances de gris, et se caractérisait par une matière, un toucher, et un rendu plus proches de la réalité anatomique que dans les interprétations gravées antérieures, et elle vint avantageusement remplacer les anciens procédés d'illustration anatomique. Un inconvénient pratique toutefois, mais qui lui conféra sans doute un avantage esthétique, était sa contrainte à demeurer hors-texte. Ainsi, en 1830, lorsque Bourgery et Jacob mettaient en route la réalisation de leur traité, la lithographie était une technique à la fois récente mais déjà devenue parfaitement maîtrisée.

Le principe de base de la lithographie, tel qu'il a été mis en évidence par Senefelder, consistait pour l'essentiel, dans le phénomène de répulsion entre l'eau et les corps gras sur la surface d'une dalle de calcaire. Le dessin exécuté au crayon gras, ou le texte par le biais d'une plume et de l'encre grasse sur ce support préalablement grainé ou poli, était ensuite préparé avec un mélange de gomme arabique et d'acide nitrique. Ce traitement chimique ou acidulation modifiait la nature de la graisse contenue dans les marqueurs en la faisant pénétrer et adhérer fortement à la pierre. Par l'action de la gomme arabique, favorisant la rétention de l'eau dans les parties non dessinées à la surface de la pierre, celles-ci demeuraient humides et insensibles aux corps gras comme l'encre d'imprimerie. En revanche, l'encre déposée par le rouleau encreur adhérait sur les parties grasses correspondant très exactement au dessin original, donnant les noirs sur l'épreuve imprimée et restituant l'image sur le papier.

La pierre lithographique était une pierre calcaire présentant une structure très compacte et d'une grande pureté. Elle était débitée en dalles épaisses de 7 à 10 centimètres pour résister aux contraintes de la presse. La nature serrée et régulière de son grain lui conférait les propriétés idéales pour la lithographie. Les pierres les plus utilisées et de meilleure qualité venaient de carrières de Bavière, en particulier de Solnhofen. La pierre n'était jamais utilisée à l'état brut, mais devait subir sur l'une de ses faces une opération d'affinage et de grainage permettant l'adhérence du crayon ou de l'encre sur la surface de la pierre. Cette préparation consistait à frotter deux pierres l'une contre l'autre en y interposant un abrasif mélangé à de l'eau. Le grain de la pierre était à l'origine de la texture caractéristique des illustrations lithographiées. Mais les pierres lithographiques avaient plusieurs inconvénients : elles étaient lourdes, encombrantes, difficiles à manier, cassantes, d'un coût élevé, et, pour les grands formats, ralentissaient la vitesse du tirage.

Les crayons gras utilisés étaient composés de cire, de savon noir, de suif et de noir de fumée permettant d'obtenir une grande diversité de demi-teintes, allant des gris les plus légers aux noirs les plus profonds, et rappelant le grain d'un dessin à la mine de plomb ou à la craie noire.

L'impression des planches était une étape particulièrement importante et délicate. Confiée à un imprimeur spécialisé, elle exigeait un soin attentif. Les presses lithographiques connurent d'importants perfectionnements. La pierre, calée dans la presse, était encrée au rouleau. Le lithographe y déposait, en suivant des repères, une feuille de papier humectée et passait le tout sous la presse dont le chariot devait être déplacé sans arrêt et sans à-coups pour éviter les flous. Une fois le chariot ramené à son point de départ, l'imprimeur soulevait délicatement l'épreuve qui adhérait à la pierre. Le tirage lithographique était alors posé à plat et mis à sécher.

A l'origine, l'artiste avait l'obligation de dessiner à l'envers sur la pierre, mais, dès 1817, A. Senefelder mettait au point le papier-report sur lequel l'artiste dessinait au crayon ou à l'encre lithographique. Ce papier-report ou papier autographique à grain ou papier lithographique était un papier spécialement préparé qui était grainé et enduit d'une légère couche adhésive. Parmi les avantages notables, l'artiste pouvait travailler chez lui sur un support léger et facilement transportable, et pouvait dessiner à l'endroit. Le papier avec le dessin était alors remis à l'imprimeur qui reportait le dessin sur la pierre par humidification du papier et pressions répétées. Ce procédé a l'avantage de supprimer l'inversion : le dessin exécuté à l'endroit est reporté à l'envers sur la pierre, on obtient au tirage une épreuve à l'endroit. Suivant les cas, le dessin était lithographié par l'artiste lui-même ou confié à un lithographe spécialisé.

Mais la lithographie, au débit lent mal adapté à la grande production, était condamnée à n'être qu'une technique de transition. Dès 1860, la lithographie connaissait une crise importante. Elle fut alors rapidement détrônée par la zincographie, où le zinc remplaçait la pierre lithographique et pouvait s'adapter à la rotative (1868), puis apparut, à partir de 1885, la photogravure industrielle. Un des derniers grands ouvrages d'anatomie avec des planches lithographiées est celui de C. L. Bonamy, P. Broca et E. Beau, *Atlas d'anatomie descriptive du corps humain*, paru à Paris en 1866 (ill. p. 39).

LA MISE EN COULEURS DES PLANCHES

En 1831, lors de la publication du premier volume de planches du traité de Bourgery et Jacob, seule une impression en noir était possible en lithographie. La plupart des exemplaires du *Traité* avaient ainsi des planches imprimées uniquement en noir et blanc. Mais, si l'impression en noir suffisait à restituer les os du squelette, en revanche, elle donnait une image imparfaite d'une région disséquée que la couleur permettait de délimiter et préciser (ill. p. 42-44). La mise en couleur ou coloriage des planches pouvait alors être faite soit librement à l'aide d'un pinceau soit à l'aide de pochoirs.

Pour les planches de la première édition du traité de Bourgery et Jacob, la mise en couleur fut réalisée à la main en utilisant la technique du coloriage au pochoir ou coloriage au patron. Cette technique permettait de poser facilement des couleurs semblables en des endroits semblables sur de multiples exemplaires d'une même planche. Les différentes zones de couleurs de l'original étaient tout d'abord isolées, puis reportées pour chacune d'entre elles par calque et décalque sur une feuille de métal, de bristol, ou de tissu rigide. En principe, une feuille par teinte était réalisée. La partie correspondante à la couleur était ensuite évidée et l'on obtenait ainsi une découpe ; le travail de la découpe était extrêmement délicat, si l'on voulait obtenir des contours fidèles et nets et si les contours étaient complexes. Les couleurs étaient ensuite appliquées les unes après les autres avec une brosse spéciale à poils raides, appelée pompon, ou avec une éponge. Les teintes appliquées étaient, en général, légères et de type aqueux ou aquarelle, mais des couleurs opaques et gouachées pouvaient parfois être utilisées. Il fallait éviter les bavures et attendre qu'une couleur soit sèche pour passer la suivante. Le passage de couleurs différentes était réalisé en juxtaposition et parfois en superposition ; parfois aussi, les couleurs étaient appliquées sur des fonds humides afin d'obtenir des fondus. Certains détails pouvaient être rehaussés à la gouache. Les couleurs pouvaient être multipliées à volonté avec un pompon par couleur ; aidés par des coloristes habiles, certains ateliers possédaient plusieurs centaines de pompons afin de pouvoir assurer toutes les nuances. On arrivait souvent à obtenir des prix de revient assez bas avec de bons praticiens et des couleurs simples. Bien que manuel, le pochoir était un travail relativement rapide pour une technique d'estampe, et on estimait qu'un praticien bien entraîné pouvait colorier environ 500 feuilles de petit format à l'heure. Cette technique de coloriage au pochoir a été très utilisée au dix-neuvième siècle pour la mise en couleur de gravures isolées ou d'illustrations de livres ou de revues.

Le brevet pour la lithographie en couleur fut déposé par G. Engelmann en 1837. Le brevet de G. Engelmann reposait sur trois points essentiels : utilisation d'un nombre réduit de couleurs faisant appel au principe de la trichromie (rouge, jaune, bleu), avec l'impression séparée de trois couleurs ou quatre avec le noir nécessitant donc la réalisation d'autant de pierres lithographiques, mise au point et utilisation systématique d'un cadre de repérer, impression à sec sur papier laminé par glaçage. Mais la lithographie en couleur restait encore une technique difficile et d'un maniement lourd pour la réalisation d'un livre, et ce n'est qu'avec la deuxième édition du traité de Bourgery et Jacob que les planches pouvaient être imprimées en couleurs grâce à la chromolithographie.

L'EDITION DU « TRAITE »

La réalisation d'un ouvrage comme le *Traité* constitua une gigantesque aventure éditoriale. L'éditeur eut en effet aussi un rôle déterminant dans un tel projet, et Bourgery soulignait : « Notre éditeur, mon collaborateur, M. Jacob, et moi, nous n'y avons épargné ni le temps, ni les sacrifices, sans nous inquiéter des obstacles et des lenteurs toujours inévitables quand on veut bien faire. » (t. 5, p. 7)

L'éditeur de l'ensemble de la première édition du traité fut C. A. Delaunay, *Librairie Anatomique*, 13 rue de l'Ecole de Médecine à Paris. Les raisons du choix de cet éditeur restent obscures. Il peut paraître étonnant que l'édition n'en ait pas été réalisée par le grand éditeur parisien Jean Baptiste Baillière (1797–1885), qui avait déjà assuré auparavant celle du *Traité de petite chirurgie* de Bourgery, paru en 1829, et qui assura sa réédition en 1835, ainsi que l'édition de l'*Anatomie élémentaire* en 20 planches de Bourgery et Jacob publiée en 1834–1835.

La parution des volumes d'iconographie ou atlas fut réalisée progressivement sous forme de livraisons, c'est-à-dire de parties délivrées périodiquement aux souscripteurs, au fur et à mesure de l'impression. Chaque livraison était composée de 8 planches et de 8 feuilles de texte descriptif et de légendes, de format in-folio. De 1831 à 1844, furent ainsi réalisées 70 livraisons. Cette publication sous formes de livraisons volantes, reliées seulement en un second temps, explique que la plupart des exemplaires conservés soient hétéroclites dans leur composition, réunissant des fascicules portant des dates variées ; plusieurs réimpressions furent en effet réalisées, en particulier de 1850 à 1854.

Les imprimeurs étaient aussi lourdement mis à contribution. Pour les volumes de texte, il s'agissait, suivant les tomes et les années, de Paul Renouard puis W. Remquet et Cie, au 5 rue Garancière à Paris, et de l'Imprimerie de Jules Didot l'Aîné au 4 boulevard d'Enfer (devenu Denfert-Rochereau), également à Paris.

Pour les planches lithographiées, l'impression fut assurée par Bénard, puis Lemercier Bénard et Cie, et enfin Lemercier à Paris ; leur nom est mentionné au bas de chaque planche ; l'imprimerie de Rose Joseph Lemercier (1803–1887), ancien ouvrier de l'atelier de Senefelder-Knecht, installée rue de Seine, était le haut lieu de la lithographie parisienne avec une centaine de presses en 1838.

Le prix d'un exemplaire en noir et blanc était de 800 francs, somme déjà considérable, alors qu'il était du double, soit 1 600 francs pour un exemplaire en couleur, ce qui explique leur plus grande rareté déjà à l'époque. Ce prix élevé paraît avoir été un frein à la diffusion de l'ouvrage, la notice concernant Bourgery parue en 1853 dans la *Nouvelle biographie universelle* mentionne au sujet de son traité qu'il s'agit d'un « ouvrage d'une exécution remarquable, et qui, s'il n'était pas si cher, se trouverait entre les mains de tous les élèves de médecine. »

Une édition anglaise partielle, traduite par Robert Willis, *The whole anatomy of the human body, with its various practical applications, including a system of operative surgery, by J. M. Bourgery, …illustrated by lithographic plates drawn from nature by N. H. Jacob*, fut assurée 1833–1837 par C. A. Delaunay.

La seconde édition du traité de Bourgery et Jacob fut réalisée de 1866 à 1871 par l'éditeur L. Guérin. Le retirage des planches fut effectué avec les pierres matrices originales qui étaient alors conservées de manière systématique.

L'ORGANISATION GENERALE DU TRAITE

Le traité se compose d'un frontispice, de volumes de textes, et d'atlas dont l'organisation générale est évoquée ici.

Frontispice

Suivant la tradition classique, l'ouvrage s'ouvre par un frontispice, page composée d'une planche illustrant ou symbolisant le thème de l'ouvrage (ill. p. 2). Le haut de la planche mentionne en lettres capitales : Frontispice du traité général de l'anatomie de l'homme par MM. Bourgery et Jacob. Au bas de la planche figure la mention : Composé et dessiné par N. H. Jacob.

Sur la gauche, un homme adulte nu, athlétique, aux cheveux bouclés noirs, portant une barbe noire,

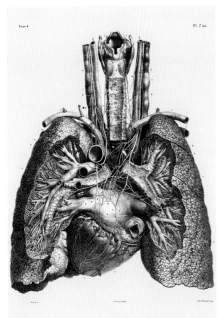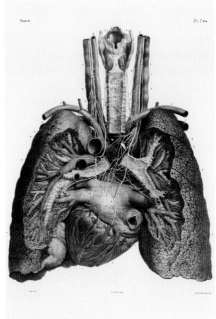

黑白石印和丝网彩印图版对比：《人体解剖学完全图谱》（1835—1836年），
第四卷，图版7，J. M. 布尔热里、N. H. 雅各布　著，罗热绘

la main droite sur la hanche, et tenant de l'autre la main de la femme à ses côtés ; un drap cache sa région pubienne. Sur la droite, une jeune femme, complètement dénudée, à la longue chevelure, tient un enfant dans son bras droit. A leurs pieds est assis un vieillard méditatif, également nu, chauve en partie et à la longue barbe blanche. A l'arrière-plan, une sculpture représentant un écorché est posée sur un socle, et en dessous apparaît un fœtus anatomisé.

Cette allégorie des passages de la vie humaine est un ouvrage académique et montre l'affinité de J. L. David dont N. H. Jacob avait été l'élève. Le thème n'est pas non plus sans rappeler une des toutes premières œuvres de Jacob, exposée au Salon de 1802, *Les trois principaux passages de la vie humaine*.

Volumes de texte et Atlas

Pour chacun des huit tomes du traité a paru un volume spécifique de texte, rédigé de manière encyclopédique et indépendamment de l'iconographie à laquelle il n'est jamais fait de renvoi. Les huit volumes de texte représentent un total de 2 108 pages. Pour chacun des huit tomes du traité a paru un atlas ou volume spécifique consacré à l'iconographie et regroupant les planches. Avant chaque planche est placée une feuille de texte descriptif et de légendes. Les huit volumes d'atlas totalisent 725 planches.

La page de titre de chaque volume d'atlas est lithographiée. Sur une colonne à gauche figure la liste de 30 auteurs fondamentaux en anatomie dont le choix est révélateur : Aristote, Hérophile, Mondini, Vésale, Fallope, Eustache, Servet, Varole, Casserius, Harvey, Aselli, Rudbeck, T. Bartholin, Malpighi, Willis, Ruysch, Leuwenhoeck, Duverney, Albinus, Winslow, Haller, Meckel, Buffon, Walter, W. Hunter, Mascagni, Caldani, Bichat, Soemmering, Gall. De manière symétrique figure, à droite, la liste de 30 médecins et chirurgiens illustres :

Empédocle, Hippocrate, Aretée, Galien, Avicenne, Albucasis, Guy de Chauliac, Fernel, A. Paré, Franco, Fabrice de Hilden, Severin, Sydenham, J. L. Petit, Stahl, Boerhaave, Hoffmann, Cheselden, Sauvage, A. Louis, Senac, Morgagni, Cullen, Brown, Desault, Sabatier, Jenner, Pinel, Corvisart, Laennec.

NOTES SUR LA PRESENTE EDITION DES PLANCHES

Le présent ouvrage contient la reproduction de la totalité des 725 planches lithographiées, dans leur version en couleurs, du *Traité complet de l'anatomie de l'homme comprenant la médecine opératoire par le Docteur J. M. Bourgery avec planches lithographiées d'après nature par N. H. Jacob*. Les 467 planches d'anatomie descriptive, d'une valeur artistique exceptionnelle gardent également une valeur scientifique de premier plan ; en effet, contrairement au texte descriptif qui a perdu une grande partie de sa force et de son intérêt pour le lecteur actuel, l'iconographie, basée sur des dissections originales, est restée, quant à elle, très moderne ; résultat de la rigueur de l'observation et de la précision de la représentation, ces illustrations anatomiques transmettent encore aujourd'hui de nombreuses et riches informations scientifiques : la réalité morphologique ne se démode pas. Les planches de médecine opératoire, à l'esthétique également superbe, présentent un grand intérêt pour l'histoire de la médecine et de la chirurgie ; les planches d'instruments chirurgicaux constituent une documentation remarquable toujours utile.

Pour la présente édition, un titre latin a été donné à chacune des planches. Ces titres donnés n'existaient pas dans l'édition originale, rédigée entièrement en français.

Aucun texte d'origine n'a été conservé, ou reproduit, pour les descriptions des planches et les légendes des figures. Les titres français répondent aux exigences actuelles du langage et du vocabulaire scientifique et médical. En particulier, pour toutes les structures anatomiques, il était nécessaire d'utiliser la nomenclature anatomique internationale francisée, directement inspirée de la nomenclature latine internationale des *Nomina anatomica* faisant référence actuellement. De même, pour les noms d'espèces zoologiques citées pour l'anatomie comparée, une nomenclature française actuelle, essentiellement issue de celle validée par l'*International Commission on Zoological Nomenclature*, a été systématiquement utilisée. Pour les planches de médecine opératoire, la modernisation des titres a été plus difficile, puisque la plupart des opérations décrites n'existent plus et sont tombées dans l'oubli ; leurs dénominations mêmes ne figurent plus dans les dictionnaires actuels.

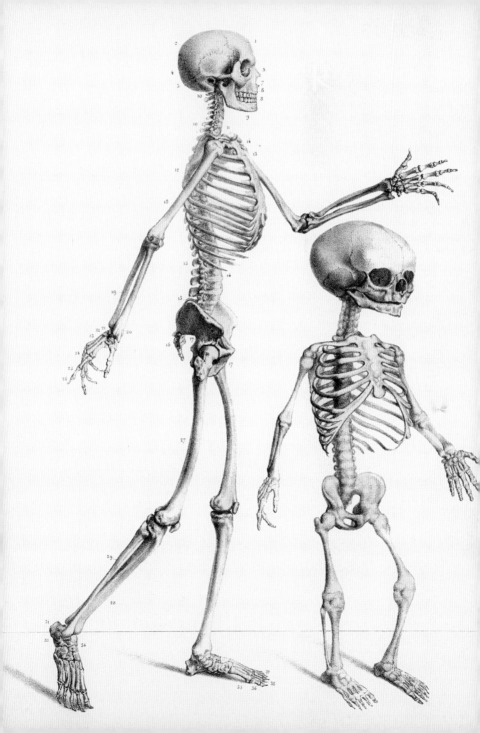

第 一 章

✠

骨学与关节学：
骨、关节和韧带

OSTEOLOGIA ET SYNDESMOLOGIA:
OSSA, ARTICULATIONES, ET LIGAMENTA

OSTEOLOGY AND SYNDESMOLOGY:
BONES, JOINTS, AND LIGAMENTS

OSTEOLOGIE ET SYNDESMOLOGIE:
OS, ARTICULATIONS ET LIGAMENTS

左页
全身骨骼

Left page / Ci-contre.
Skeleton / Squelette

CONFIGURATIO ET PROPORTIONES
PARTIUM CORPORIS HUMANIS

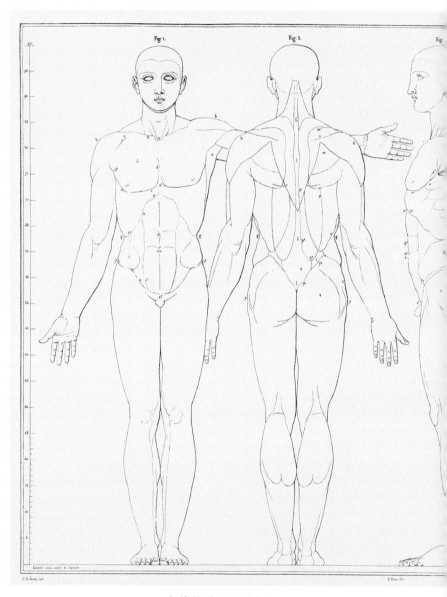

人体的分区及比例
Configuration and proportions of the parts of the human body
Configuration et proportions des parties du corps humain

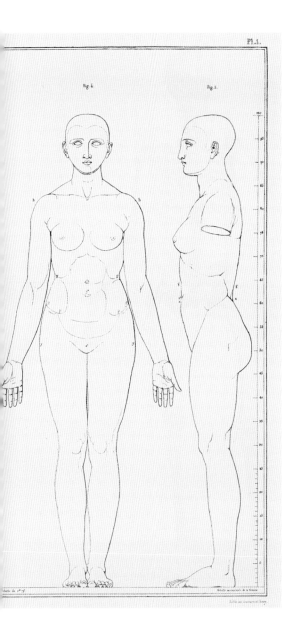

Pl. 3.

Fig. 4   Fig. 5

69

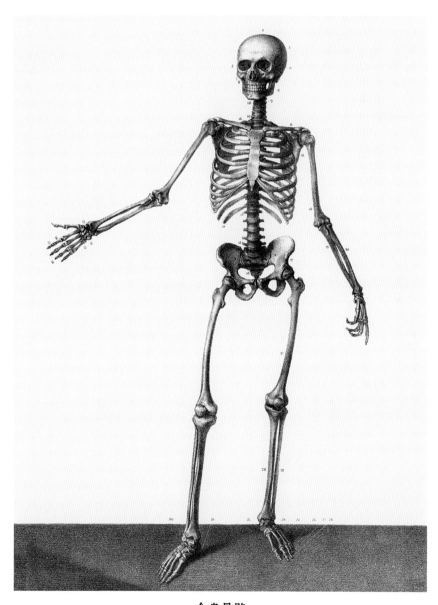

全身骨骼
Skeleton / Squelette

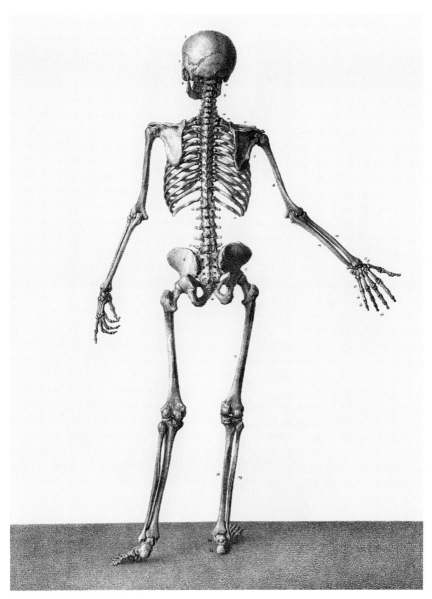

全身骨骼
Skeleton / Squelette

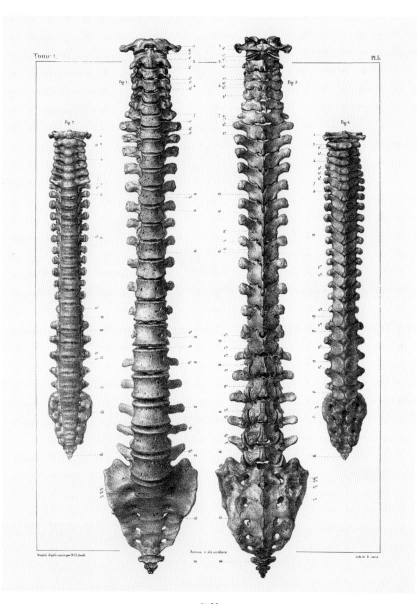

脊柱
Vertebral column / Colonne vertébrale

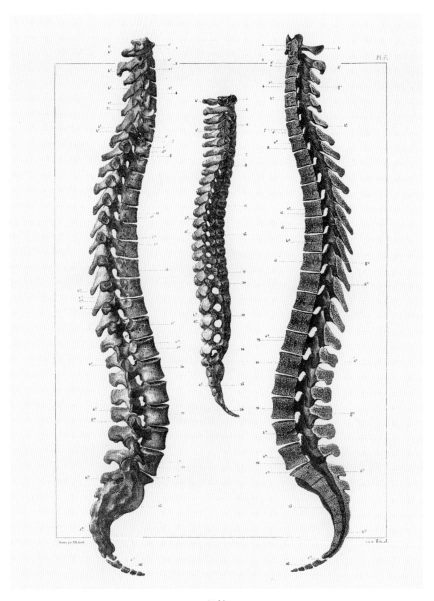

脊柱
Vertebral column / Colonne vertébrale

VERTEBRAE CERVICALES

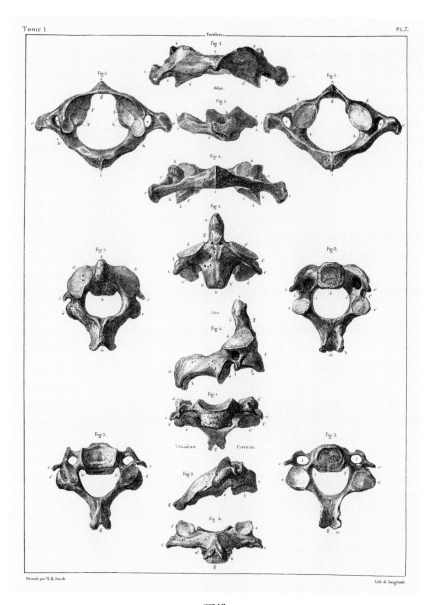

颈椎

Cervical vertebrae / Vertèbres cervicales

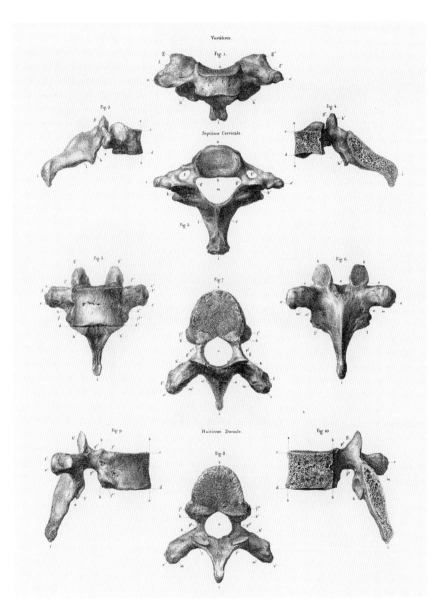

颈椎和胸椎
Cervical and thoracic vertebrae / Vertèbres cervicale et thoracique

VERTEBRA LUMBALIS

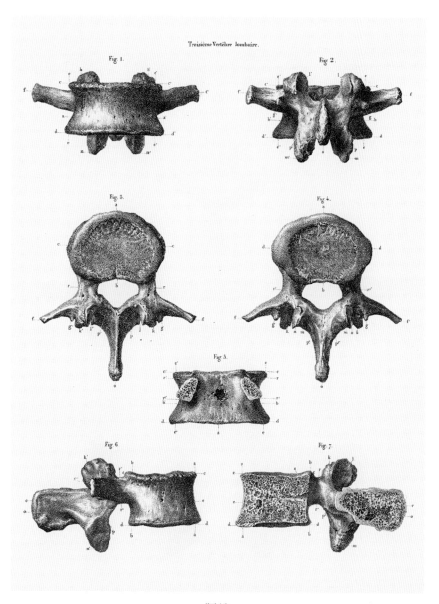

腰椎
Lumbar vertebra / Vertèbre lombaire

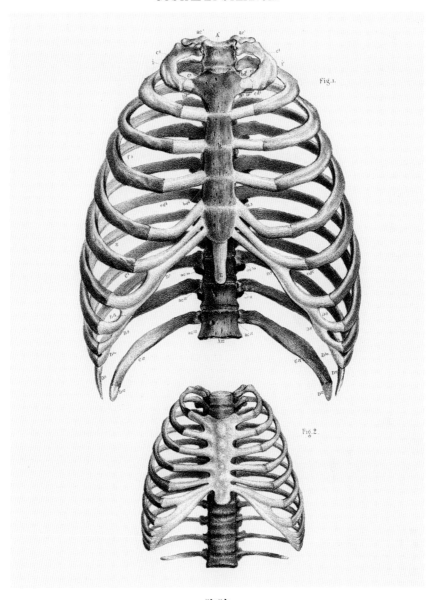

胸腔
Thorax – thoracic cavity / Thorax – Cage thoracique

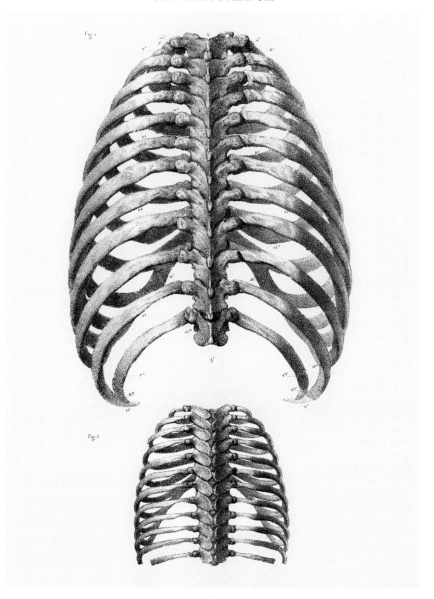

胸腔
Thorax – thoracic cavity / Thorax – Cage thoracique

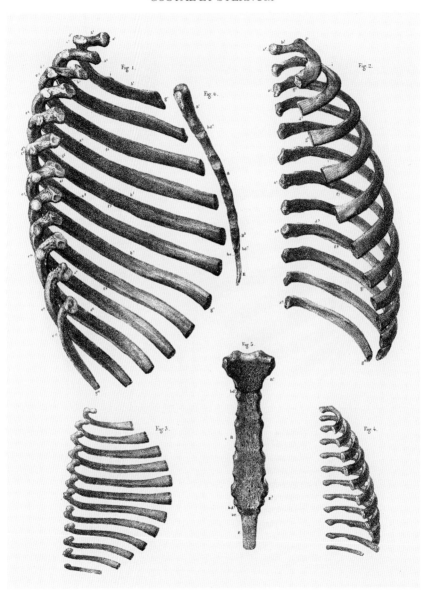

肋骨和胸骨
Ribs and sternum / Côtes et sternum

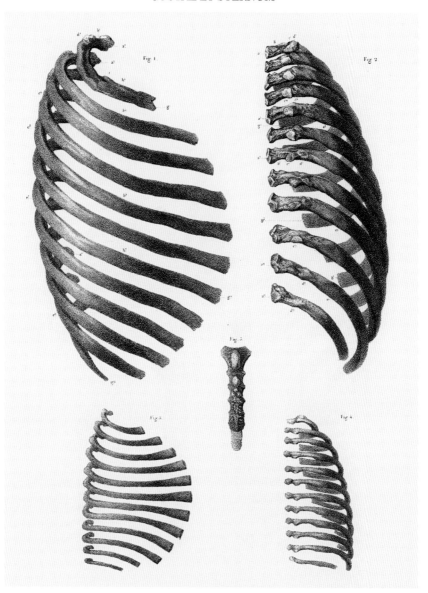

肋骨和胸骨
Ribs and sternum / Côtes et sternum

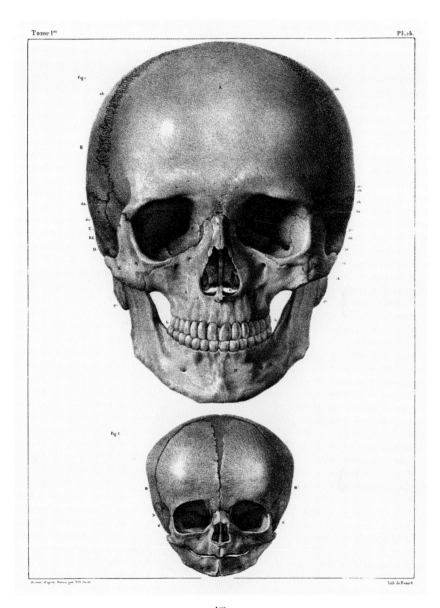

颅
Skull / Crâne

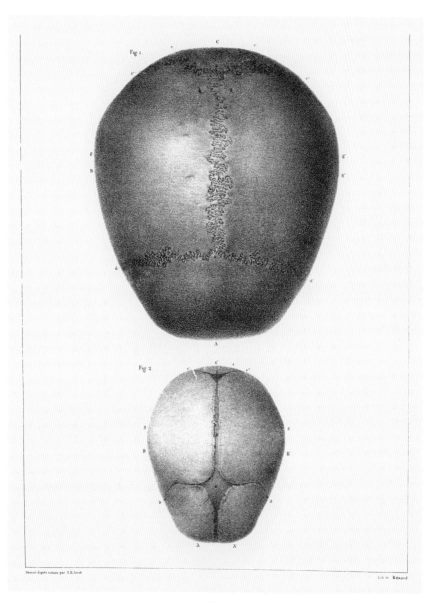

颅
Skull / Crâne

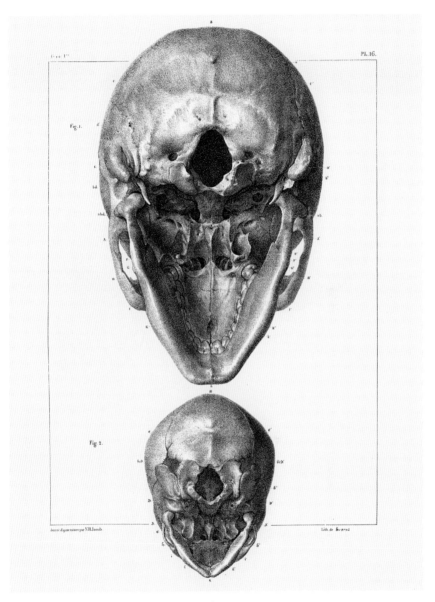

颅
Skull / Crâne

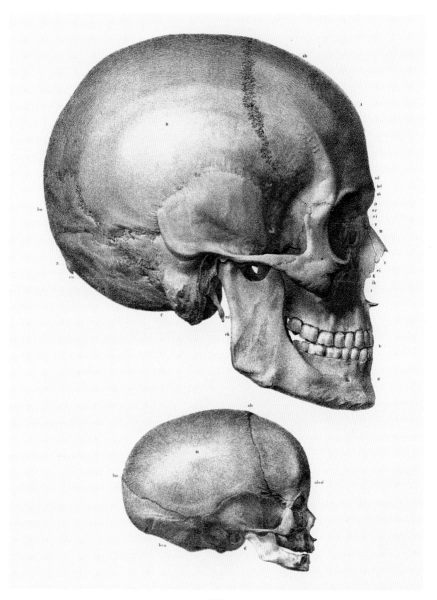

颅
Skull / Crâne

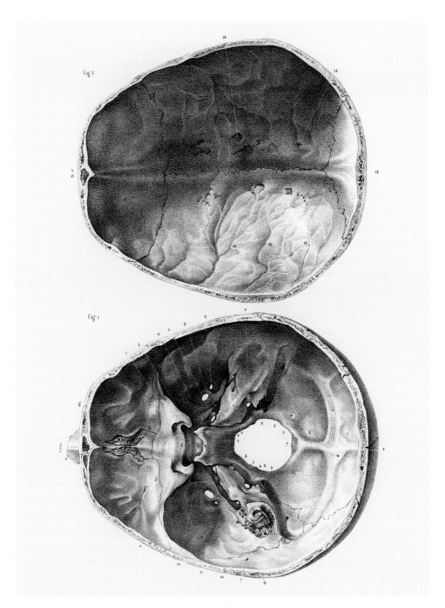

颅腔
Skull cavity / Cavité crânienne

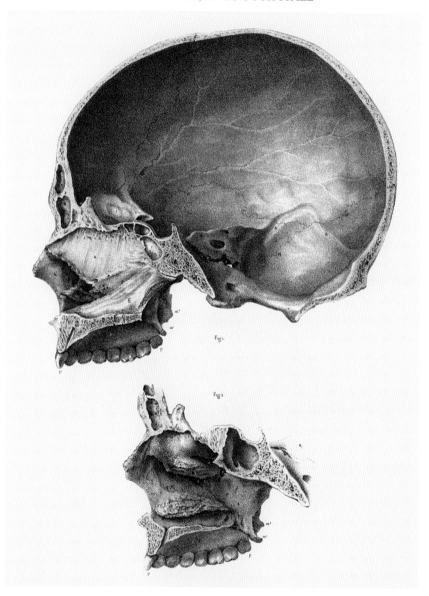

颌骨与面部骨骼
Bones of the skull and of the face / Os du crâne et de la face

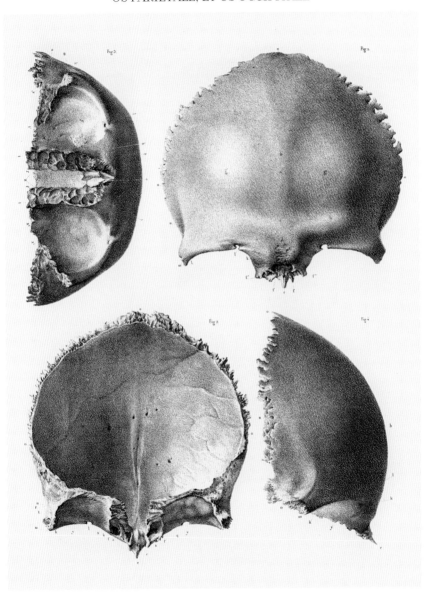

颅骨：额骨
Skull bones: Frontal bone / Os du crâne : Os frontal

OSSA CRANII ET FACIEI: OS FRONTALE,
OS PARIETALE, ET OS OCCIPITALE

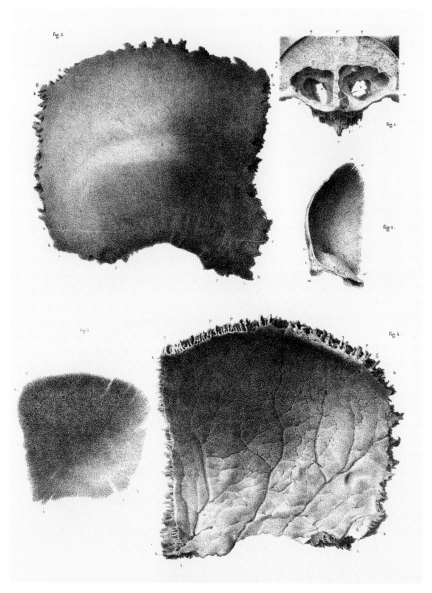

颅骨：额骨和顶骨
Skull bones: Frontal and parietal bone / Os du crâne : Os frontal et os pariétal

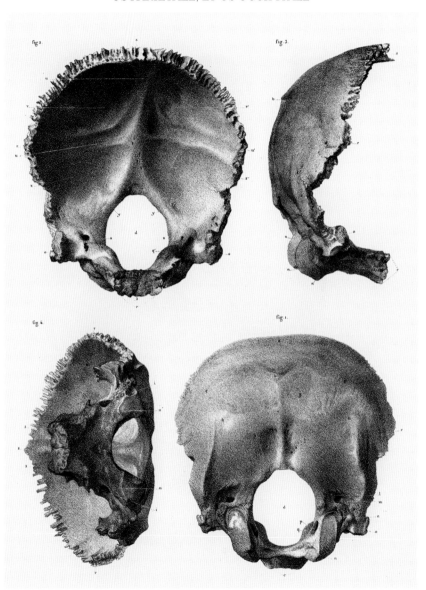

颅骨：枕骨
Skull bones: Occipital bone / Os du crâne : Os occipital

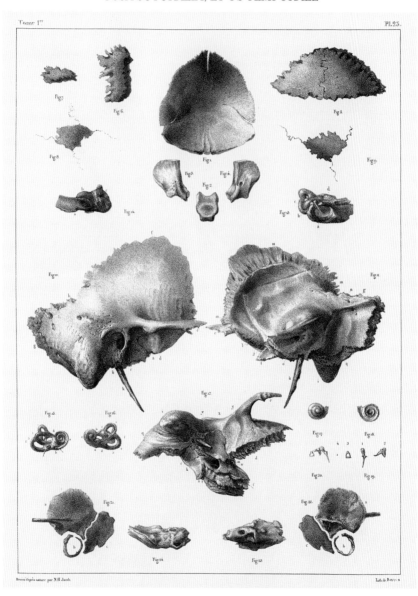

颅骨：枕骨、缝间骨和颞骨
Skull bones: Occipital bone, sutural bones, and temporal bone
Os du crâne : Os occipital, os suturaux et os temporal

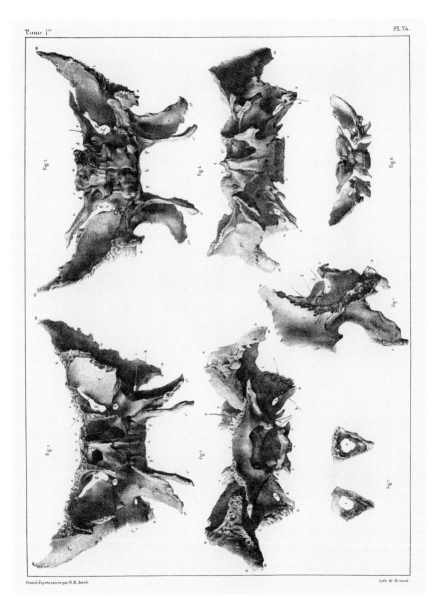

蝶骨
Skull bones: Sphenoid bone / Os du crâne : Os sphénoïde

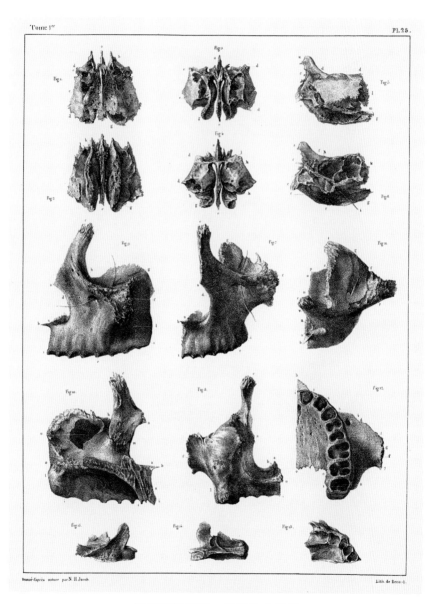

颅骨面部骨骼：筛骨和上颌骨

Bones of the skull and of the face: Ethmoid bone and maxillary bone

Os du crâne et de la face : Os ethmoïde et os maxillaire

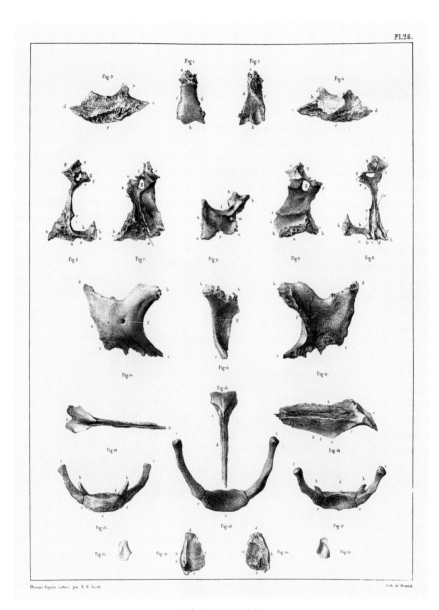

面部骨骼与舌骨
Bones of the face and hyoid bone / Os de la face et os hyoïde

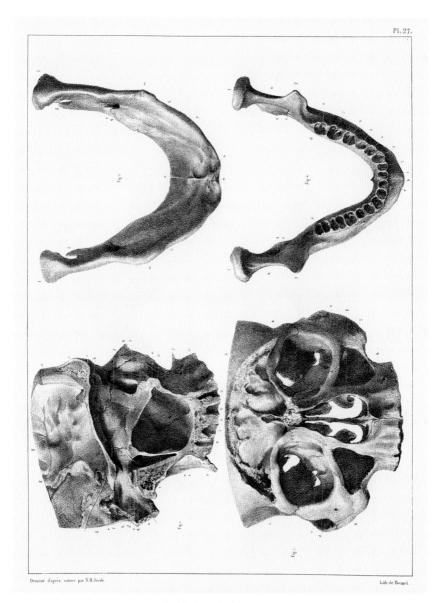

Pl. 27.

Dessiné d'après nature par N.H.Jacob.

Lith. de Bénard.

面部骨胳与鼻窦、下颌骨
Bones of the face and paranasal sinuses. Mandible
Os de la face et sinus paranasaux. Mandibule

MANDIBULA ET DENTES

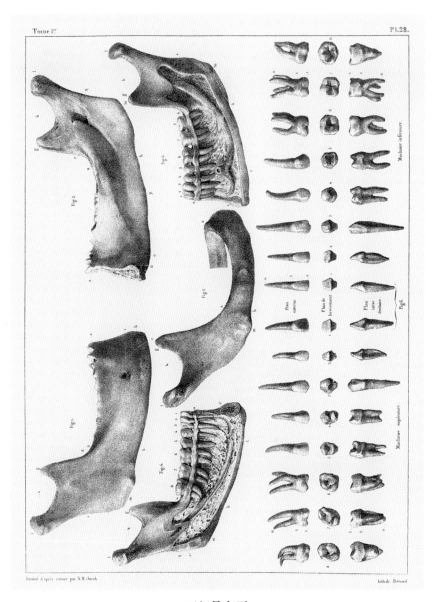

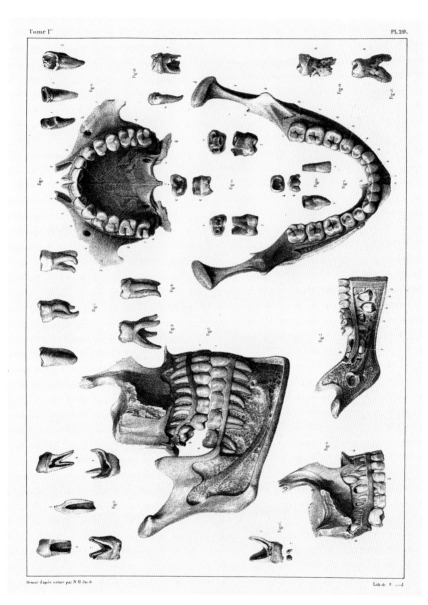

牙弓和牙
Dental arcades and teeth / Arcades dentaires et dents

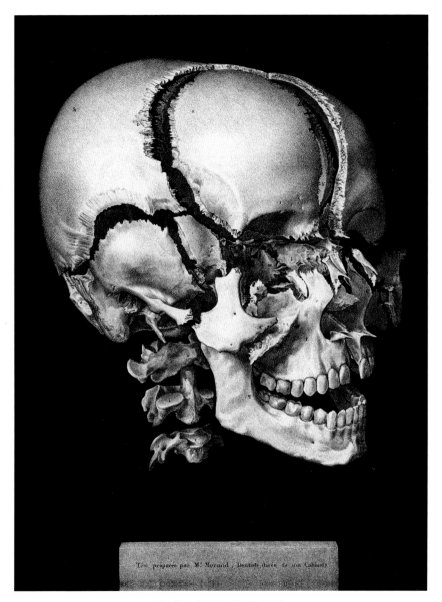

分离的颅骨与面部骨骼
Bones of the skull and of the face, separated / Os du crâne et de la face séparés

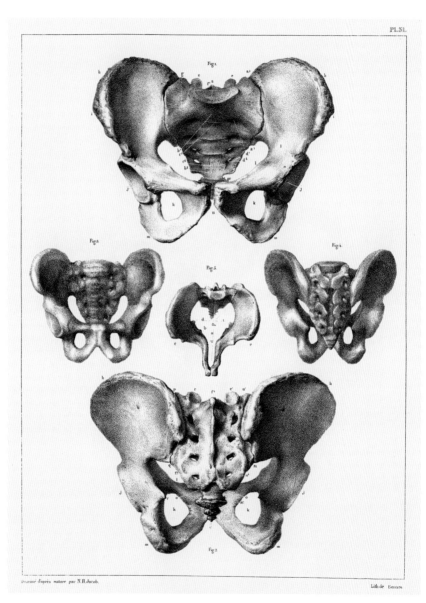

下肢带骨、骨盆
Girdle of the lower limb. Bony pelvis
Ceinture du membre inférieur. Bassin osseux ou pelvis

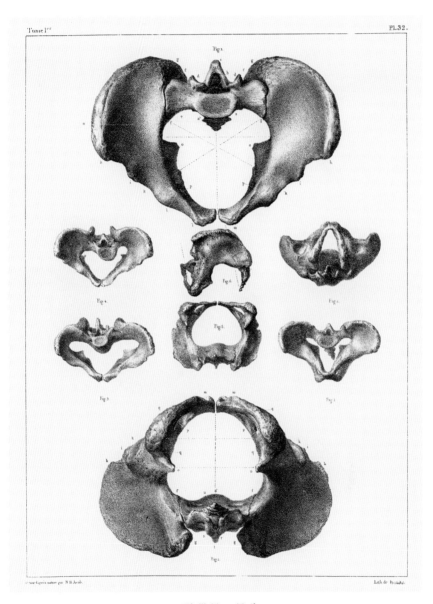

下肢带骨、骨盆
Girdle of the lower limb. Bony pelvis
Ceinture du membre inférieur. Bassin osseux ou pelvis

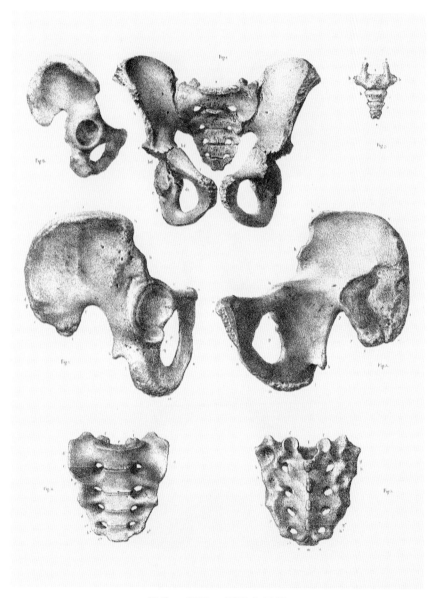

骨盆：髋骨、骶骨和尾骨
Pelvic bones: Hip bone, sacrum, and coccyx
Os du bassin : Os coxal, sacrum et coccyx

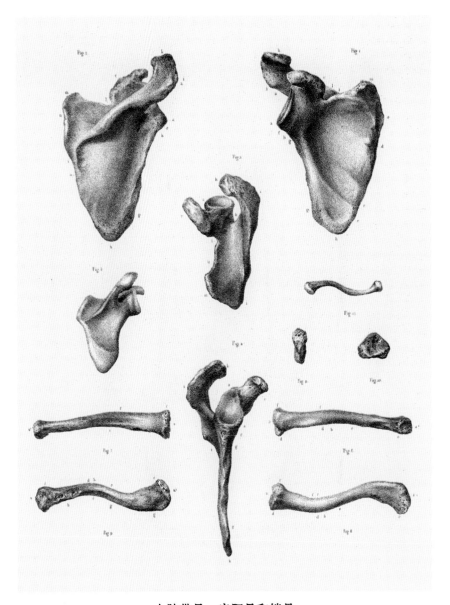

上肢带骨：肩胛骨和锁骨
Girdle of the upper limb: Scapula and collarbone
Ceinture du membre supérieur : Scapula et clavicule

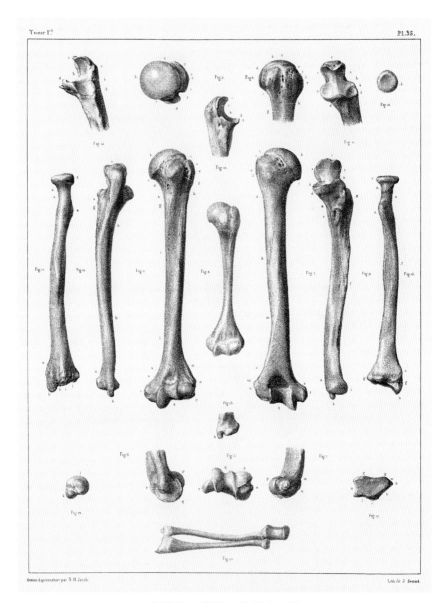

上肢骨：肱骨、桡骨和尺骨
Bones of the upper limb: Humerus, radius, and ulna
Os du membre supérieur : Humérus, radius et ulna

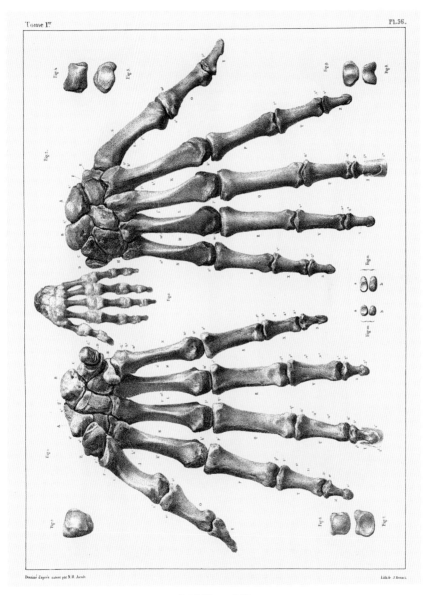

上肢骨：手骨
Bones of the upper limb: Bones of the hand
Os du membre supérieur : Squelette de la main

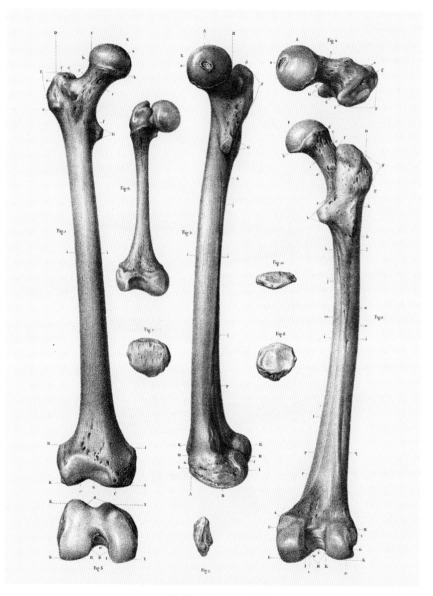

下肢骨：股骨和髌骨

Bones of the lower limb: Femur and patella / Os du membre inférieur : Fémur et patella

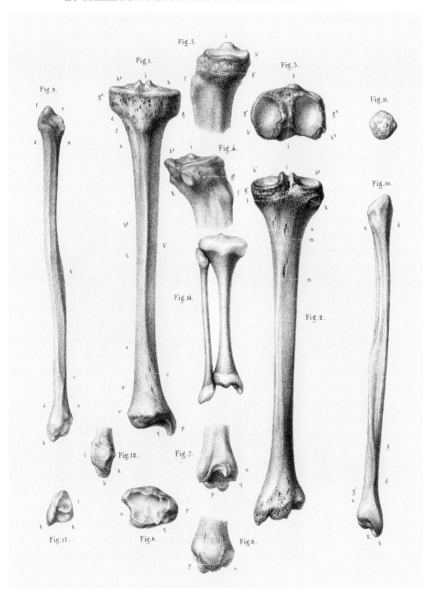

下肢骨：胫骨和腓骨

Bones of the lower limb: Tibia and fibula / Os du membre inférieur : Tibia et fibula

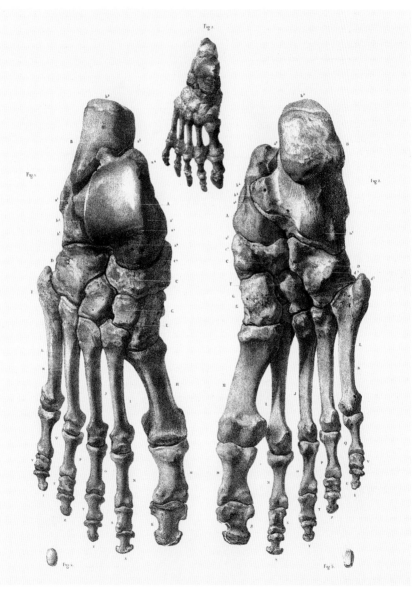

下肢骨：足骨
Bones of the lower limb: Bones of the foot / Os du membre inférieur : Squelette du pied

OSSA MEMBRI INFERIORIS: FEMUR ET PATELLA, TIBIA ET FIBULA, ET SKELETON PEDIS. STRUCTURA INTERNA OSSIUM

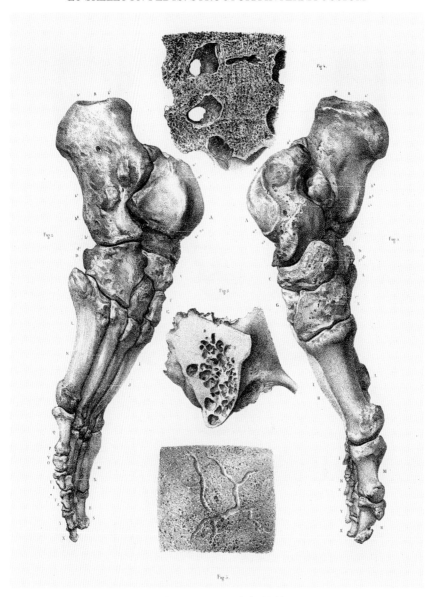

下肢骨：足骨—内部结构
Bones of the lower limb: Bones of the foot – inner structure of the bones
Os du membre inférieur : Squelette du pied – Structure interne des os

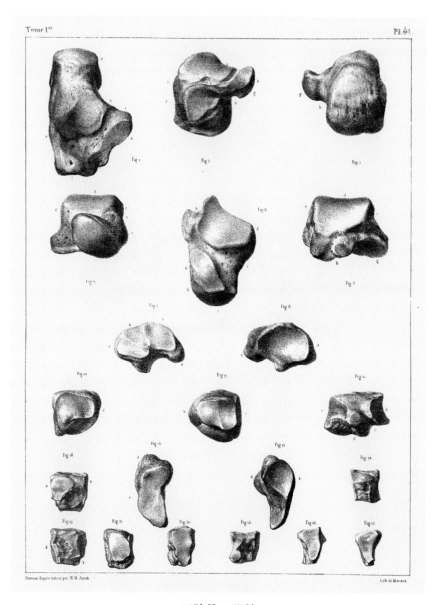

下肢骨：跗骨
Bones of the lower limb: Tarsal bone / Os du membre inférieur : Os du tarse

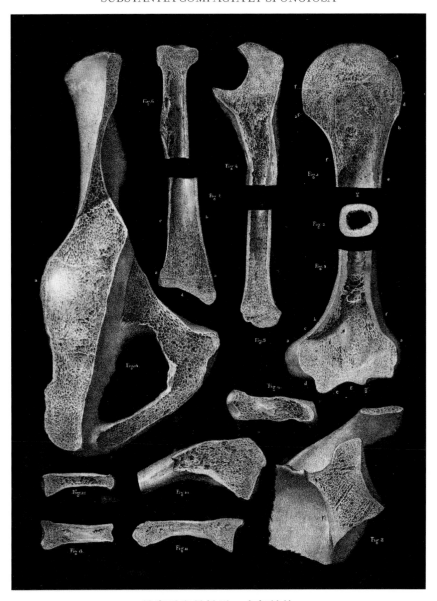

骨密质和骨松质—内部结构
Inner structure of the bones – compact bone and spongy bone
Structure interne des os – Os compact et os spongieux

STRUCTURA INTERNA OSSIUM –
SUBSTANTIA COMPACTA ET SPONGIOSA

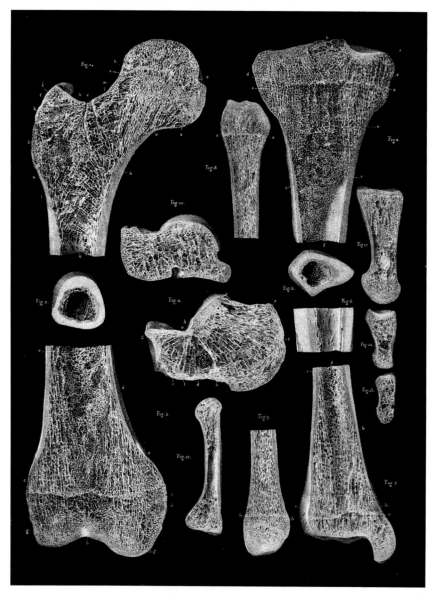

骨密质和骨松质—内部结构
Inner structure of the bones – compact bone and spongy bone
Structure interne des os – Os compact et os spongieux

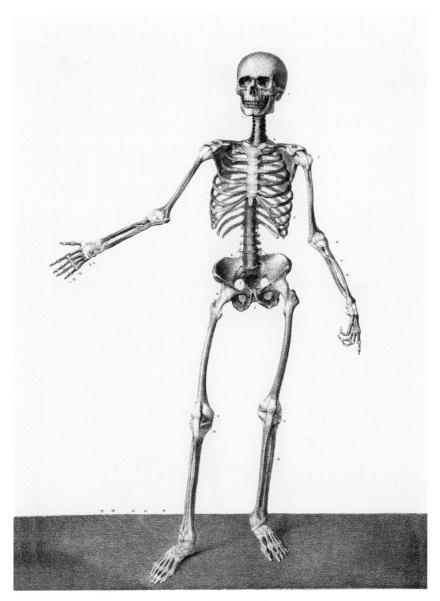

骨骼、关节和韧带
Skeleton, joints, and ligaments / Squelette, articulations et ligaments

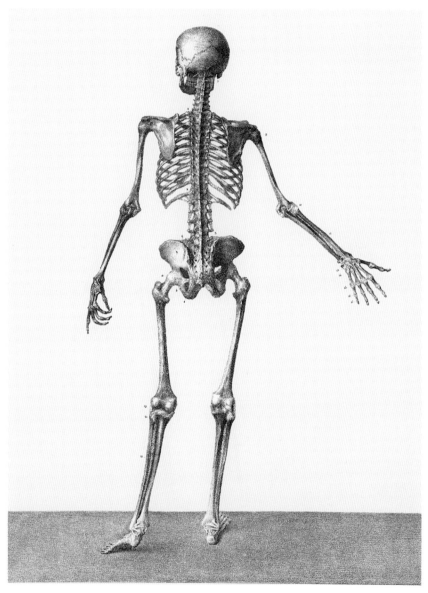

骨骼、关节和韧带
Skeleton, joints, and ligaments / Squelette, articulations et ligaments

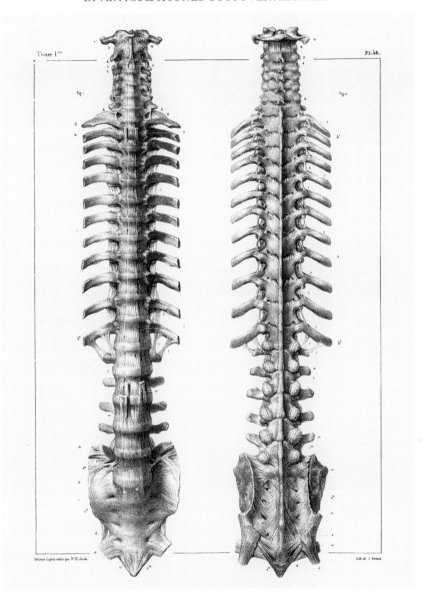

脊柱连结和肋椎关节
Joints of the vertebral column and costovertebral joints
Articulations de la colonne vertébrale et articulations costo-vertébrales

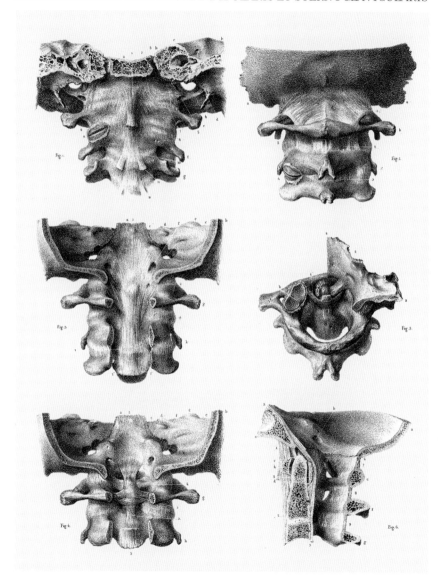

寰枕关节和寰枢关节、颅椎关节

Atlanto-occipital and atlanto-axial joints. Cranovertebral joint

Articulations atlanto-occipitale et atlanto-axoïdiennes. Charnière cranio-vertébrale

ARTICULATIONES ATLANTOOCCIPITALIS ET ATLANTO AXIALIS.
ARTICULATIONES COLUMNAE VERTEBRALIS ET THORACIS.
ARTICULATIONES TEMPOROMANDIBULARIS ET STERNOCLAVICULARIS

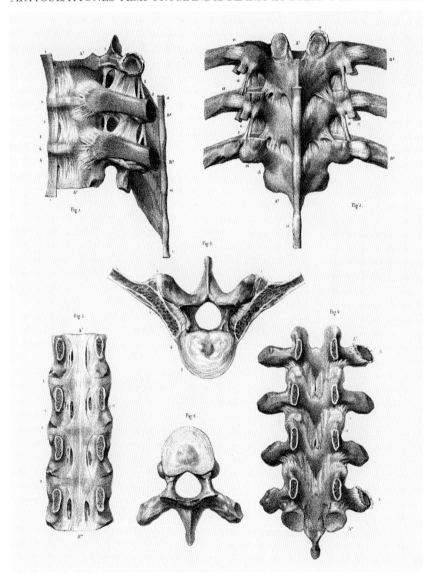

胸椎间连结和肋椎关节
Joints of the thoracic vertebral column and costovertebral joints
Articulations de la colonne vertébrale thoracique et articulations costo-vertébrales

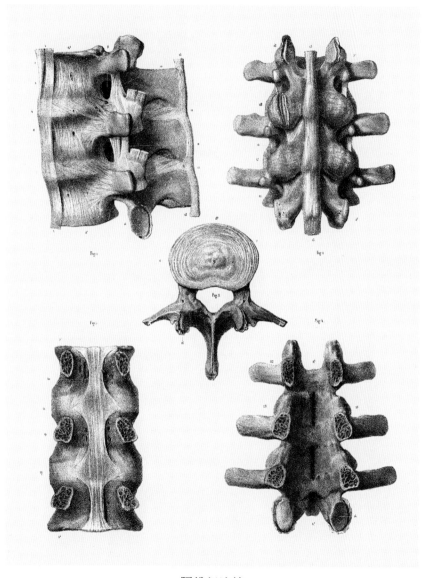

腰椎间连结
Joints of the lumbar vertebral column
Articulations de la colonne vertébrale lombaire

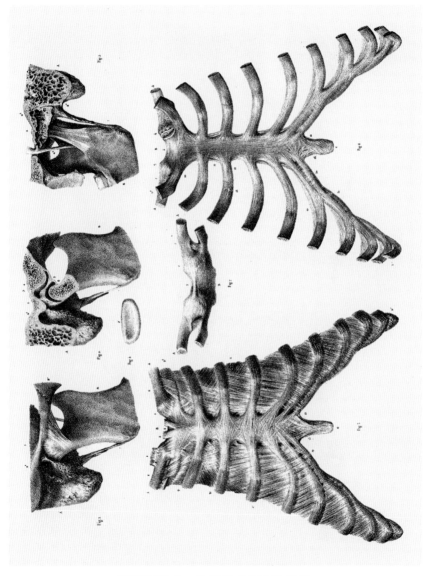

颞下颌关节、胸锁关节和胸肋关节
Temporomandibular, sternoclavicular, and sternocostal joints
Articulations temporo-mandibulaire, sterno-claviculaire et sterno-costales

ARTICULATIONES CINGULI MEMBRI INFERIORIS
ET ARTICULATIO COXAE

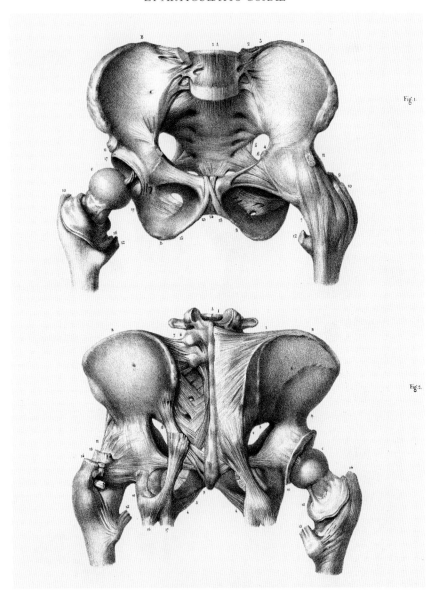

Fig 1.

Fig 2.

骨盆连结和髋关节
Pelvic joints and hip joint
Articulations du bassin et articulation de la hanche (coxo-fémorale)

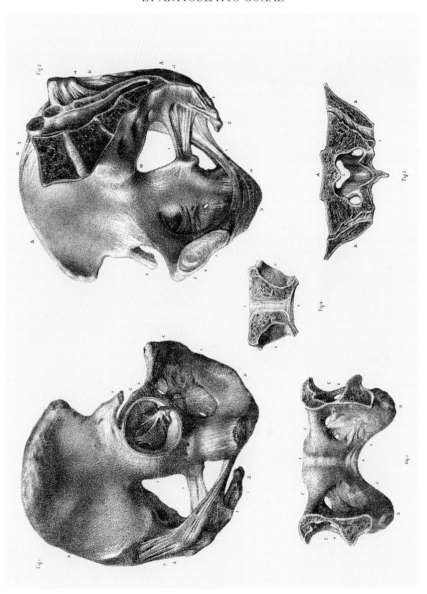

骨盆连结和髋关节
Pelvic joints and hip joint
Articulations du bassin et articulation de la hanche (coxo-fémorale)

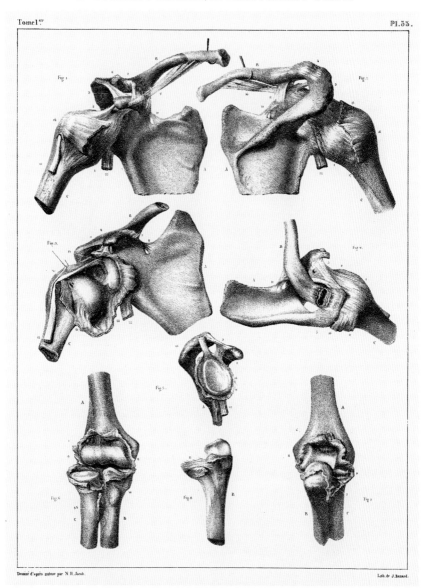

肩带连结、肩关节（盂肱关节）和肘关节

Joints of the shoulder girdle, shoulder joint (Glenohumeral joint), and elbow joint / Articulations
de la ceinture scapulaire, articulation de l'épaule (scapulo-humérale) et articulation du coude

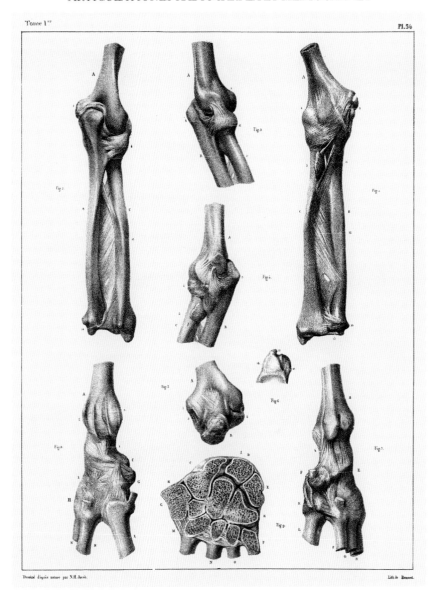

肘关节、桡尺关节和腕关节（桡腕关节和腕中关节）

Elbow joint, radioulnar joints, and wrist joints (radiocarpal and mediocarpal joints) / Articulation du coude, articulations radio-ulnaires et articulations du poignet (radio-carpienne et médio-carpienne)

ARTICULATIONES MANUS
ET DIGITORUM MANUS

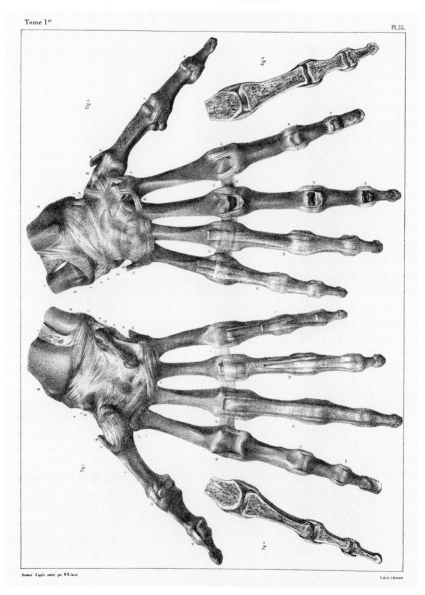

手关节和指关节
Joints of the hand and fingers / Articulations de la main et des doigts

ARTICULATIO GENUS. ARTICULATIONES TIBIOFIBULARES, TALOCRURALIS, SUBTALARIS, ET TALOCALCANEA. ARTICULATIONES PEDIS ET DIGITORUM PEDIS

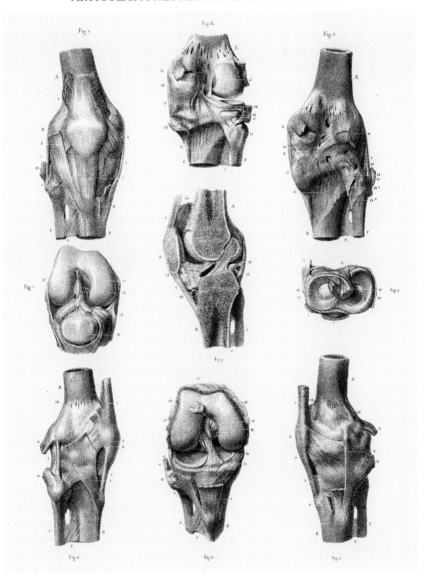

膝关节
Knee joint / Articulation du genou

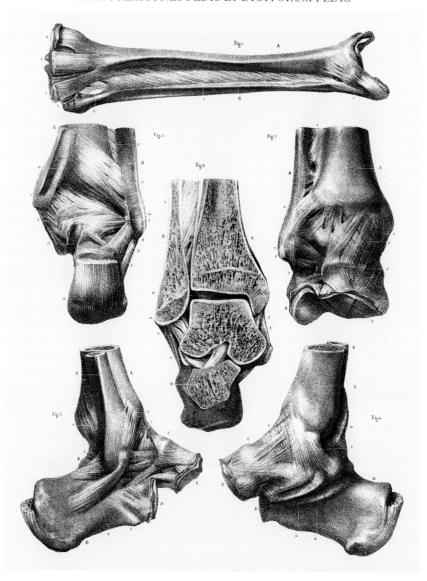

胫腓关节和踝关节

Tibiofibular joints and ankle joints / Articulations tibio-fibulaires et articulations
de la cheville (talo-crurale, subtalaire et talo-calcanéenne)

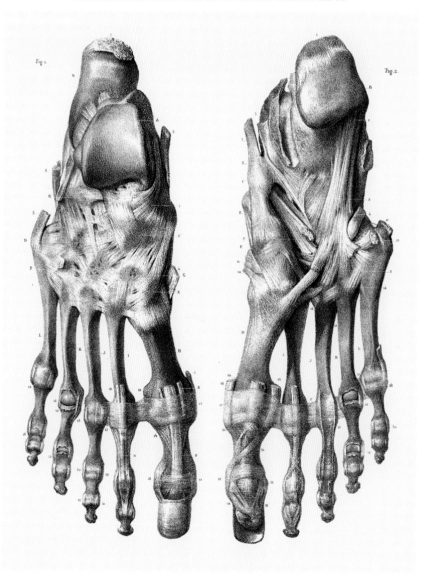

足关节
Joints of the foot / Articulations du pied

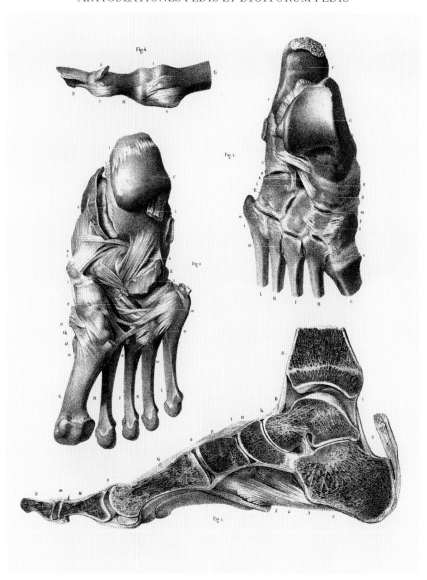

足关节和趾关节
Joints of the foot and toes / Articulations du pied et des orteils

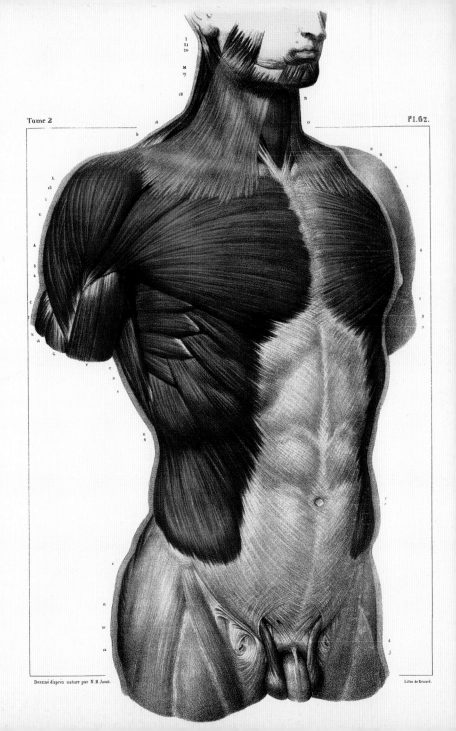

Pl. 62.

Dessiné d'après nature par N.H Jacob.

Litho de Renard.

第 二 章

✙

肌学：
肌肉、肌腱和筋膜

MYOLOGIA,
MUSCULI, TENDINES, ET FASCIAE

MYOLOGY,
MUSCLES, TENDONS, AND FASCIAS

MYOLOGIE
MUSCLES, TENDONS ET FASCIAS

左页
胸肌和腹肌

Left page / Ci-contre
Thoracic and abdominal muscles / Muscles thoraciques et abdominaux

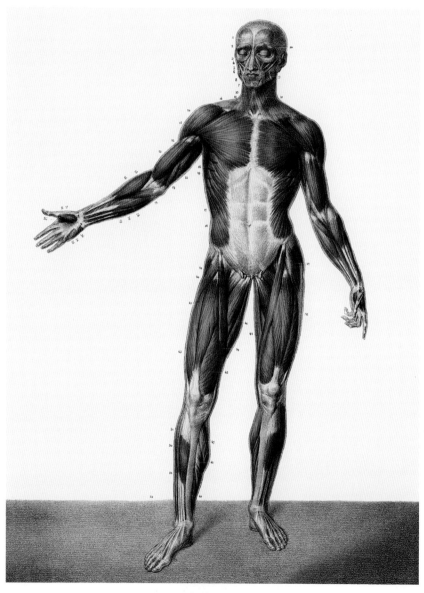

人体肌肉
Muscles of the human body / Muscles du corps humain

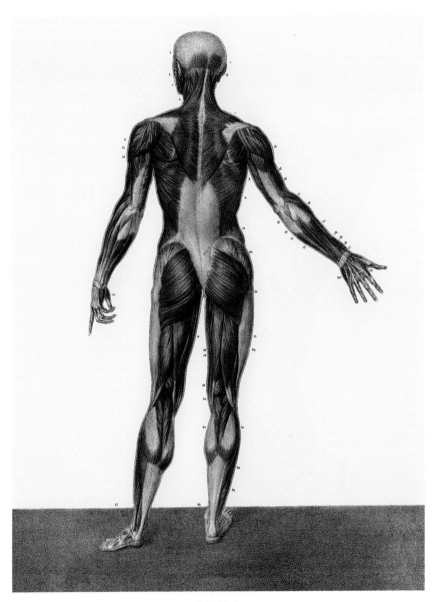

人体肌肉
Muscles of the human body / Muscles du corps humain

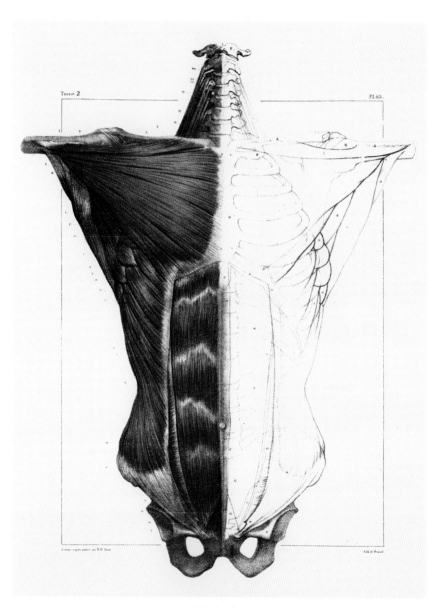

胸肌和腹肌
Thoracic and abdominal muscles / Muscles thoraciques et abdominaux

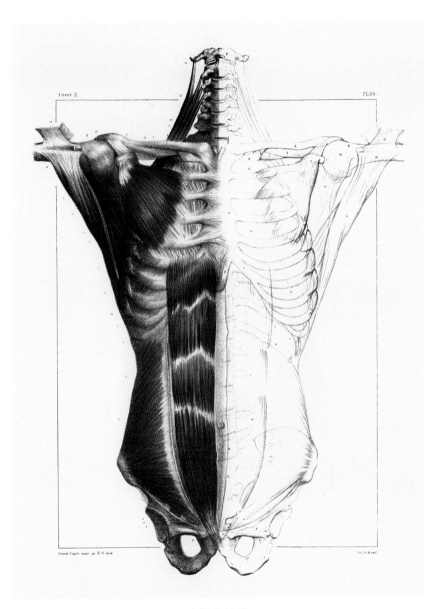

胸肌和腹肌
Thoracic and abdominal muscles / Muscles thoraciques et abdominaux

MUSCULI THORACIS ET ABDOMINIS

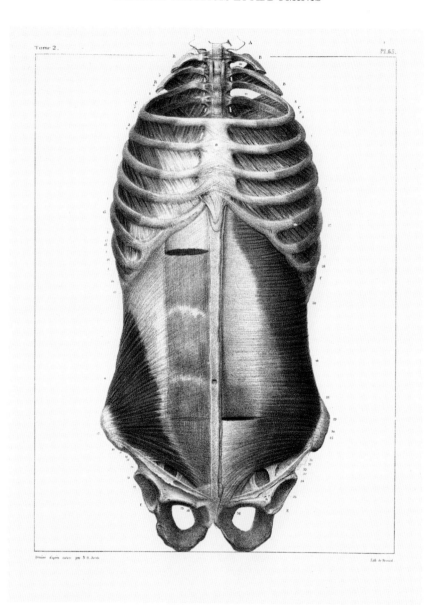

胸肌和腹肌
Thoracic and abdominal muscles / Muscles thoraciques et abdominaux

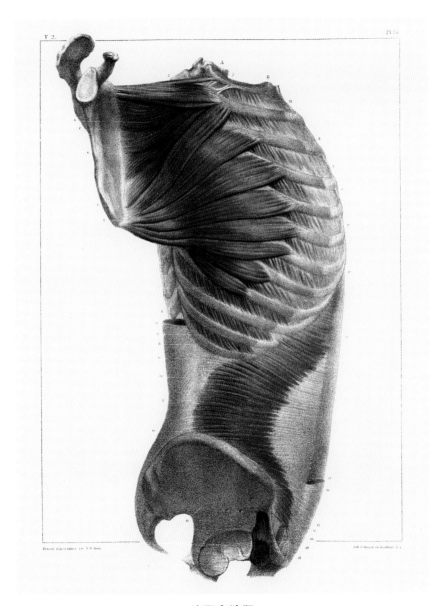

胸肌和腹肌
Thoracic and abdominal muscles / Muscles thoraciques et abdominaux

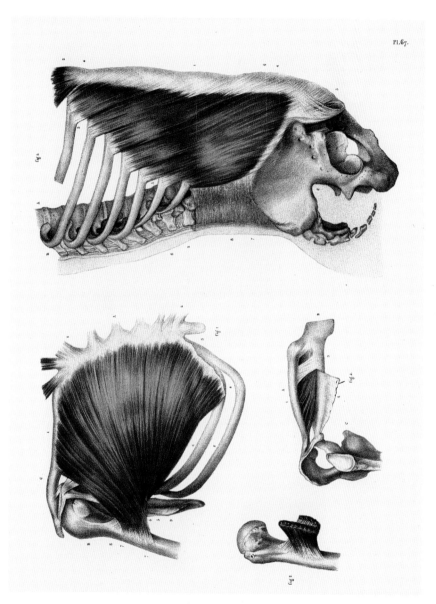

Pl.67.

胸肌和腹肌
Thoracic and abdominal muscles / Muscles thoraciques et abdominaux

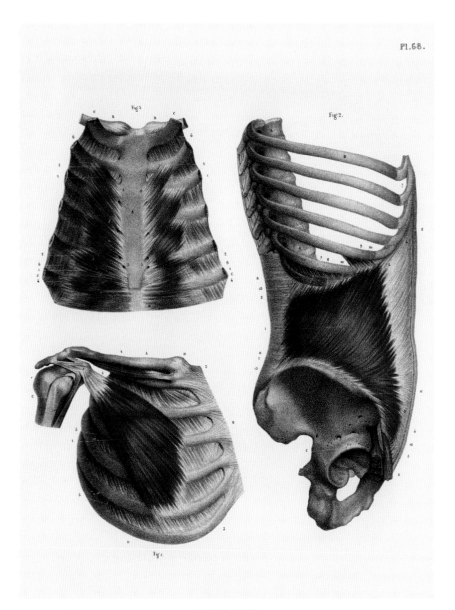

胸肌和腹肌
Thoracic and abdominal muscles / Muscles thoraciques et abdominaux

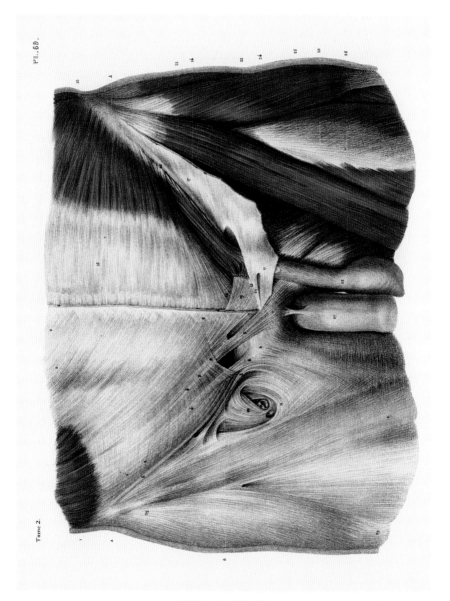

腹肌。腹股沟管
Abdominal muscles. Inguinal canal / Muscles abdominaux. Canal inguinal

MUSCULI ABDOMINIS. CANALIS INGUINALIS

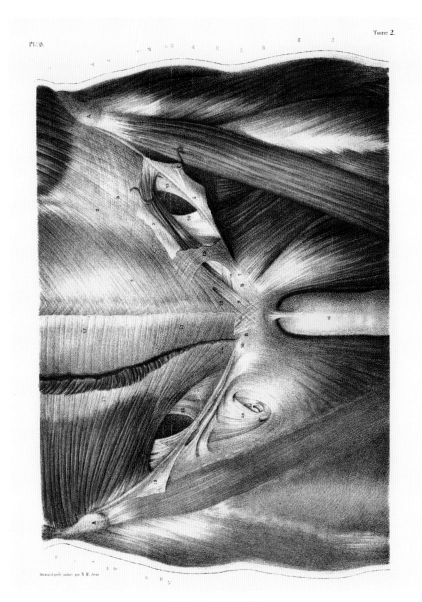

腹肌。腹股沟管
Abdominal muscles. Inguinal canal / Muscles abdominaux. Canal inguinal

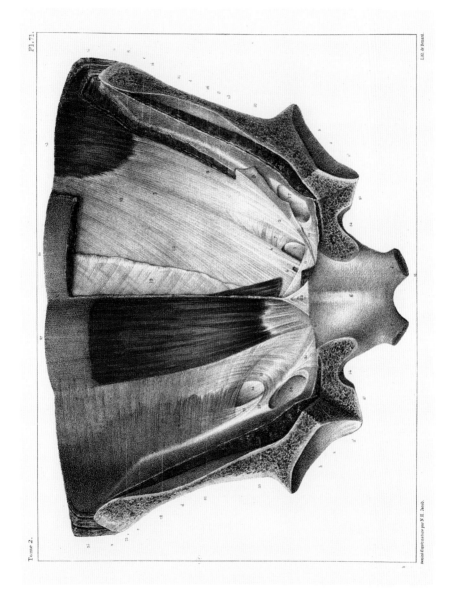

腹肌。腹股沟管
Abdominal muscles. Inguinal canal / Muscles abdominaux. Canal inguinal

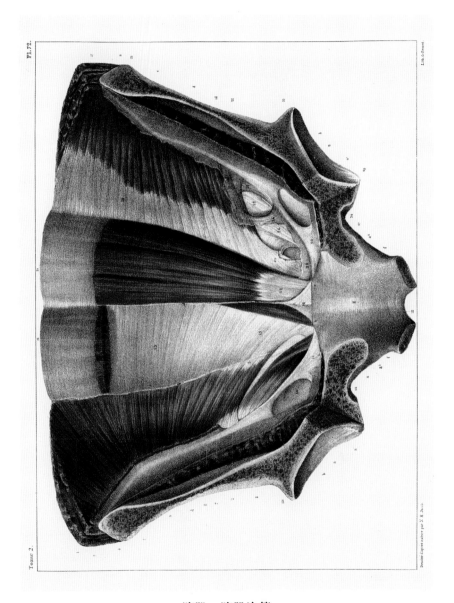

腹肌。腹股沟管
Abdominal muscles. Inguinal canal / Muscles abdominaux. Canal inguinal

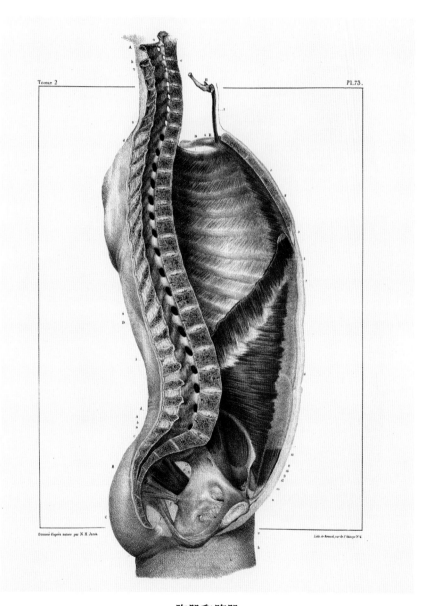

胸肌和腹肌
Thoracic and abdominal muscles / Muscles thoraciques et abdominaux

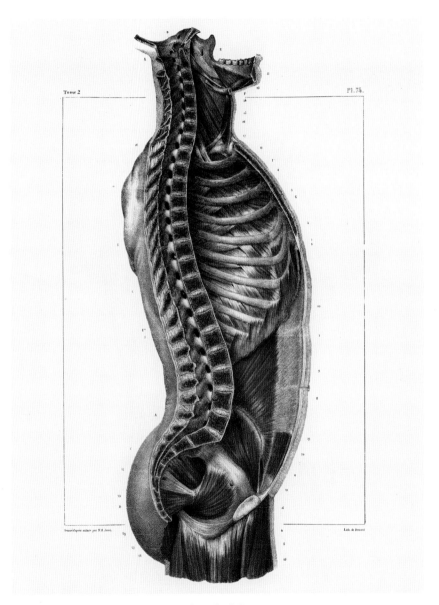

胸肌和腹肌
Thoracic and abdominal muscles / Muscles thoraciques et abdominaux

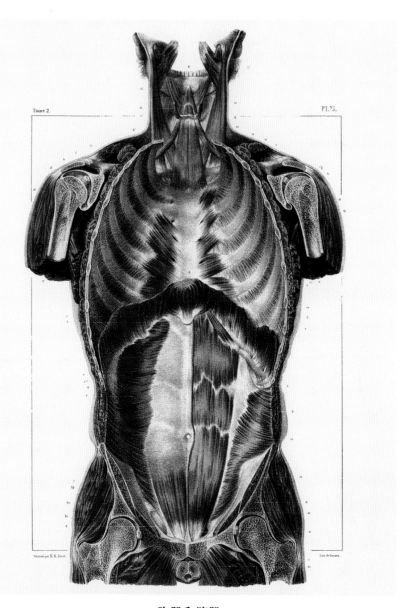

胸肌和腹肌

Thoracic and abdominal muscles / Muscles thoraciques et abdominaux

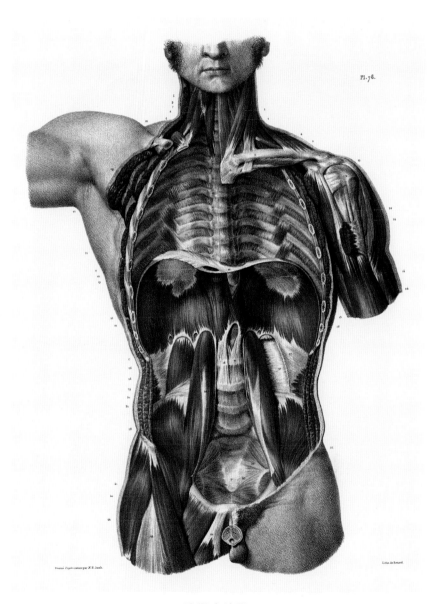

胸肌和腹肌
Thoracic and abdominal muscles / Muscles thoraciques et abdominaux

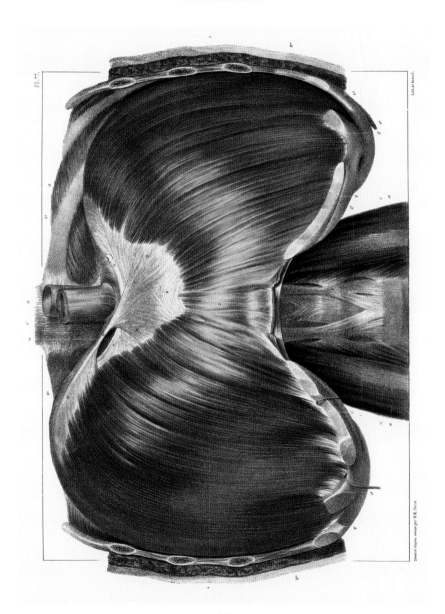

膈
Diaphragm / Diaphragme

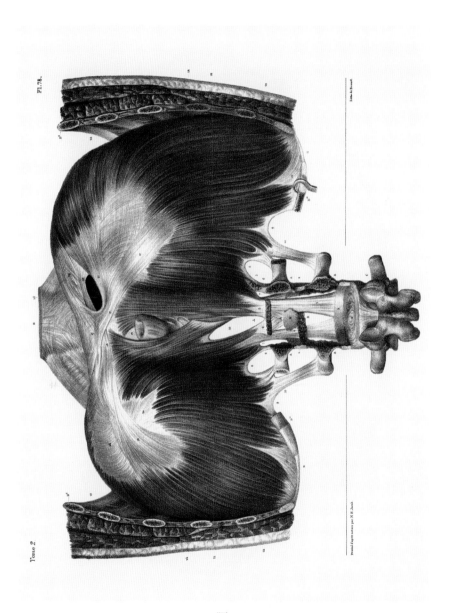

膈
Diaphragm / Diaphragme

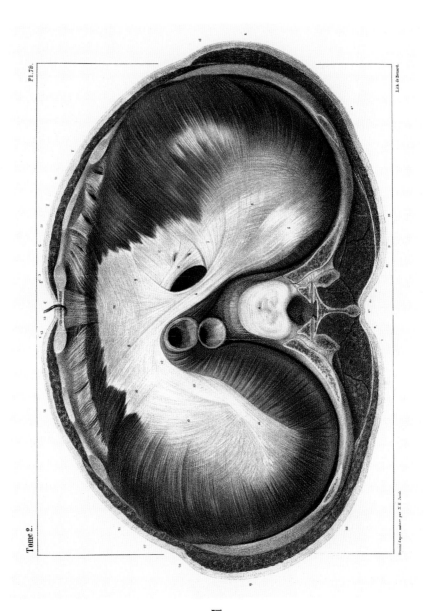

膈
Diaphragm / Diaphragme

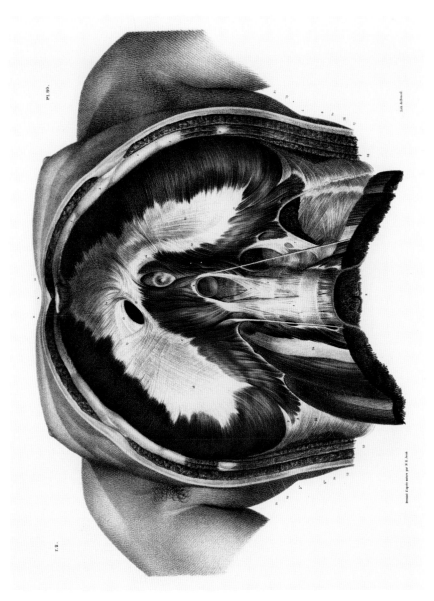

膈
Diaphragm / Diaphragme

DIAPHRAGMA

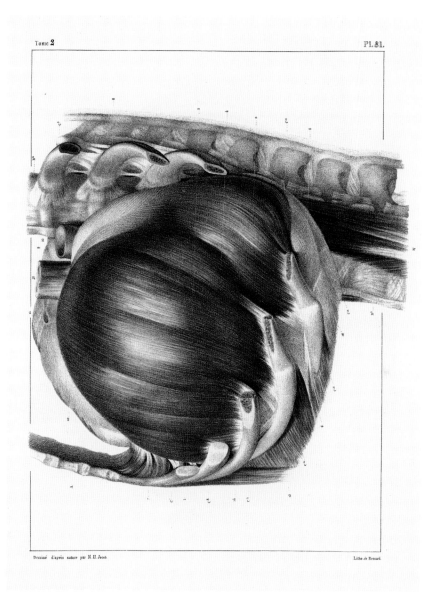

Dessiné d'après nature par N.H.Jacob.

Litho.de Bernard

膈

Diaphragm / Diaphragme

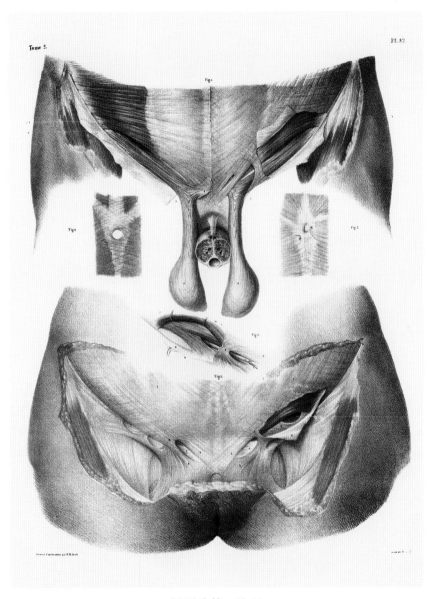

腹股沟管。脐环
Inguinal canal. Umbilical ring / Canal inguinal. Anneau ombilical

MUSCULI DORSI

Pl.85.

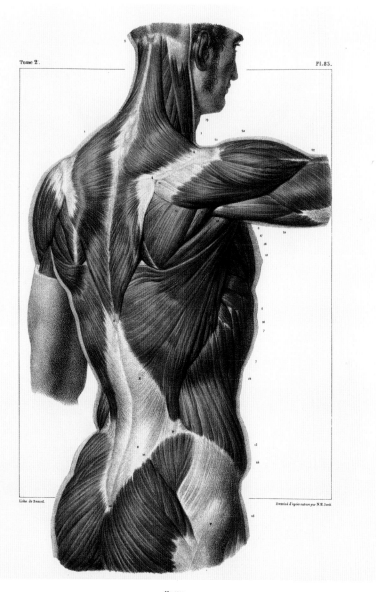

Litho. de Benard.

Dessiné d'après nature par N.H.Jacob.

背肌
Muscles of the back / Muscles du dos

MUSCULI DORSI

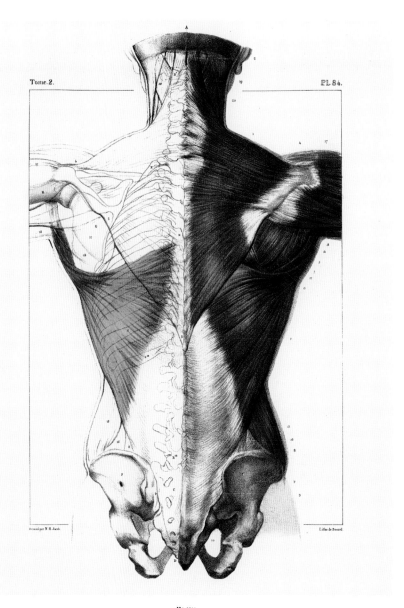

背肌
Muscles of the back / Muscles du dos

MUSCULI DORSI

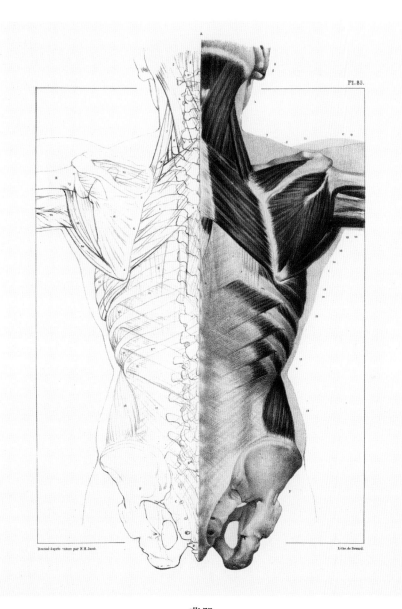

背肌
Muscles of the back / Muscles du dos

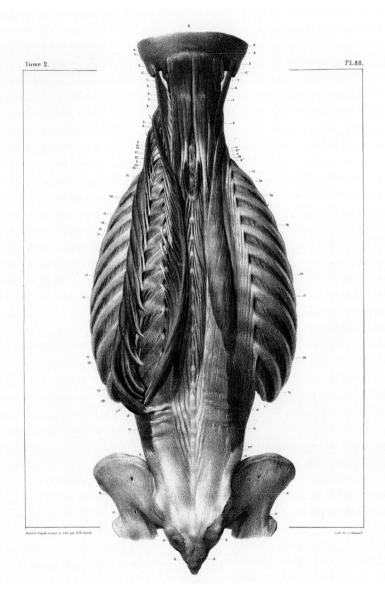

竖脊肌
Muscles of the erector spinae / Muscles érecteurs spinaux

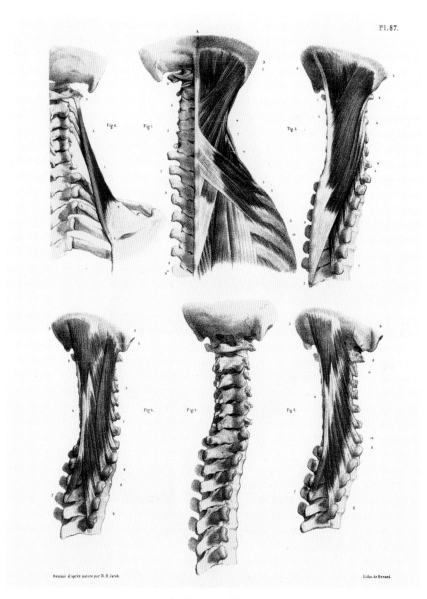

竖脊肌：颈背肌
Muscles of the erector spinae: Muscles of the nape of the neck
Muscles érecteurs spinaux : Muscles de la nuque

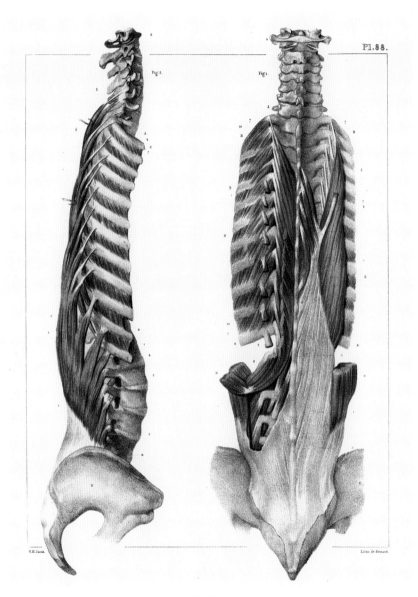

竖脊肌
Muscles of the erector spinae
Muscles érecteurs spinaux

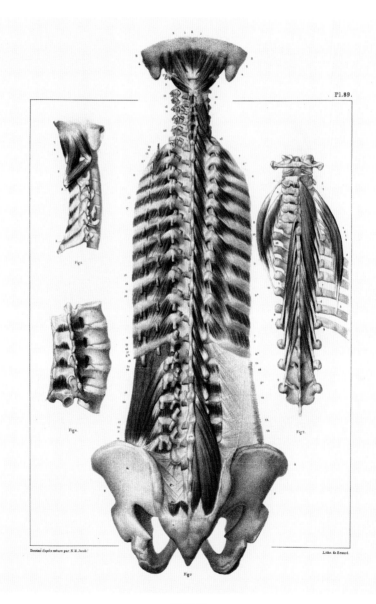

竖脊肌
Muscles of the erector spinae / Muscles érecteurs spinaux

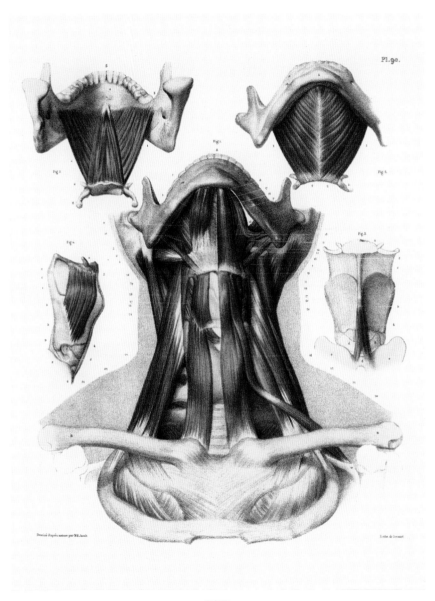

颈肌
Muscles of the neck / Muscles du cou

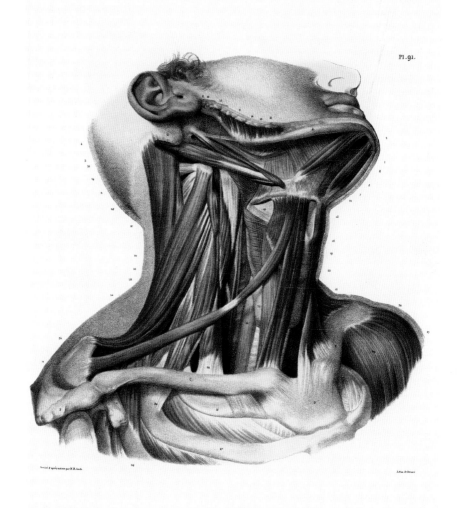

Pl.91.

颈肌
Muscles of the neck / Muscles du cou

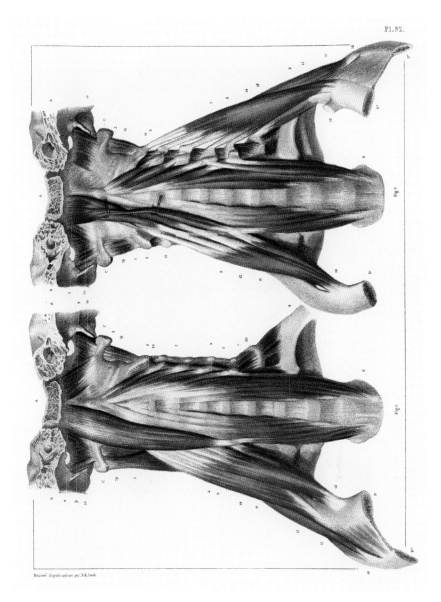

Fl.92.

Dessiné d'après nature par N.R.Jacob.

颈肌
Muscles of the neck / Muscles du cou

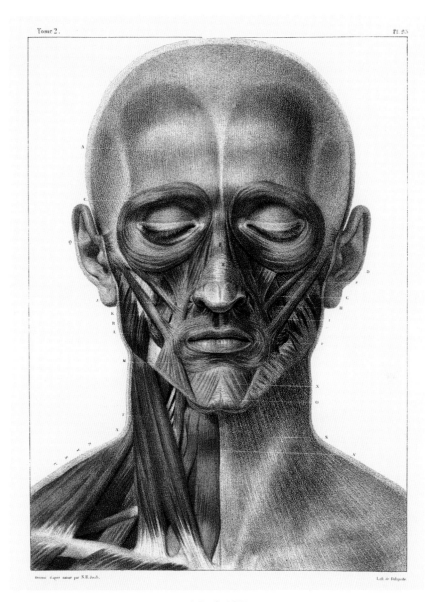

头肌和颈肌
Muscles of the head and neck / Muscles de la tête et du cou

Pl.94.

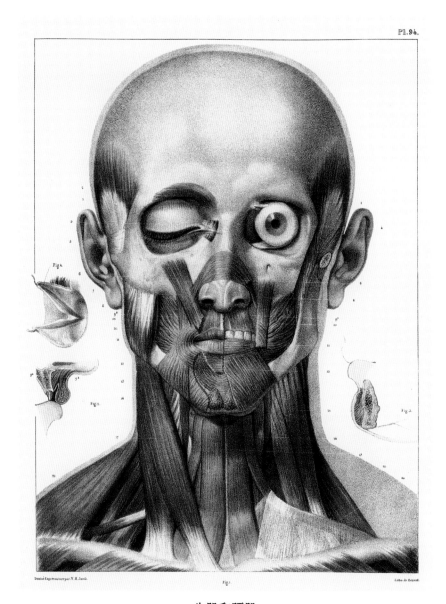

头肌和颈肌
Muscles of the head and neck / Muscles de la tête et du cou

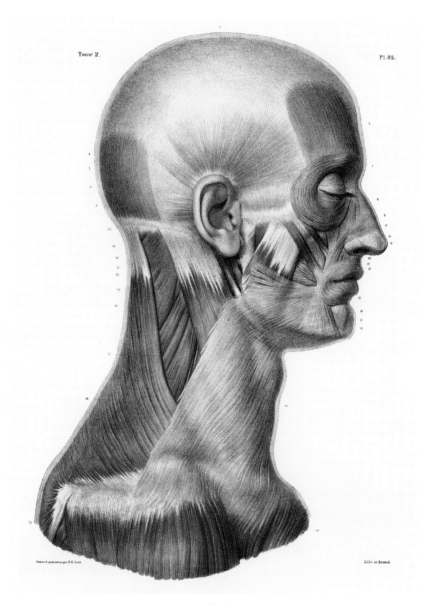

Tome 2.

Pl.95.

头肌和颈肌
Muscles of the head and neck / Muscles de la tête et du cou

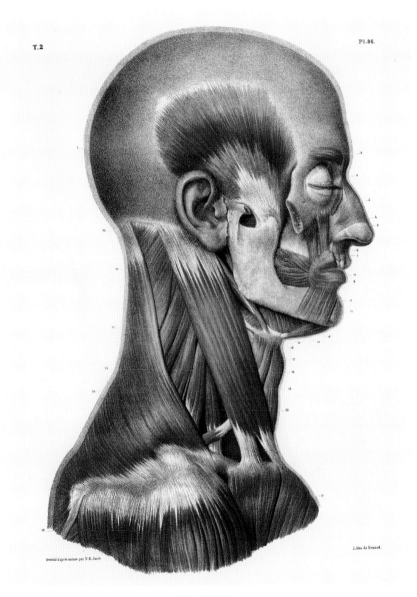

头肌和颈肌
Muscles of the head and neck / Muscles de la tête et du cou

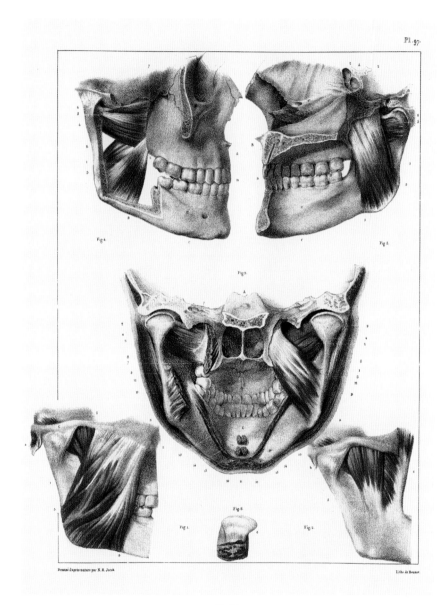

Pl. 97.

头肌
Muscles of the head / Muscles de la tête

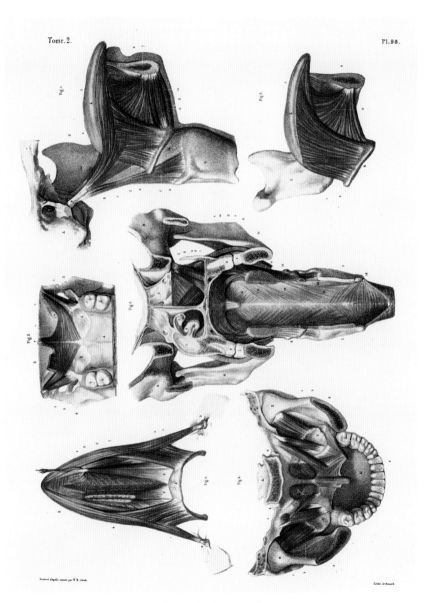

舌肌、腭肌和咽肌
Muscles of the tongue, the palate, and the pharynx
Muscles de la langue, du palais et du pharynx

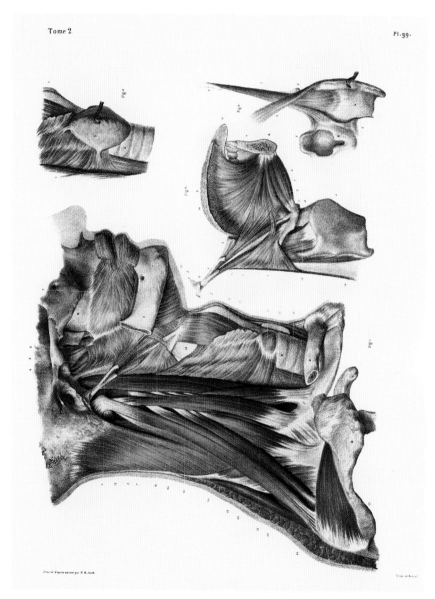

舌肌和咽肌
Muscles of the tongue and pharynx / Muscles de la langue et du pharynx

Pl. 100.

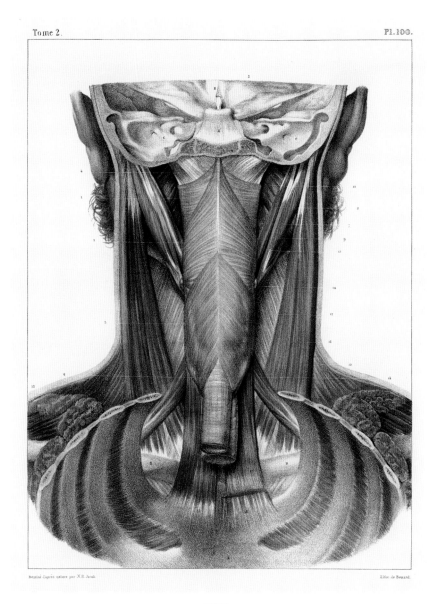

Dessine d'après nature par N.H.Jacob.

Litho. de Benard.

咽肌
Muscles of the pharynx / Muscles du pharynx

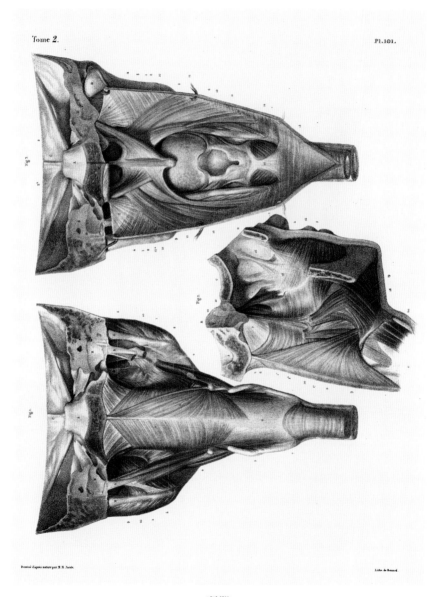

Tome 2.

Pl.101.

咽肌
Muscles of the pharynx / Muscles du pharynx

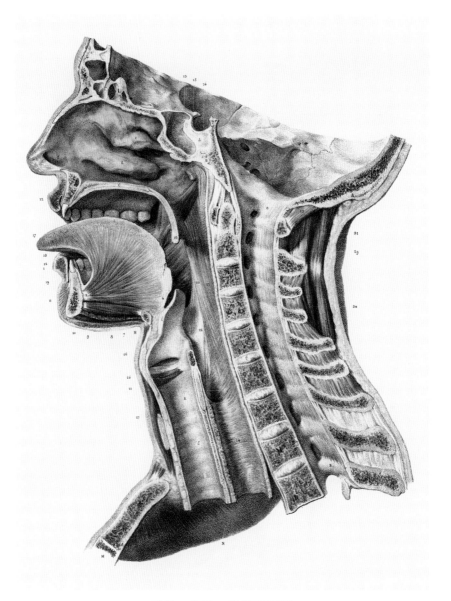

舌肌、腭肌、喉肌和咽肌
Muscles of the tongue, the palate, the larynx, and the pharynx
Muscles de la langue, du palais, du larynx et du pharynx

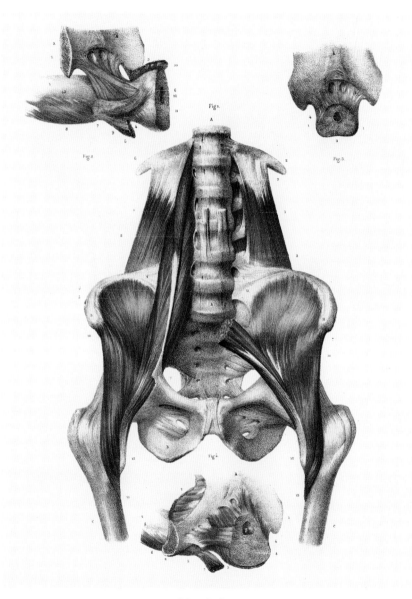

腰肌和盆肌
Muscles of the lumbar region and the pelvis
Muscles des lombes et du bassin

Pl.104.

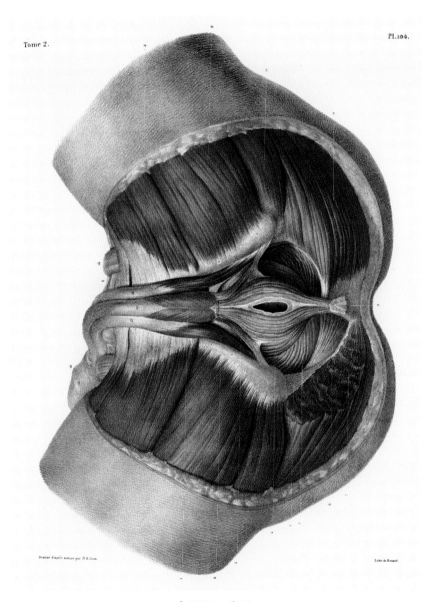

Dessiné d'après nature par N.H.Jacob.

Litho de Renard

会阴肌—盆膈

Muscles of the perineum – pelvic diaphragm

Muscles du périnée – Diaphragme pelvien

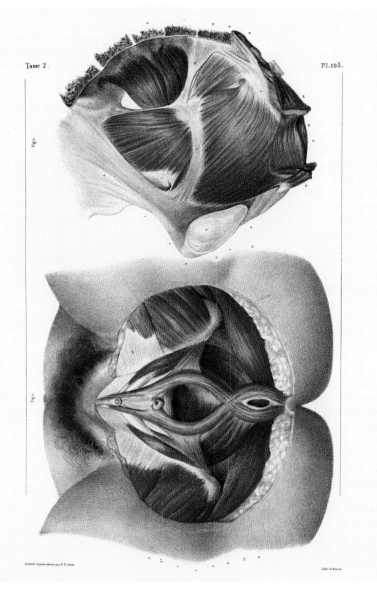

会阴肌和盆肌—盆膈
Muscles of the perineum and the pelvis – pelvic diaphragm
Muscles du périnée et du bassin – Diaphragme pelvien

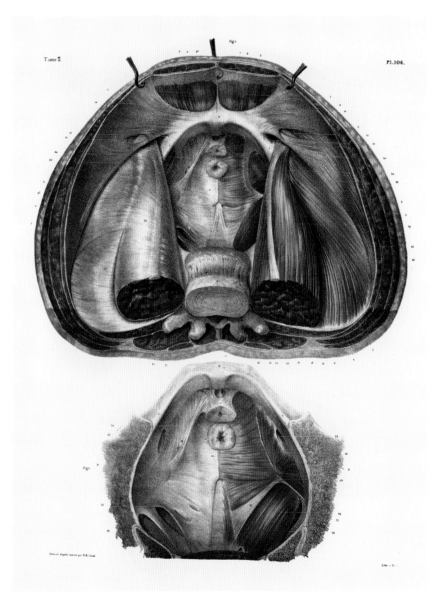

会阴肌和盆肌—盆膈
Muscles of the perineum and the pelvis – pelvic diaphragm
Muscles du périnée et du bassin – Diaphragme pelvien

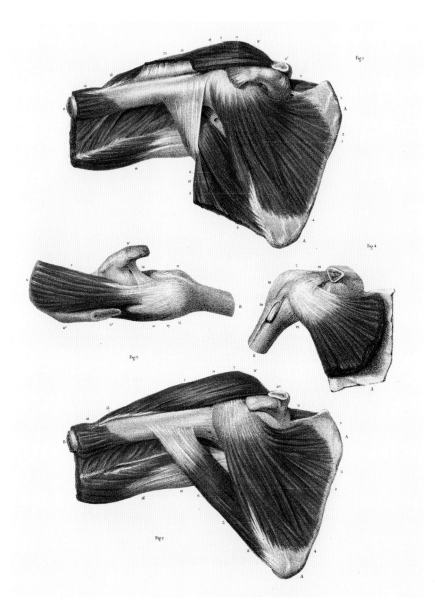

肩带肌
Shoulder muscles / Muscles de l'épaule

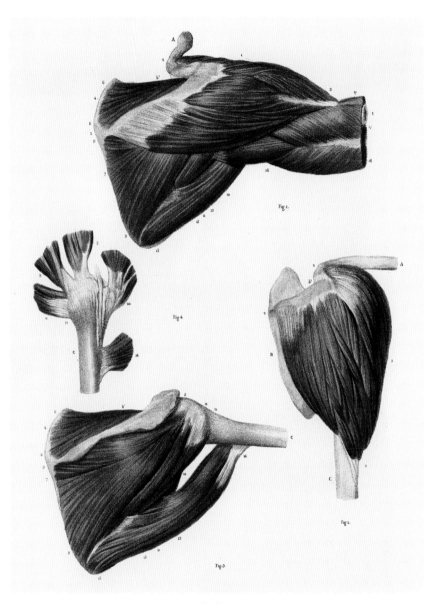

肩带肌
Shoulder muscles / Muscles de l'épaule

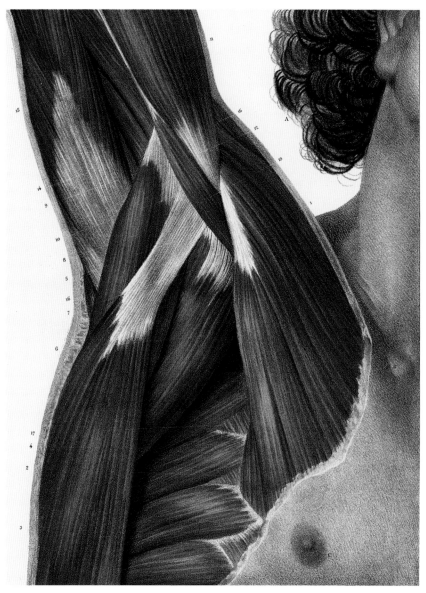

腋区肌肉
Muscles of the axillary region / Muscles de la région axillaire

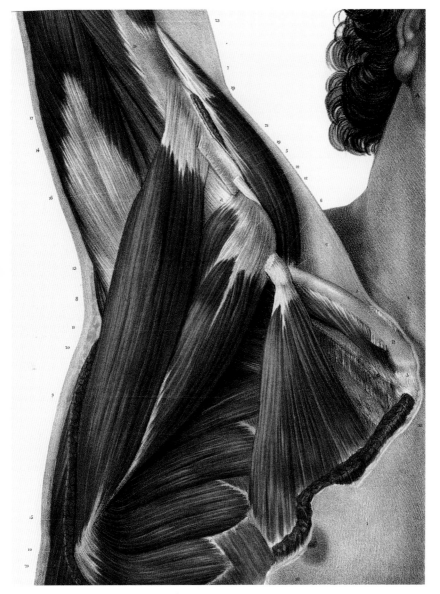

腋区肌肉
Muscles of the axillary region / Muscles de la région axillaire

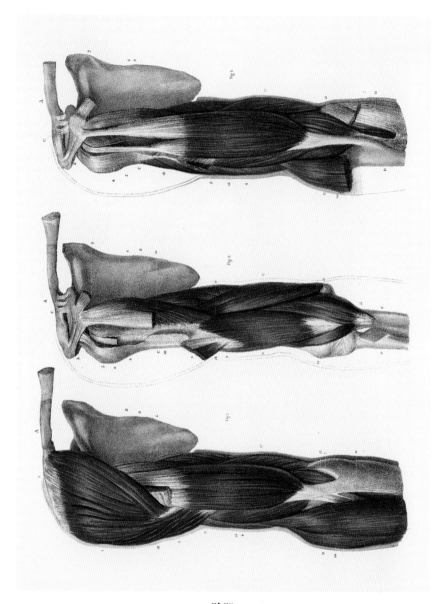

臂肌
Muscles of the arm / Muscles du bras

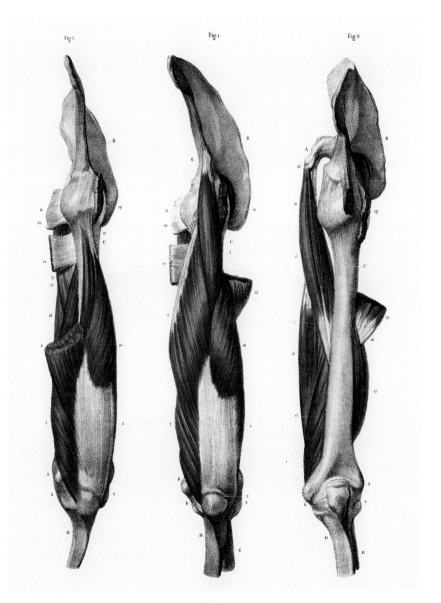

臂肌
Muscles of the arm / Muscles du bras

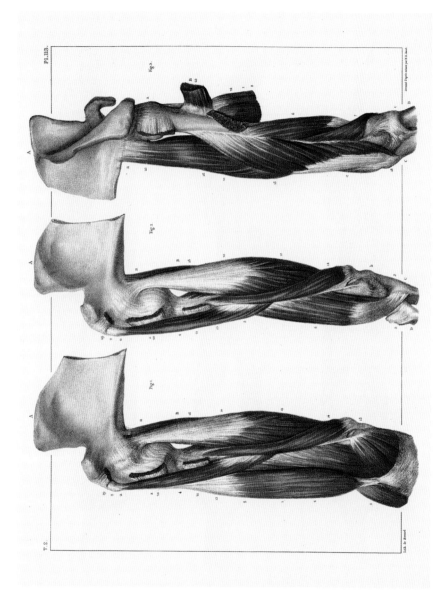

臂肌
Muscles of the arm / Muscles du bras

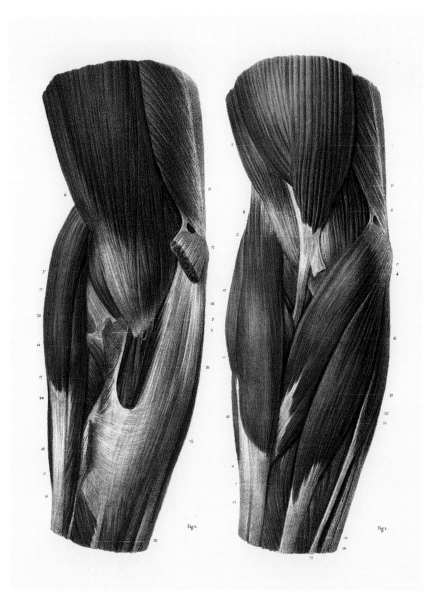

肘内肌
Muscles of the ventral side of the elbow / Muscles de la région du pli du coude

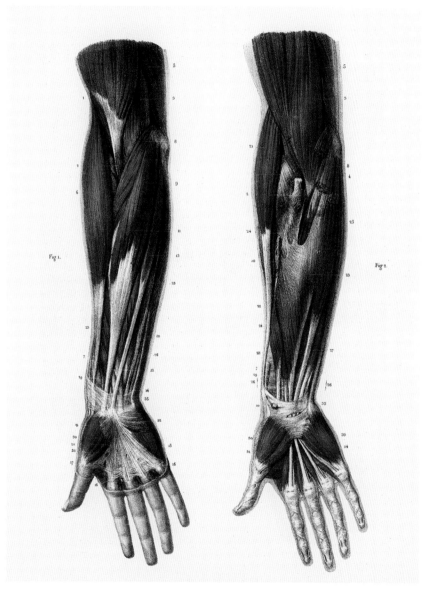

前臂肌和手肌
Muscles of the forearm and the hand / Muscles de l'avant-bras et de la main

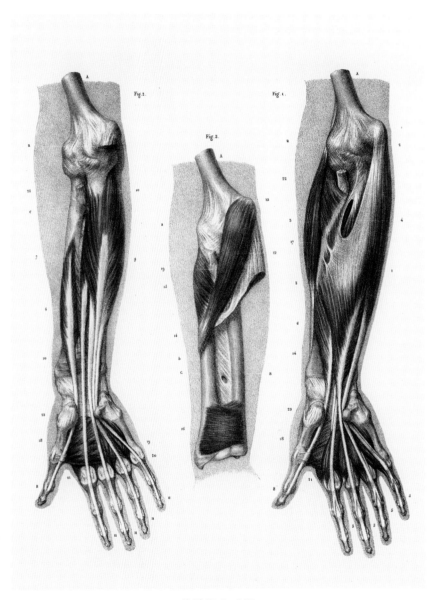

前臂肌和手肌
Muscles of the forearm and the hand / Muscles de l'avant-bras et de la main

MUSCULI ANTEBRACHII ET MANUS

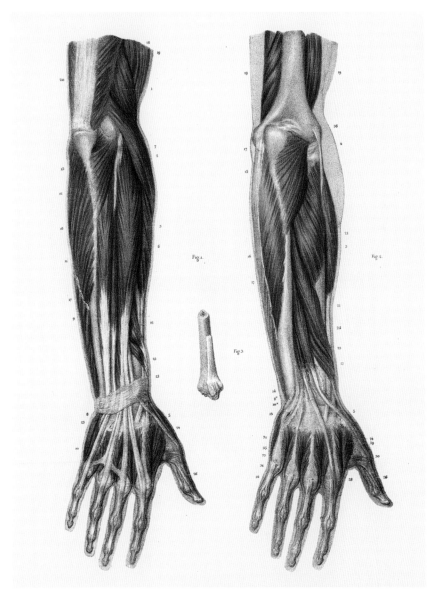

前臂肌和手肌
Muscles of the forearm and the hand / Muscles de l'avant-bras et de la main

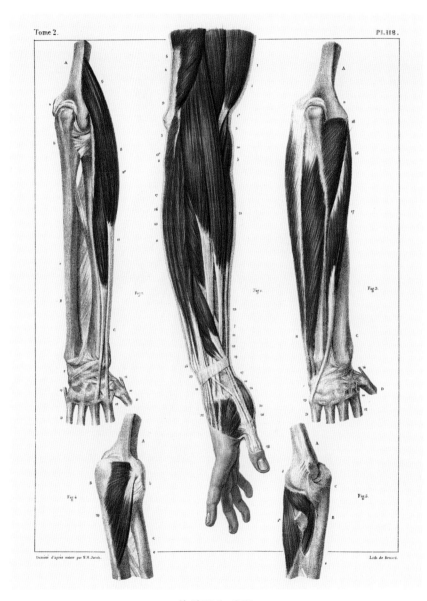

前臂肌和手肌
Muscles of the forearm and the hand / Muscles de l'avant-bras et de la main

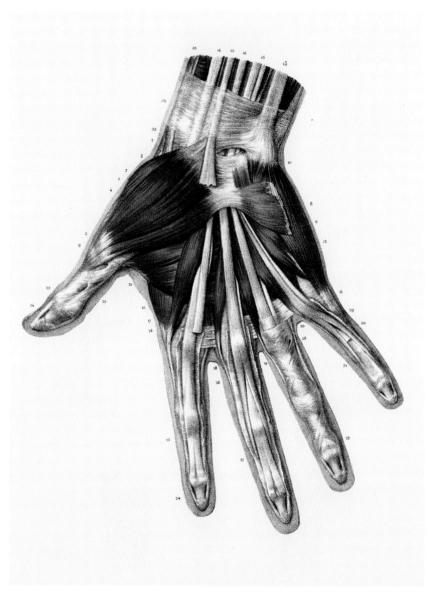

手肌和肌腱
Muscles and tendons of the hand / Muscles et tendons de la main

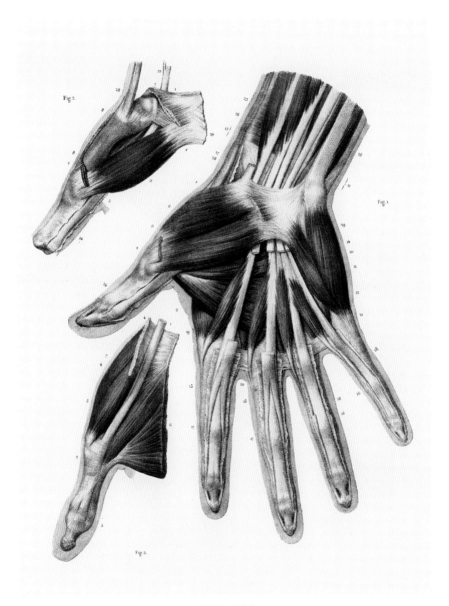

手肌和肌腱
Muscles and tendons of the hand / Muscles et tendons de la main

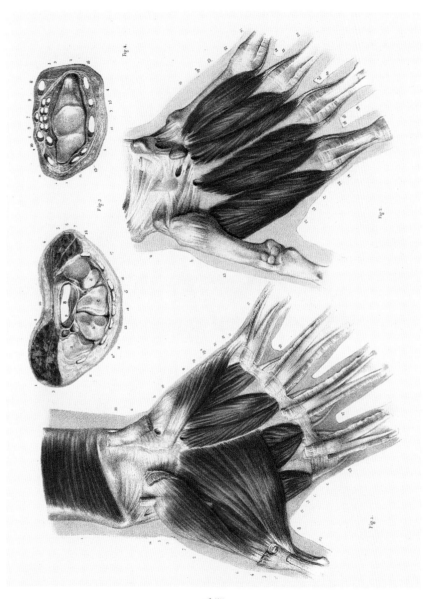

手肌
Muscles of the hand / Muscles de la main

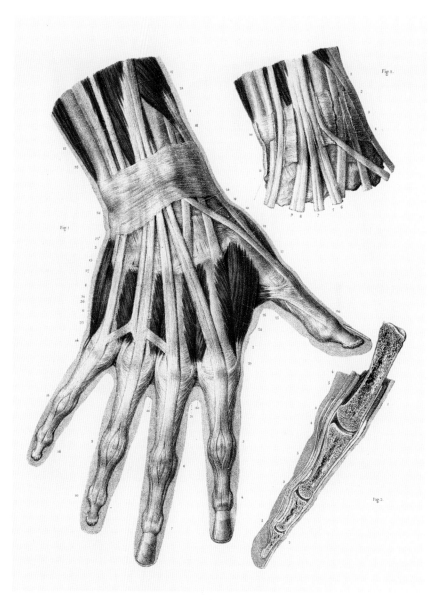

手肌、指肌和肌腱
Muscles and tendons of the hand and the fingers
Muscles et tendons de la main et des doigts

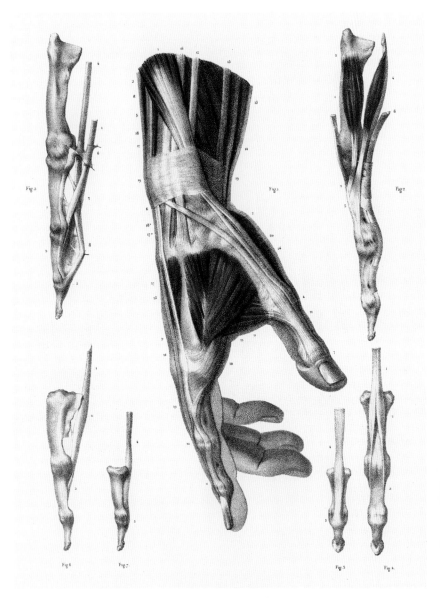

手肌、指肌和肌腱
Muscles and tendons of the hand and the fingers
Muscles et tendons de la main et des doigts

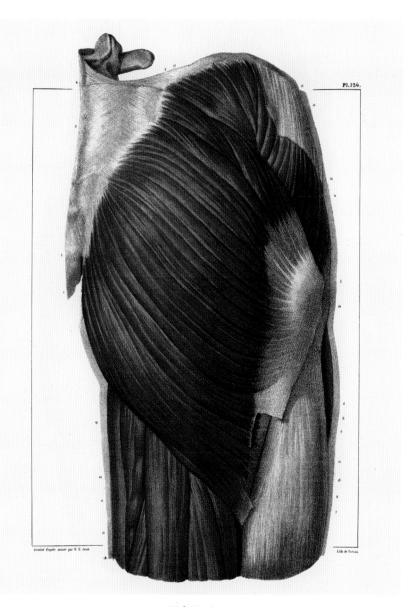

臀部肌肉
Buttock muscles / Muscles de la région fessière

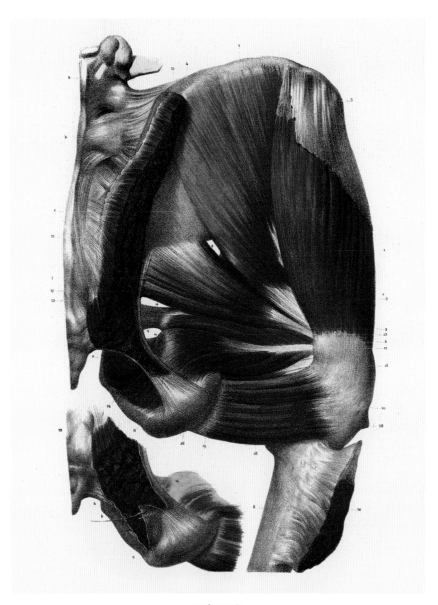

臀部肌肉
Buttock muscles / Muscles de la région fessière

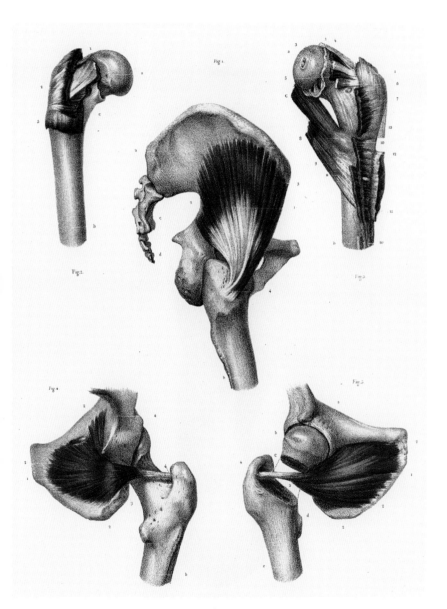

髋肌

Muscles of the hip / Muscles de la hanche

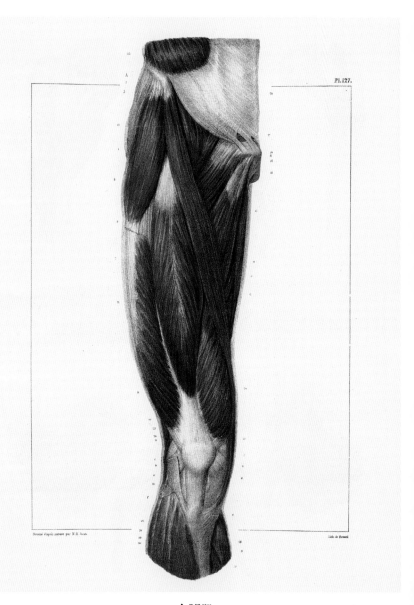

大腿肌
Thigh muscles / Muscles de la cuisse

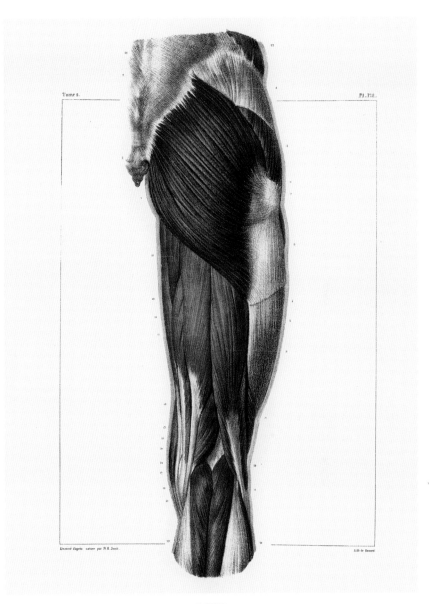

Tome 2.

Pl. 122.

大腿肌
Thigh muscles / Muscles de la cuisse

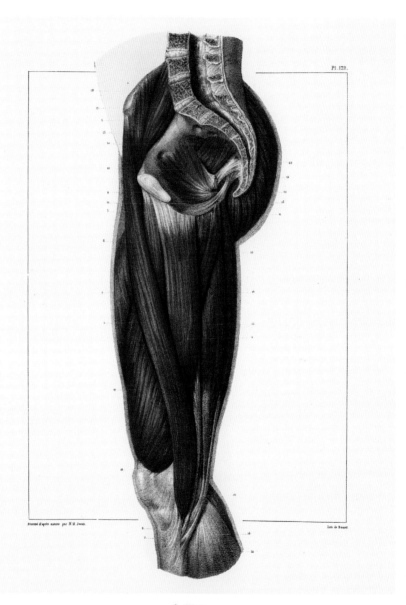

PL.129.

Dessiné d'après nature par N. H. Jacob.

Lith. de Bénard.

大腿肌
Thigh muscles / Muscles de la cuisse

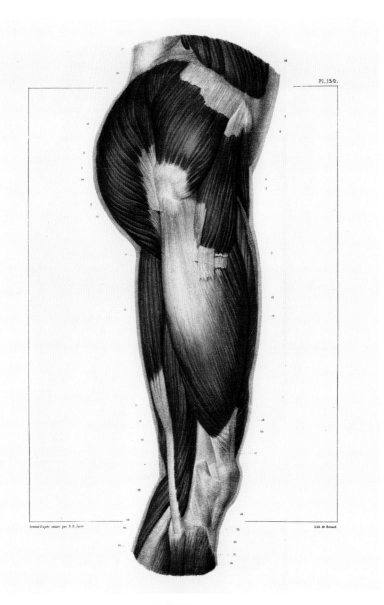

Pl.150.

大腿肌
Thigh muscles / Muscles de la cuisse

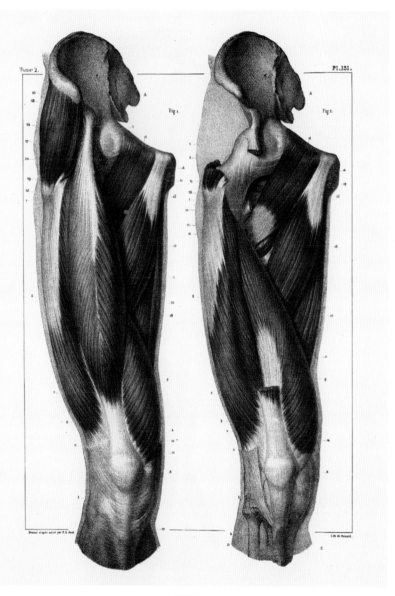

大腿肌
Thigh muscles / Muscles de la cuisse

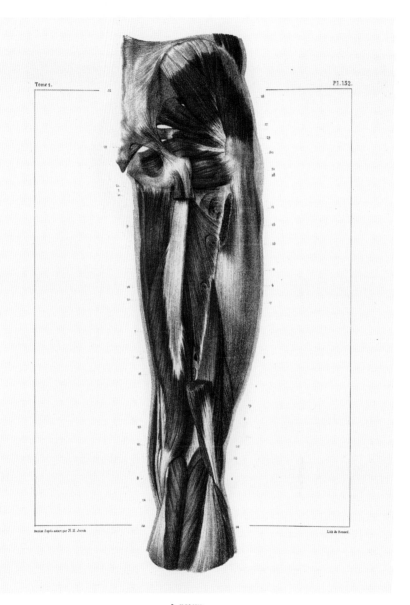

大腿肌
Thigh muscles / Muscles de la cuisse

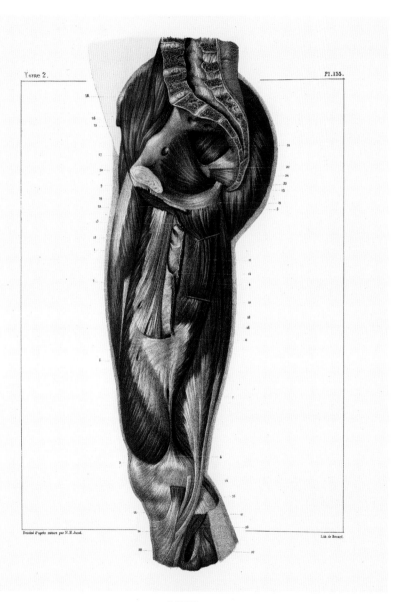

Tome 2.

Pl.135.

Dessiné d'après nature par N.H.Jacob.

Lith.de Benard.

大腿肌
Thigh muscles / Muscles de la cuisse

MUSCULI FEMORIS. MUSCULI ET TENDINES
REGIONIS GENUS POSTERIORIS

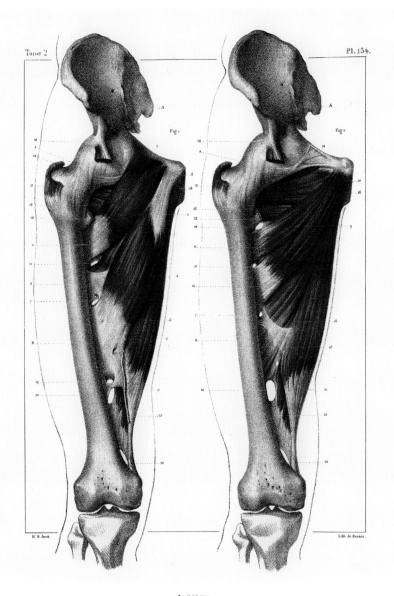

大腿肌
Thigh muscles / Muscles de la cuisse

203

MUSCULI FEMORIS. MUSCULI ET TENDINES REGIONIS GENUS POSTERIORIS

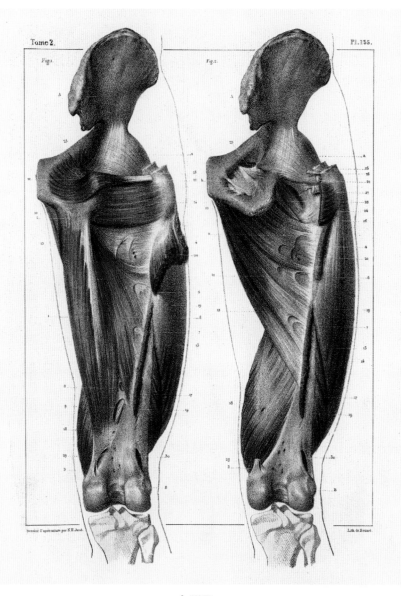

大腿肌
Thigh muscles / Muscles de la cuisse

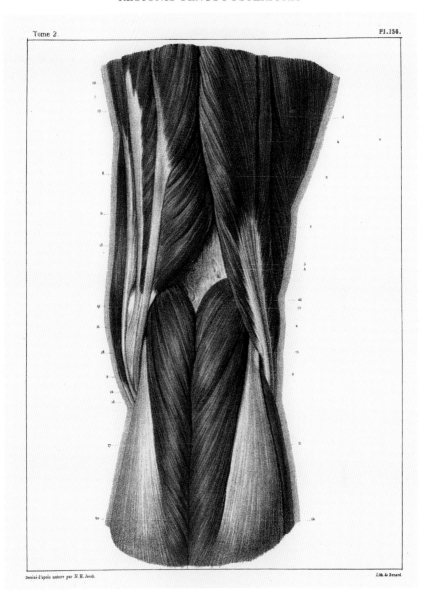

Dessiné d'après nature par N.H.Jacob.

Lith. de Benard.

膝后肌和肌腱
Muscles and tendons of the posterior aspect of the knee
Muscles et tendons de la région postérieure du genou

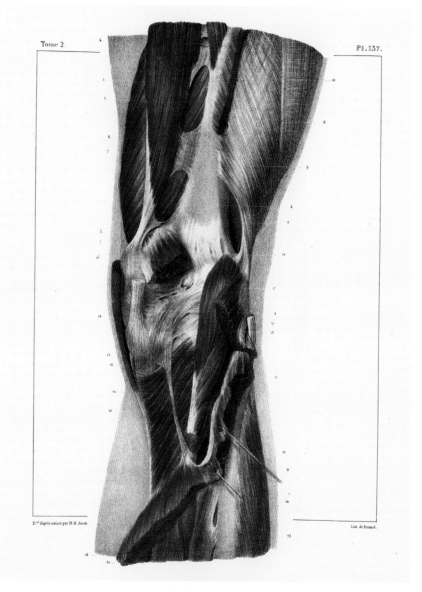

膝后肌和肌腱
Muscles and tendons of the posterior aspect of the knee
Muscles et tendons de la région postérieure du genou

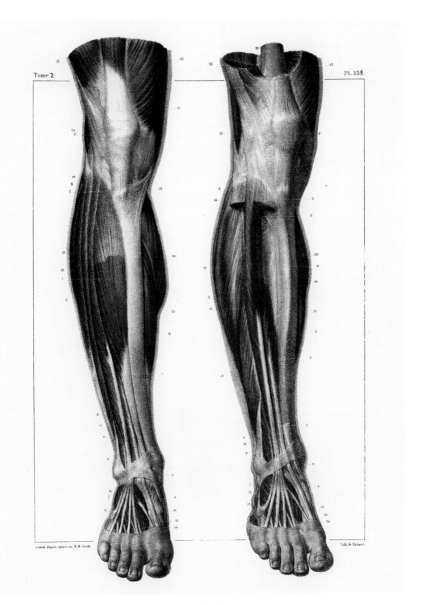

小腿肌和足肌
Muscles of the lower leg and the foot
Muscles de la jambe et du pied

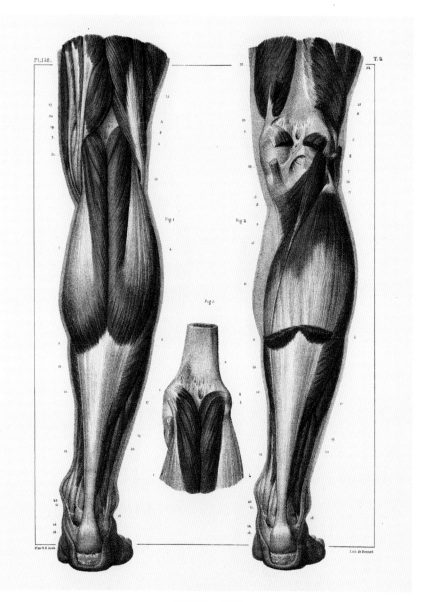

小腿肌和足肌
Muscles of the lower leg and the foot / Muscles de la jambe et du pied

MUSCULI CRURIS ET PEDIS

Pl.140.

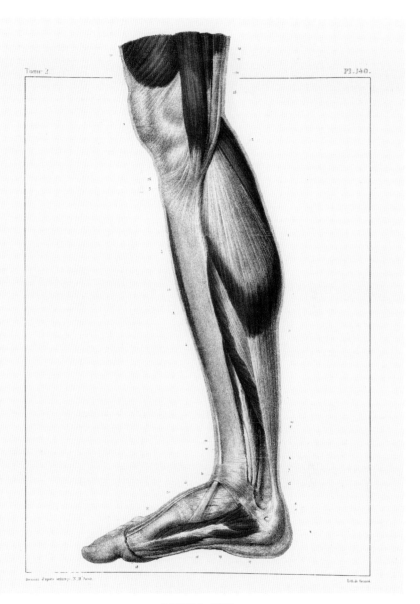

小腿肌和足肌
Muscles of the lower leg and the foot / Muscles de la jambe et du pied

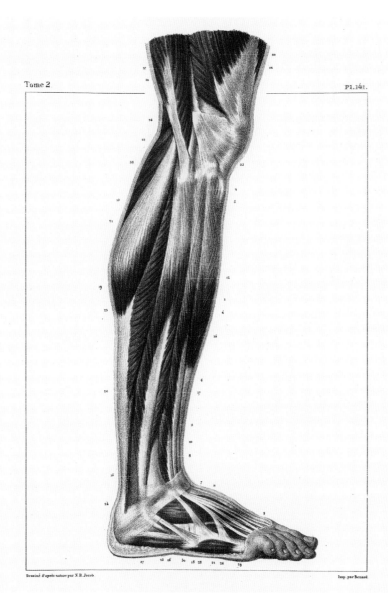

Tome 2

Pl.141.

Dessiné d'après nature par N.H. Jacob

Imp. par Benard.

小腿肌和足肌
Muscles of the lower leg and the foot / Muscles de la jambe et du pied

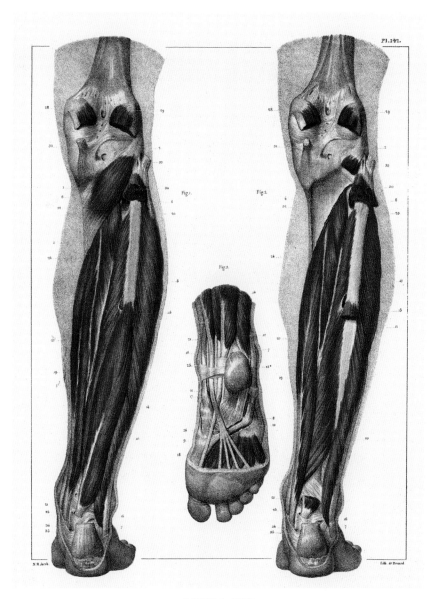

小腿肌和足肌
Muscles of the lower leg and the foot / Muscles de la jambe et du pied

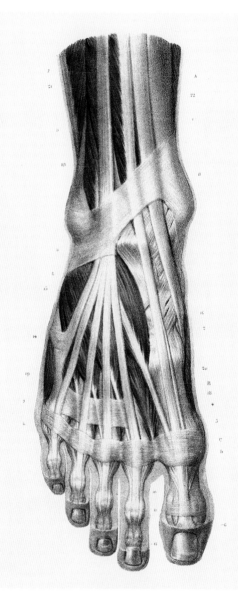

足肌和肌腱
Muscles and tendons of the foot / Muscles et tendons du pied

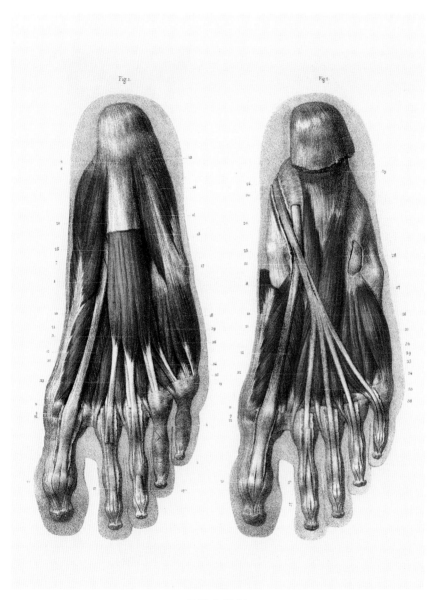

足肌和肌腱
Muscles and tendons of the foot / Muscles et tendons du pied

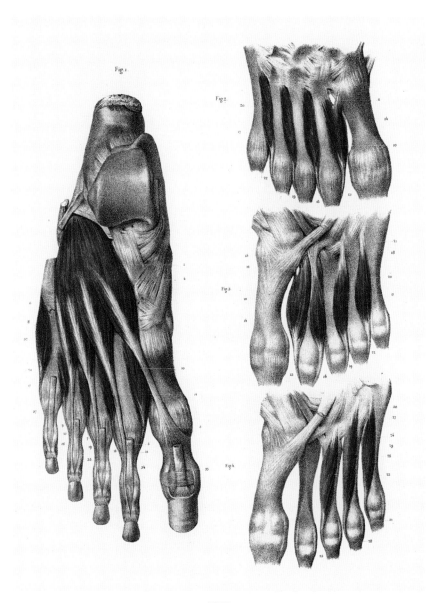

足肌
Muscles of the foot / Muscles du pied

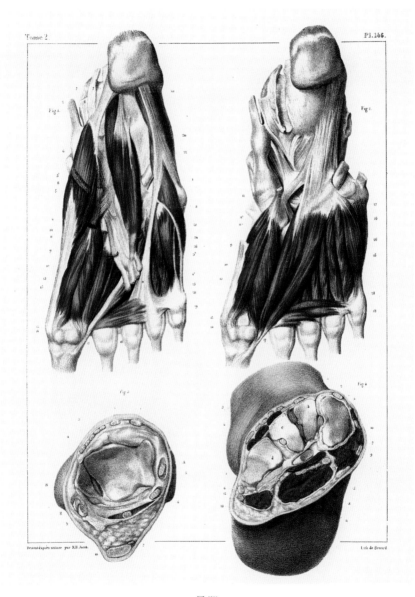

足肌
Muscles of the foot / Muscles du pied

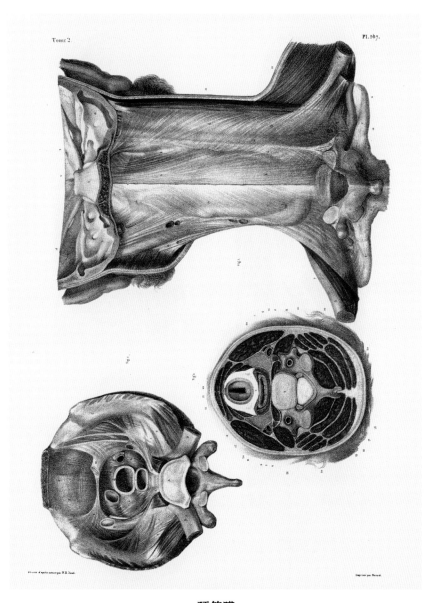

颈筋膜
Fascias of the neck / Fascias du cou

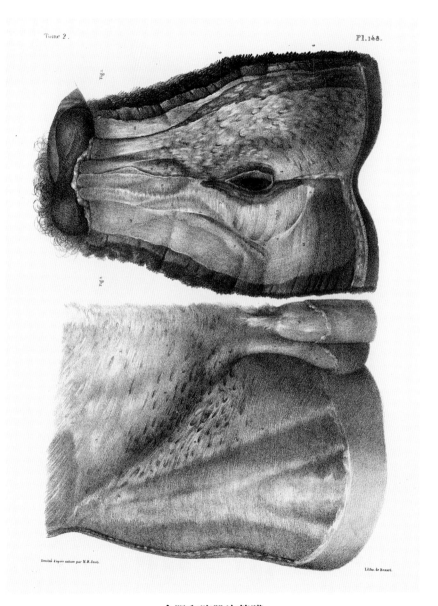

Dessiné d'après nature par N.H.Jacob.

Litho. de Renard.

会阴和腹股沟筋膜
Fascias of the perineum and the groin / Fascias du périnée et de l'aine

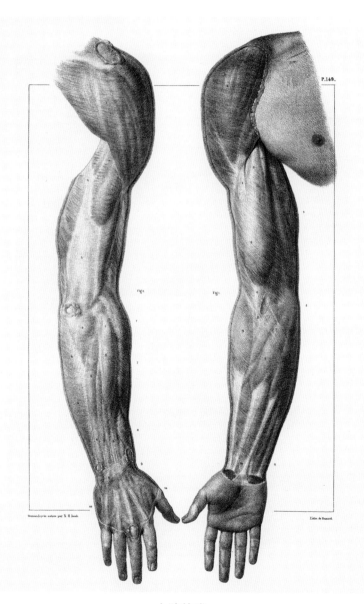

上肢筋膜
Fascias of the upper limb / Fascias du membre supérieur

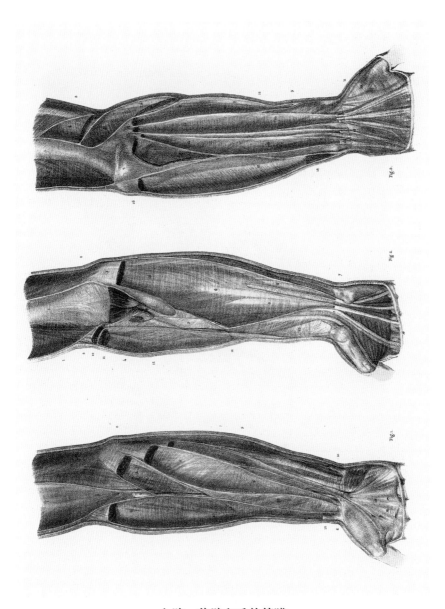

上臂、前臂和手的筋膜
Fascias of the upper arm, forearm, and hand
Fascias du bras, de l'avant-bras et de la main

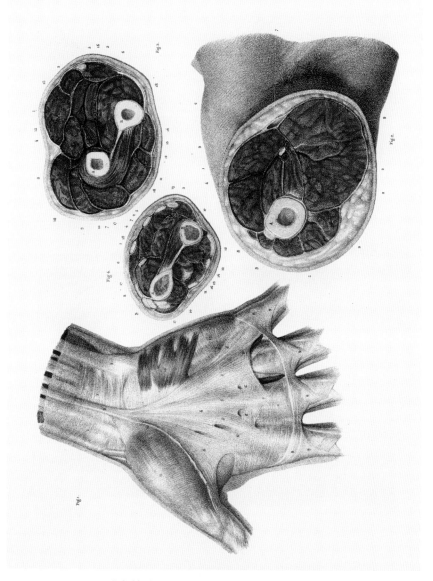

手掌筋膜。上臂和前臂的筋膜与肌间隔
Fascias of the palm of the hand. Fascias and intermuscular septa of the upper arm and forearm
Fascias de la paume de la main. Fascias et septums intermusculaires du bras et de l'avant-bras

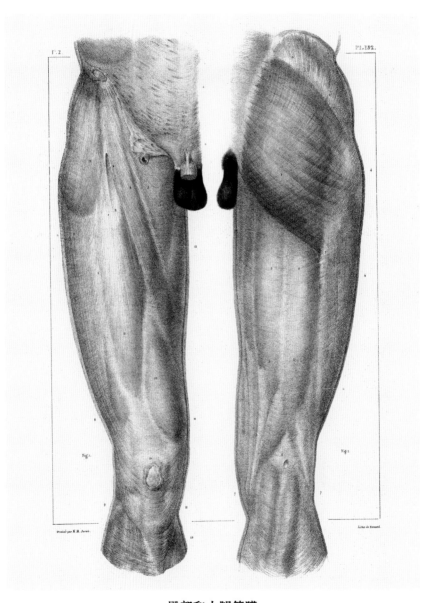

臀部和大腿筋膜
Fascias of the buttocks and the thigh
Fascias de la région fessière et de la cuisse

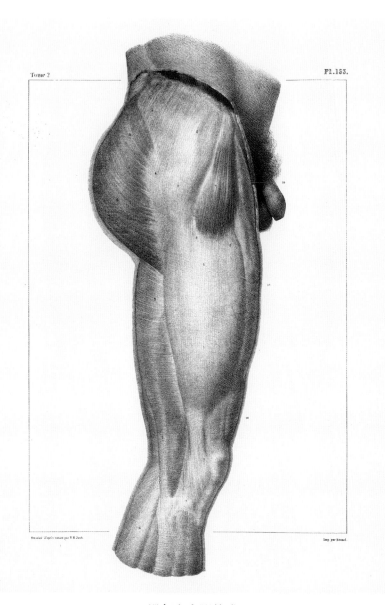

臀部和大腿筋膜

Fascias of the buttocks and the thigh / Fascias de la région fessière et de la cuisse

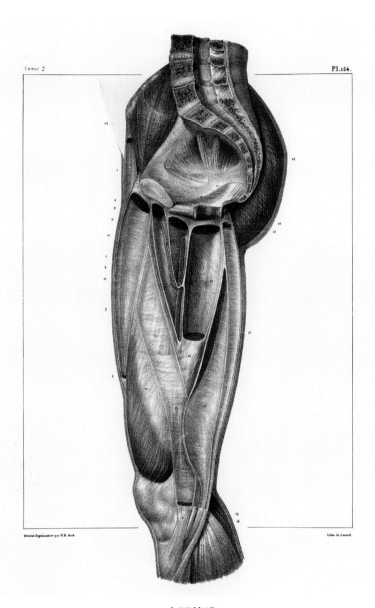

大腿筋膜
Fascias of the thigh / Fascias de la cuisse

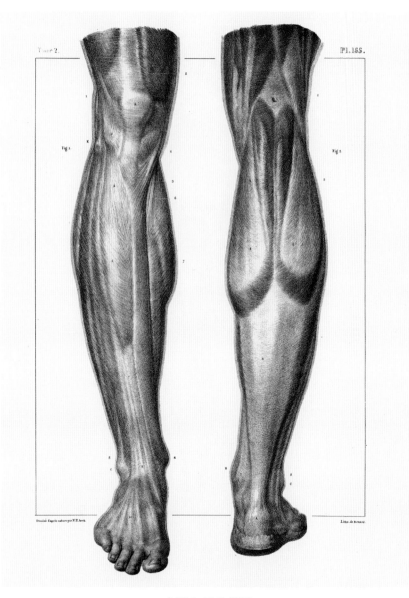

小腿和足的筋膜
Fascias of the lower leg and the foot / Fascias de la jambe et du pied

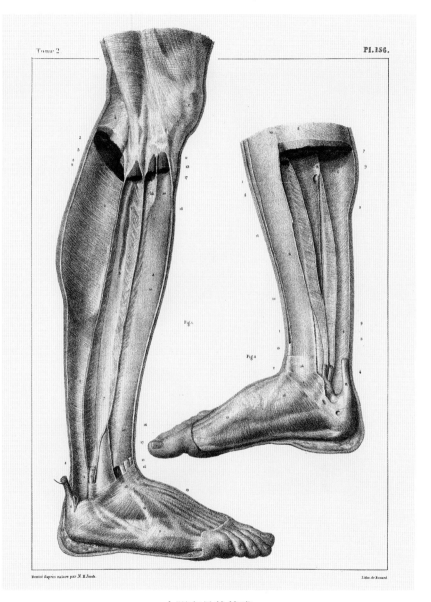

小腿和足的筋膜
Fascias of the lower leg and the foot / Fascias de la jambe et du pied

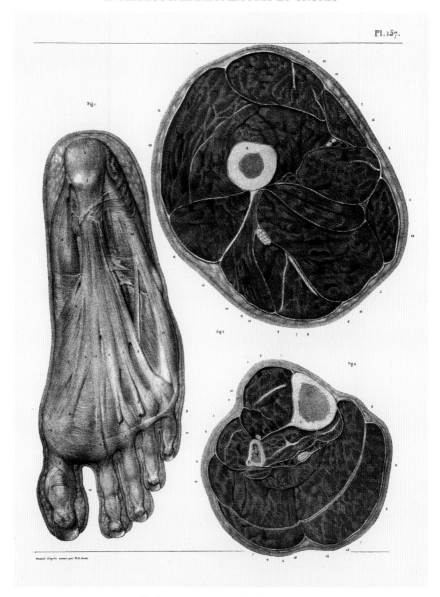

Pl.157.

足底筋膜。大腿和小腿的筋膜与肌间隔
Fascias of the sole of the foot. Fascias and intermuscular septa of the thigh and the lower leg
Fascias de la plante du pied. Fascias et septums intermusculaires de la cuisse et de la jambe

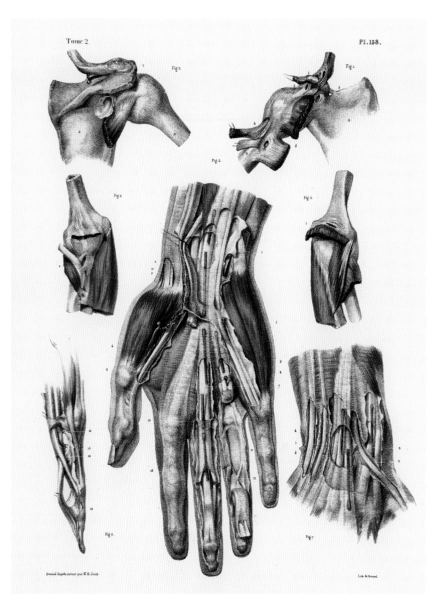

上肢的滑囊与滑液鞘
Bursae and synovial sheaths of the upper limb
Bourses et gaines synoviales du membre supérieur

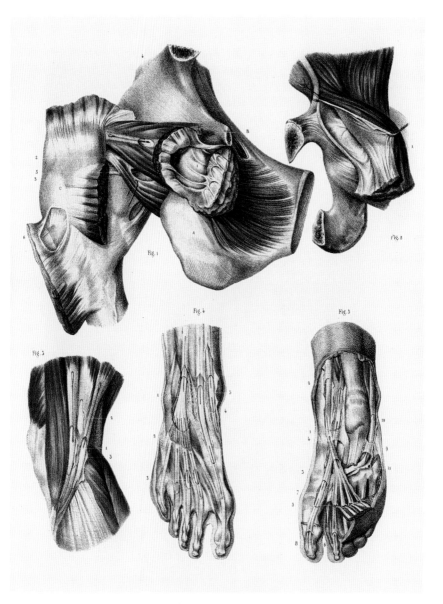

下肢的滑囊与滑液鞘
Bursae and synovial sheaths of the lower limb
Bourses et gaines synoviales du membre inférieur

Tome 3.

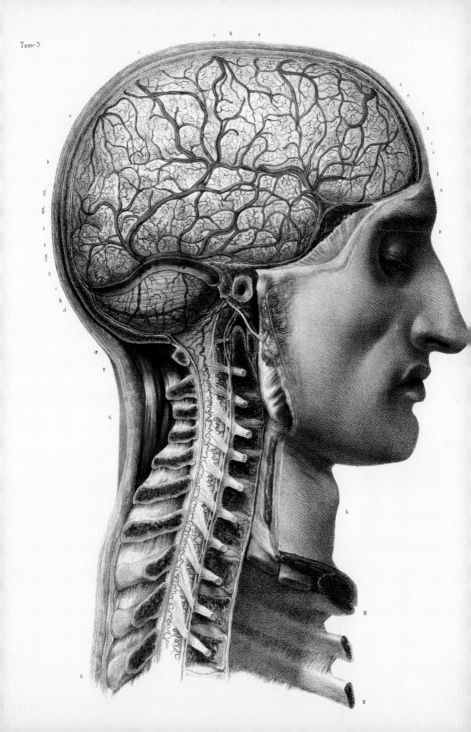

第 三 章

神经学:
中枢神经系统、周围神经系统
和自主神经系统
感觉器

NEVROLOGIA:
SYSTEMA NERVOSUM CENTRALE,
PERIPHERICUM, ET AUTONOMICUM.
ORGANA SENSUUM

NEUROLOGY:
CENTRAL, PERIPHERAL,
AND VEGETATIVE NERVOUS SYSTEM.
SENSORY ORGANS

NEVROLOGIE :
SYSTEME NERVEUX CENTRAL,
PERIPHERIQUE ET AUTONOME.
ORGANES DES SENS

左页
脑脊膜

Left page / Ci-contre
Meninges / Méninges

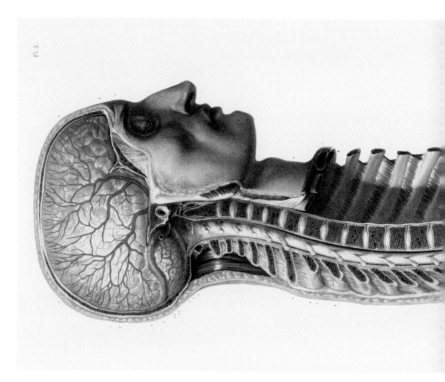

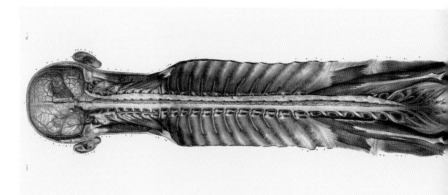

脑脊膜
Meninges / Méninges

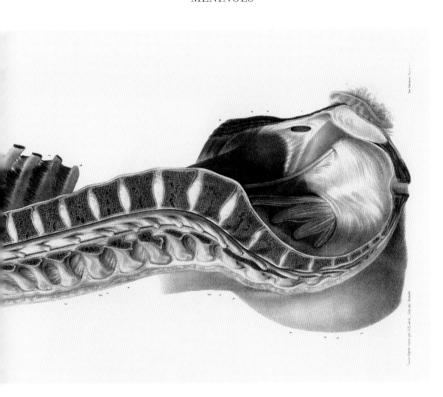

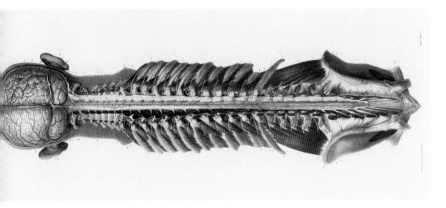

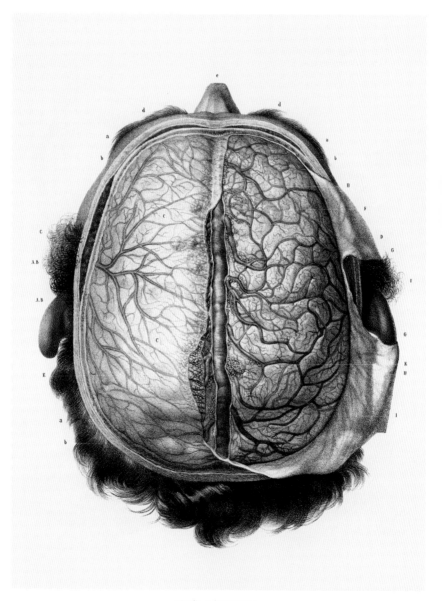

脑膜（颅脑膜）
Meninges of the brain or cranial meninges
Méninges de l'encéphale ou crâniennes

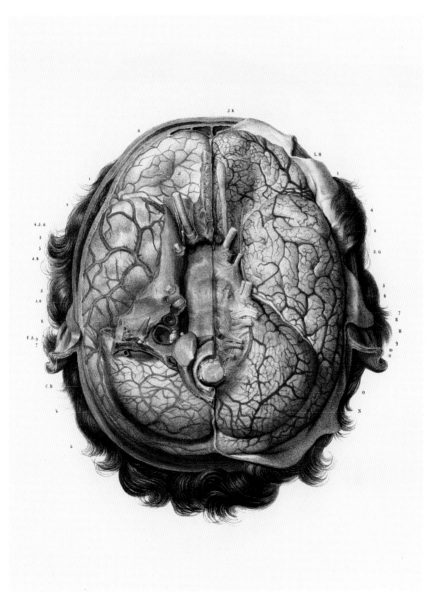

脑膜（颅脑膜）
Meninges of the brain or cranial meninges
Méninges de l'encéphale ou crâniennes

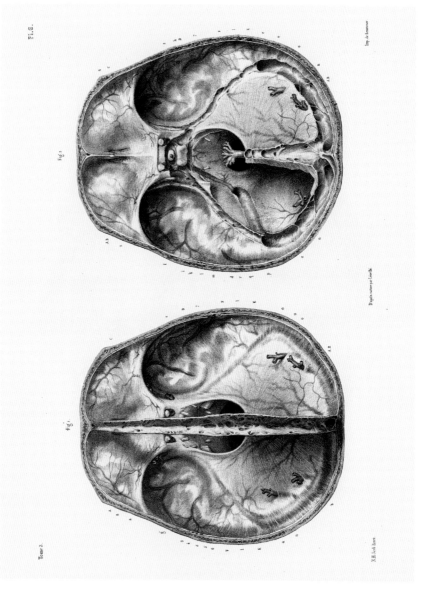

脑膜（颅脑膜）
Meninges of the brain or cranial meninges
Méninges de l'encéphale ou crâniennes

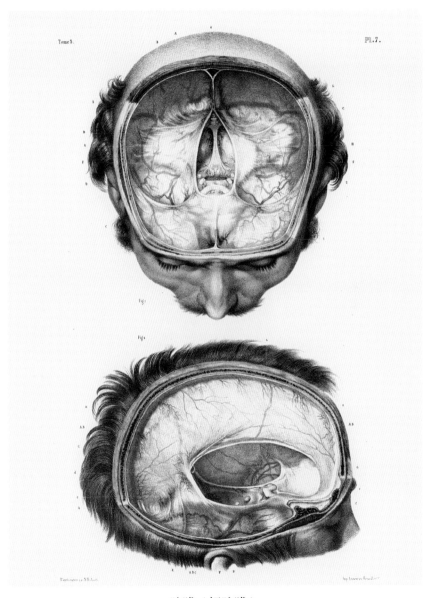

脑膜（颅脑膜）
Meninges of the brain or cranial meninges
Méninges de l'encéphale ou crâniennes

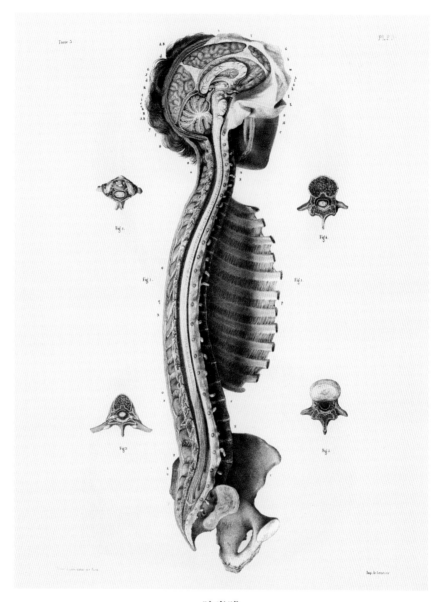

脑脊膜
Meninges / Méninges

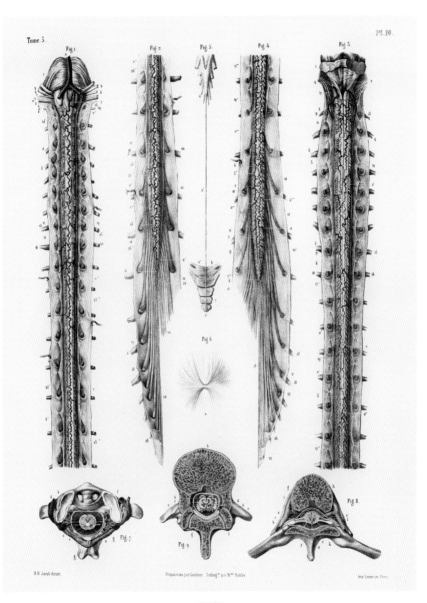

脊膜

Spinal meninges / Méninges spinales

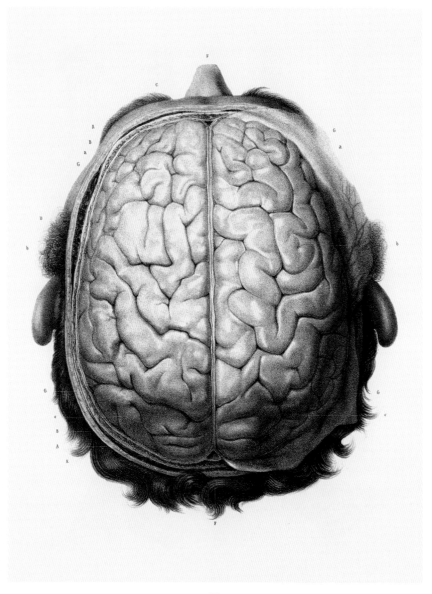

脑
Encephalon / Encéphale

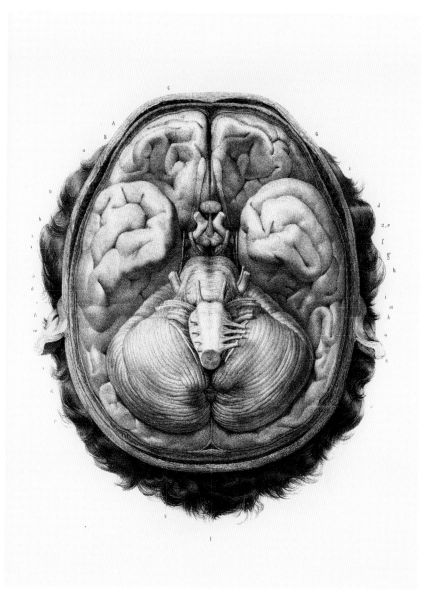

脳
Encephalon / Encéphale

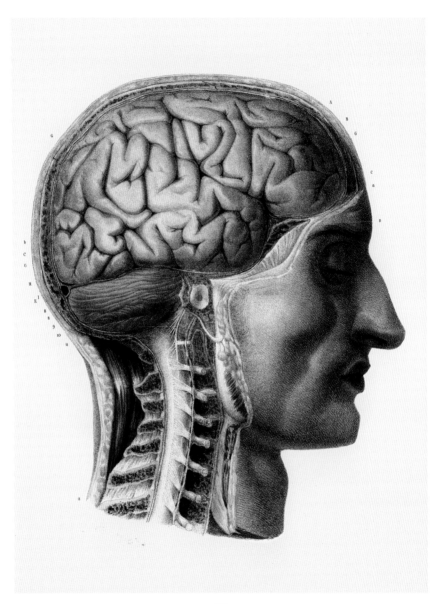

脳
Encephalon / Encéphale

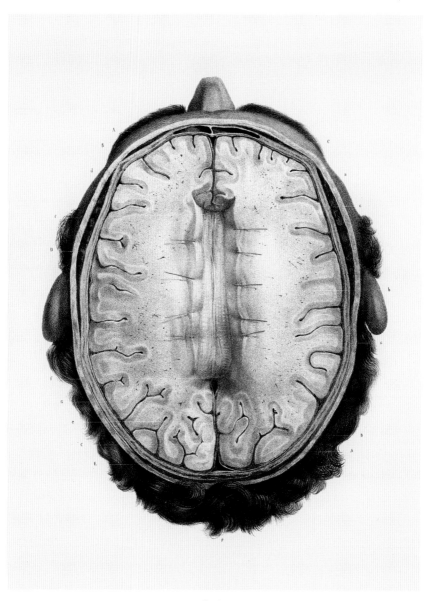

大脑
Brain / Cerveau

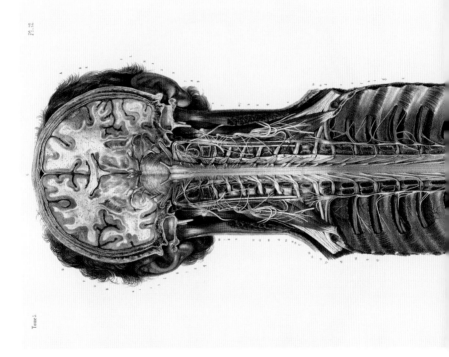

中枢神经系统
Central nervous system / Système nerveux central

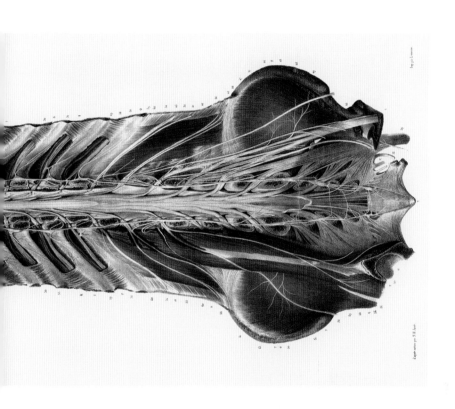

Imp. par Lemercier.

d'après nature par N.H. Jacob.

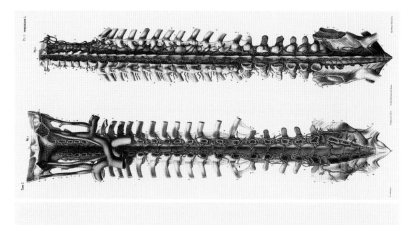

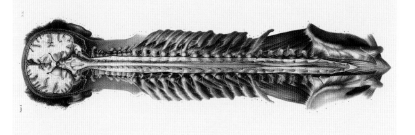

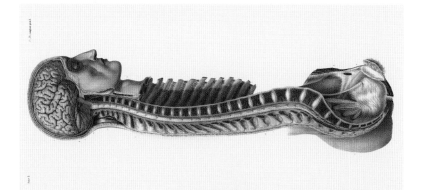

椎管和椎静脉丛
Vertebral canal and vertebral veinous plexuses / Central nervous system
Canal vertébral et plexus veineux vertébraux / Système nerveux central

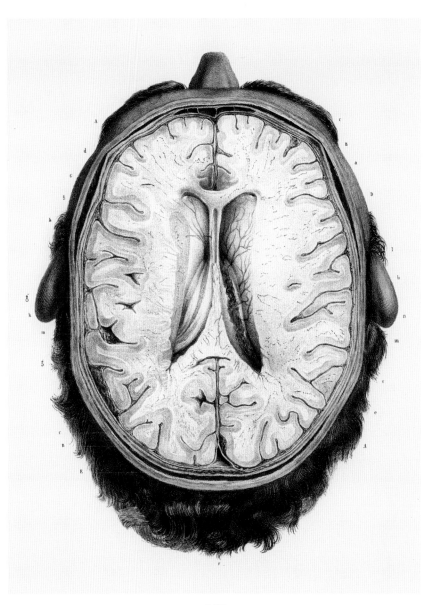

大脑
Brain / Cerveau

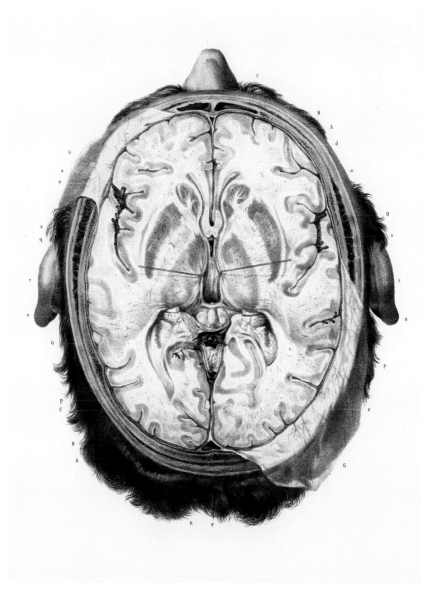

大脑
Brain / Cerveau

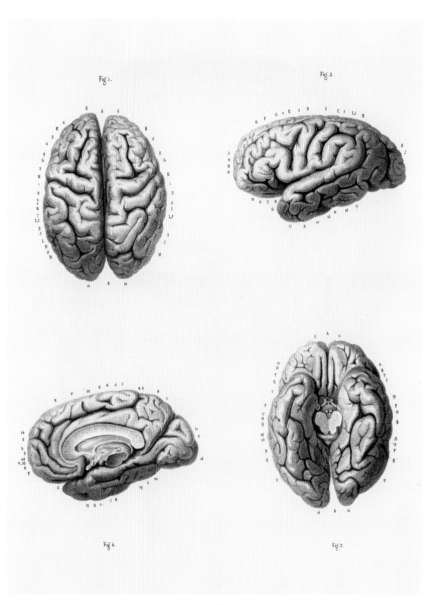

Fig.1.

Fig.2.

Fig.4.

Fig.3.

大脑
Brain / Cerveau

CEREBRUM

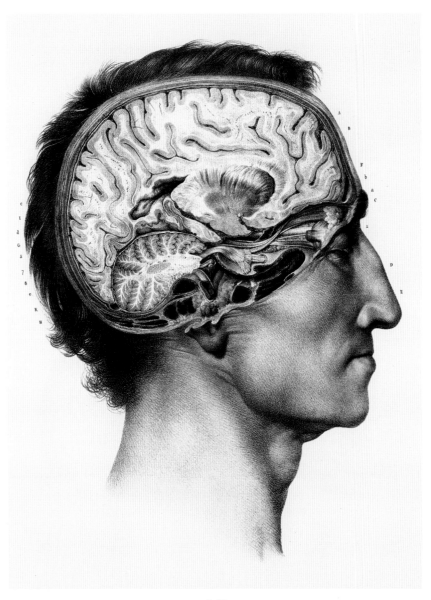

大脑
Brain / Cerveau

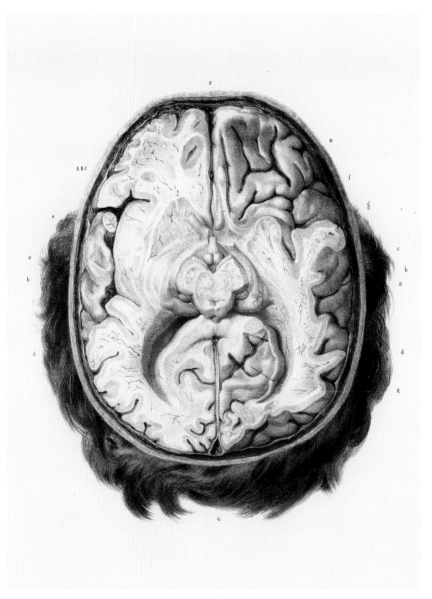

大脑
Brain / Cerveau

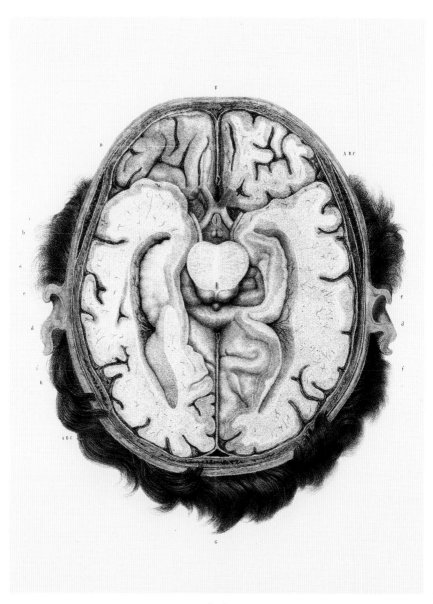

大脑
Brain / Cerveau

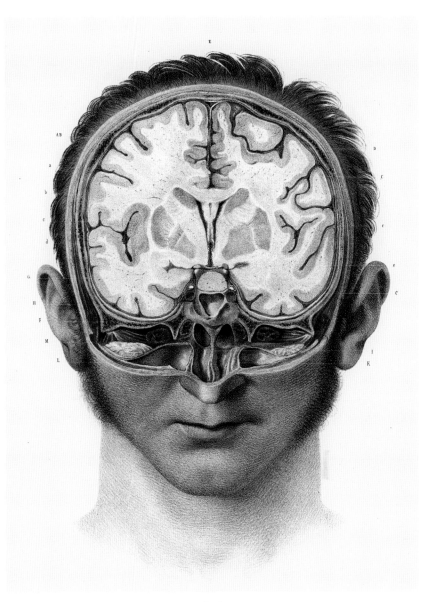

大脑
Brain / Cerveau

CEREBRUM

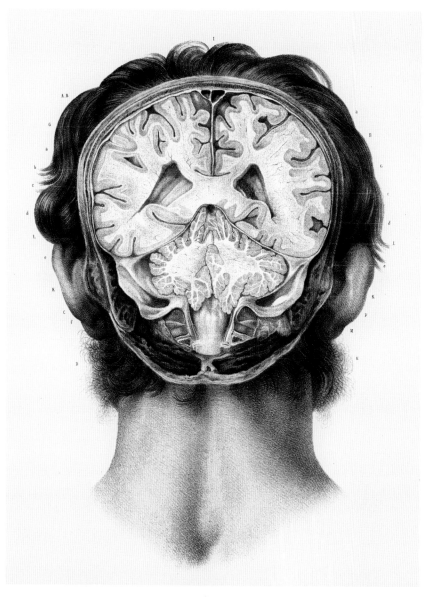

大脑
Brain / Cerveau

254

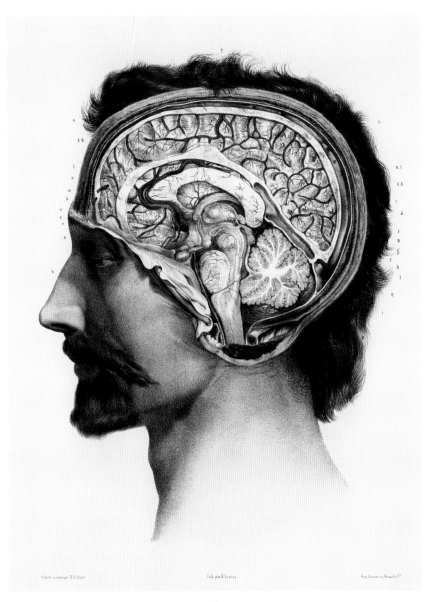

脑
Encephalon / Encéphale

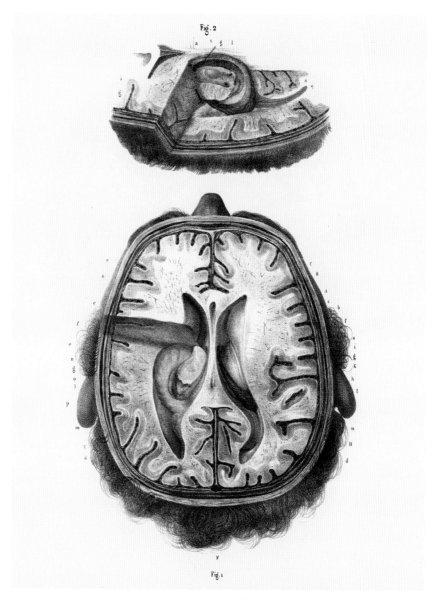

大脑：脑室
Brain: Cerebral ventricles / Cerveau : Ventricules cérébraux

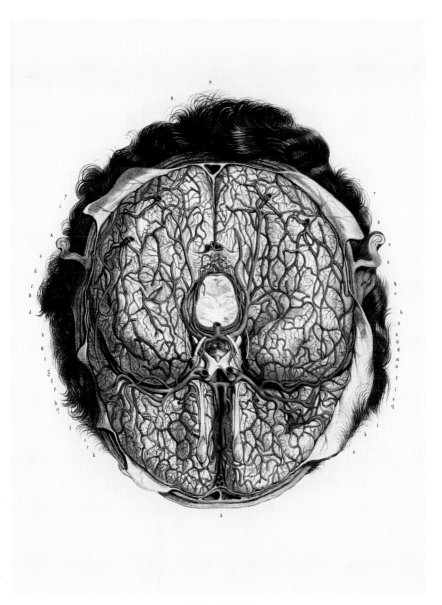

大脑：脑动脉
Brain: Cerebral arteries / Cerveau : Artères cérébrales

CEREBRUM: ARTERIAE CEREBRI

CEREBRUM: ARTERIAE CEREBRI

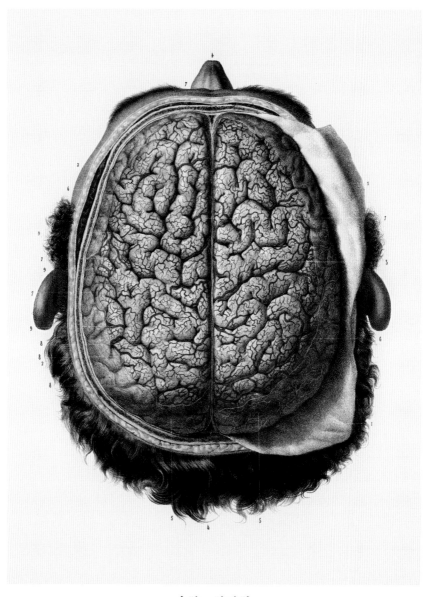

大脑：脑动脉
Brain: Cerebral arteries / Cerveau : Artères cérébrales

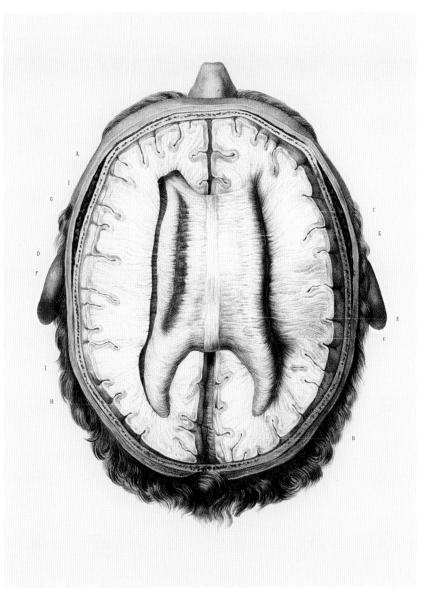

大脑：脑胼胝体
Brain: Corpus callosum / Cerveau : Corps calleux

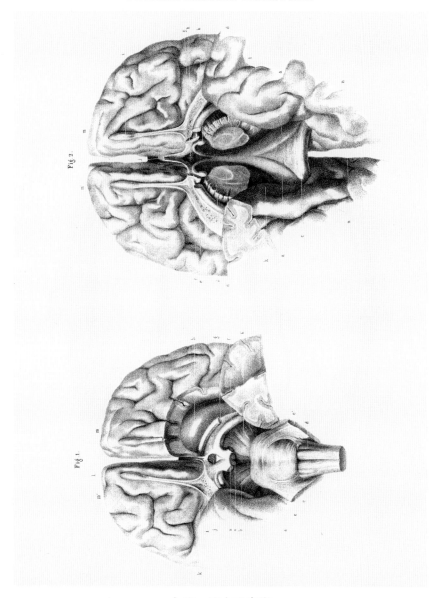

大脑：连合和穹窿
Brain: Commissures and fornix / Cerveau : Commissures et fornix

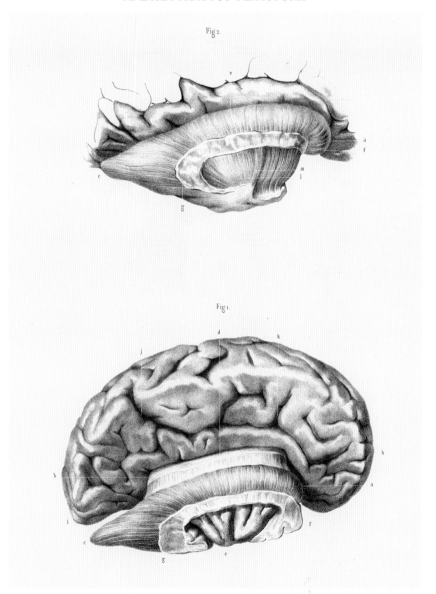

大脑：束和簇
Brain: Tractus and fascicles / Cerveau : Tractus et faisceaux

CEREBRUM: COMMISSURAE ET FORNIX, TRACTUS ET FASCICULI. APLASIA TRACTUS OLFACTORII

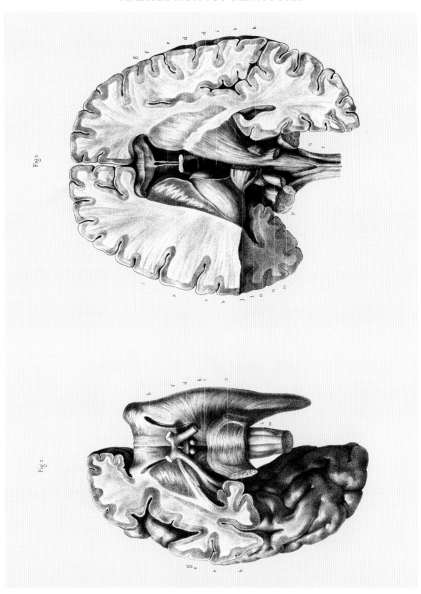

大脑：束和簇

Brain: Tractus and fascicles / Cerveau : Tractus et faisceaux

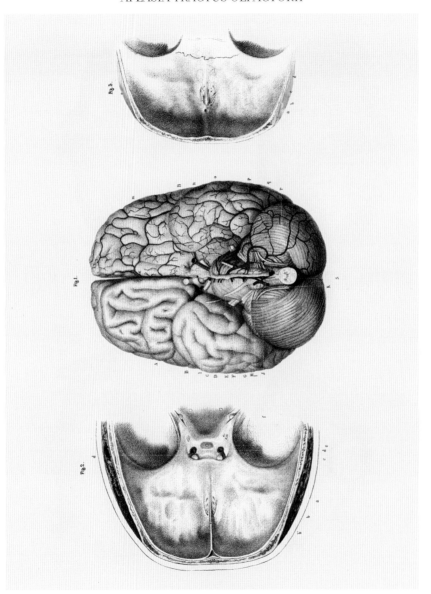

大脑：嗅束发育不全
Brain: Aplasia of the olfactory tract / Cerveau : Aplasie du tractus olfactif

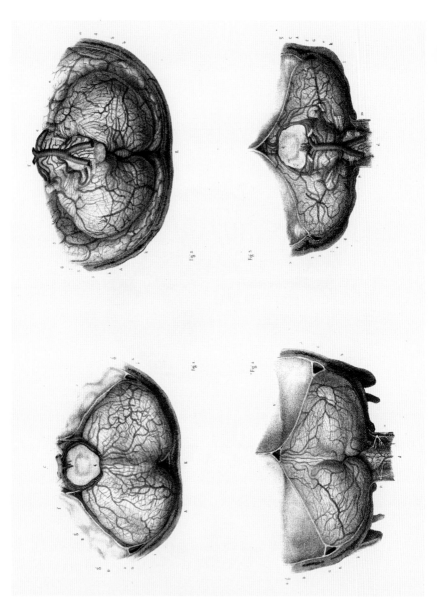

小脑：动脉和静脉
Cerebellum: Arteries and veins / Cervelet : Artères et veines

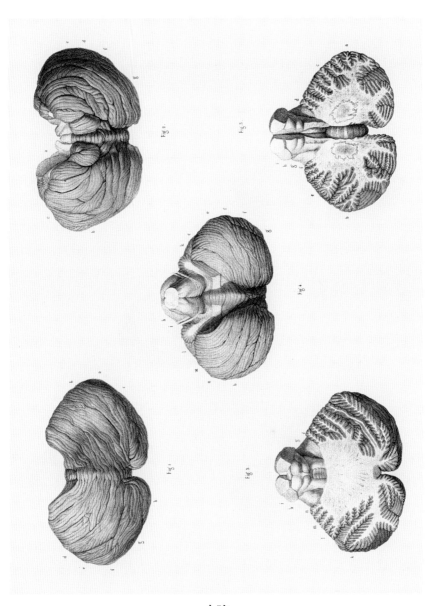

小脑
Cerebellum / Cervelet

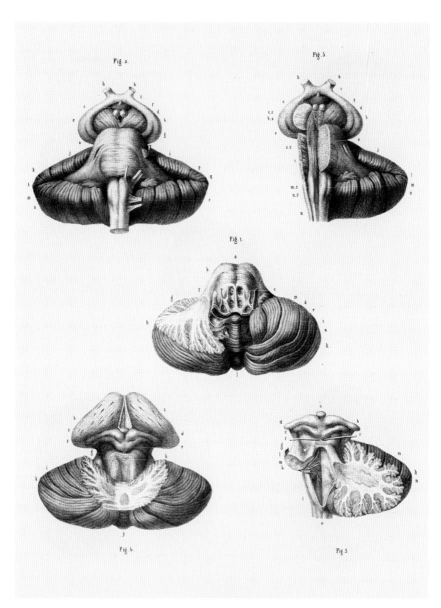

小脑和脑干
Cerebellum and brainstem / Cervelet et tronc cérébral

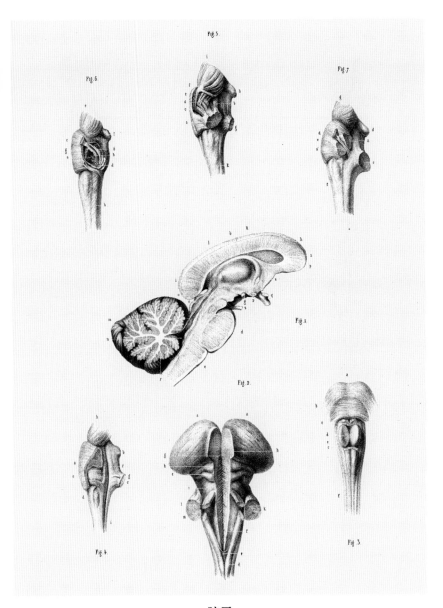

脳干
Brainstem / Tronc cérébral

MEDULLA SPINALIS: ARTERIAE

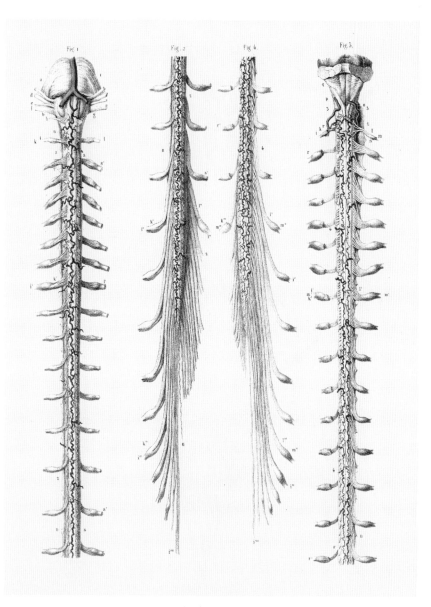

脊髓：动脉
Spinal cord: Arteries / Moelle spinale : Artères

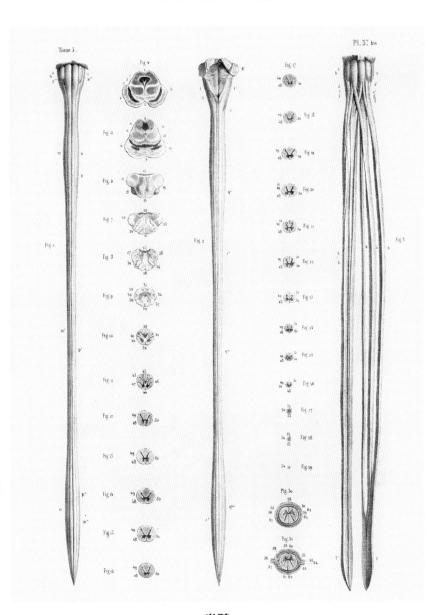

脊髓
Spinal cord / Moelle spinale

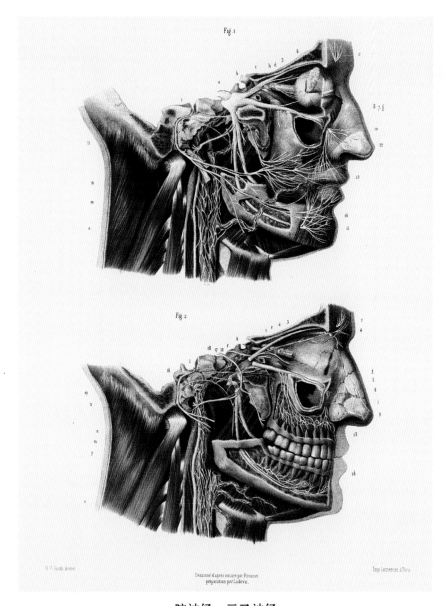

脑神经：三叉神经
Cranial nerves: Trigeminal nerve / Nerfs crâniens : Nerf trijumeau

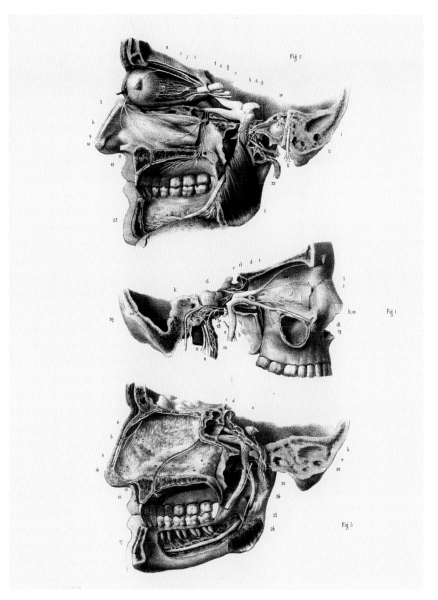

脑神经：三叉神经
Cranial nerves: Trigeminal nerve / Nerfs crâniens : Nerf trijumeau

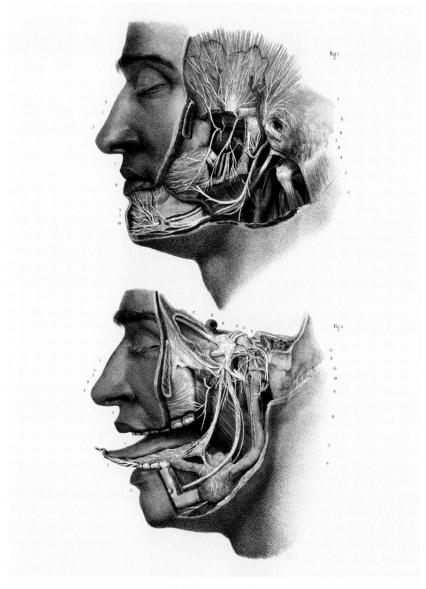

脑神经：三叉神经
Cranial nerves: Trigeminal nerve / Nerfs crâniens : Nerf trijumeau

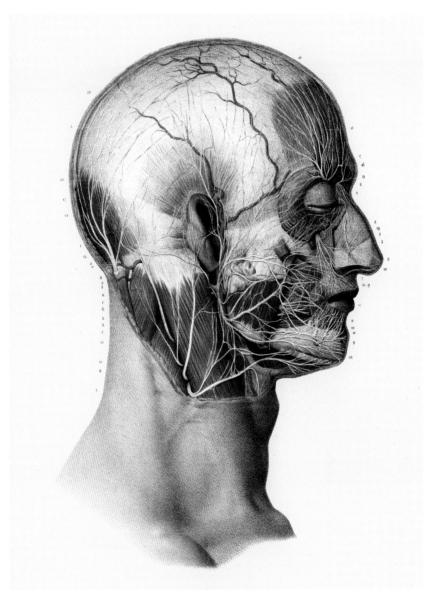

脑神经和颈神经
Cranial and cervical nerves / Nerfs crâniens et cervicaux

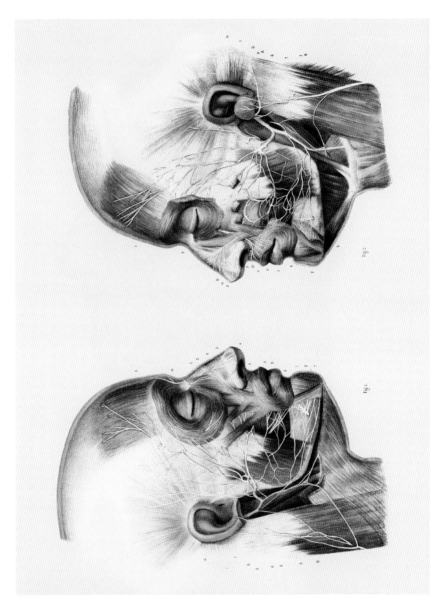

脑神经：面神经
Cranial nerves: Facial nerve / Nerfs crâniens : Nerf facial

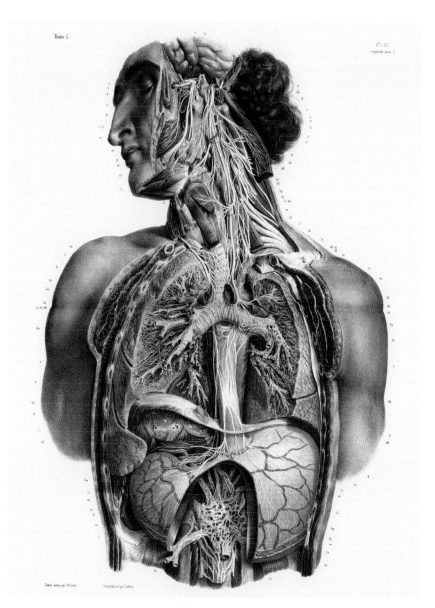

脑神经：迷走神经
Cranial nerves: Vagus nerve / Nerfs crâniens : Nerf vague

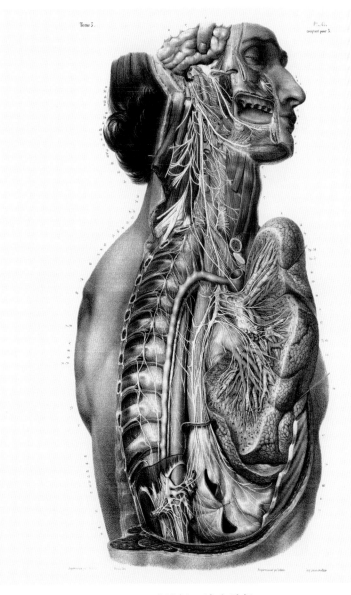

脑神经：迷走神经
Cranial nerves: Vagus nerve / Nerfs crâniens : Nerf vague

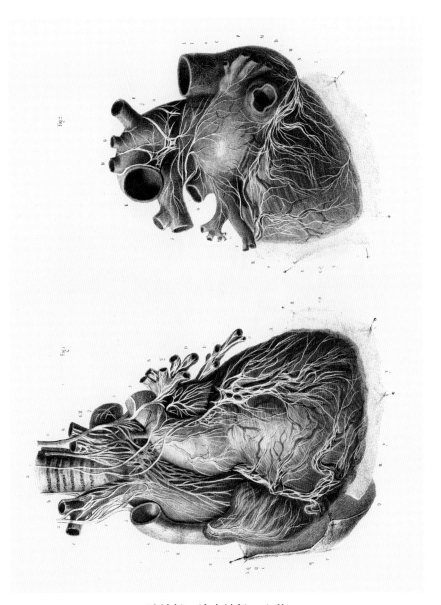

脑神经：迷走神经—心丛
Cranial nerves: Vagus nerve – Cardiac plexus
Nerfs crâniens : Nerf vague – Plexus cardiaque

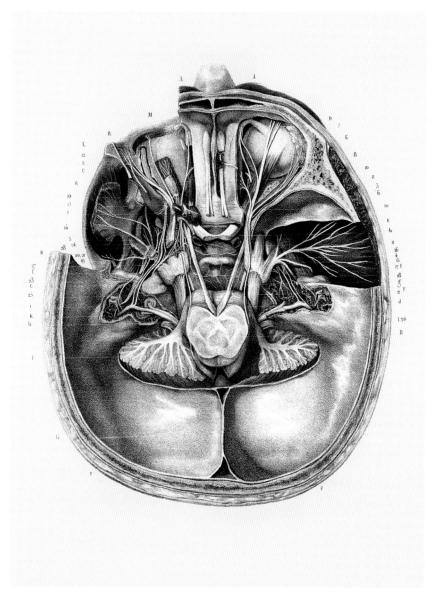

脑神经
Cranial nerves / Nerfs crâniens

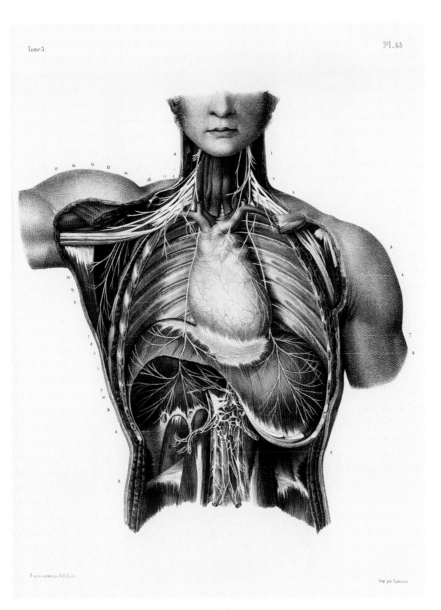

膈神经
Phrenic nerve / Nerf phrénique

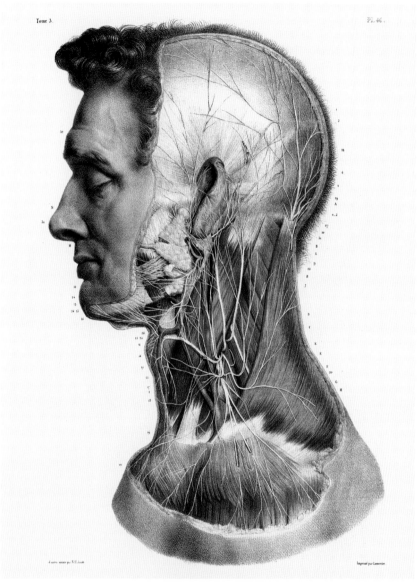

颈部神经。颈丛
Nerves of the neck. Cervical plexus / Nerfs du cou. Plexus cervical

NERVI COLLI – PLEXUS CERVICALIS. ANATOMIA MICROSCOPICA
NERVI CRANII, PLEXUS COELIACI, ET PLEXI OESOPHAGEI

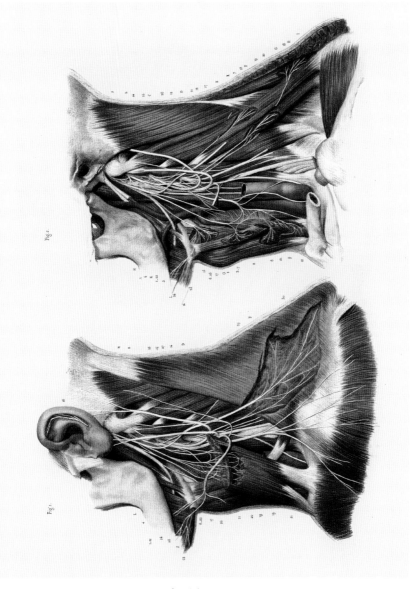

颈部神经—颈丛

Nerves of the neck – cervical plexus / Nerfs du cou – Plexus cervical

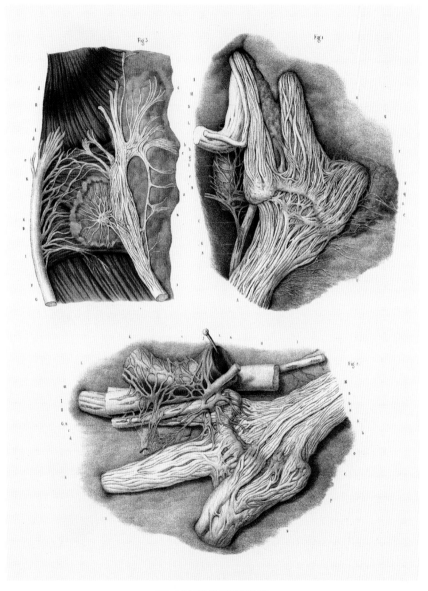

三叉神经的显微结构
Microscopic anatomy of the trigeminal nerve
Anatomie microscopique du nerf trijumeau

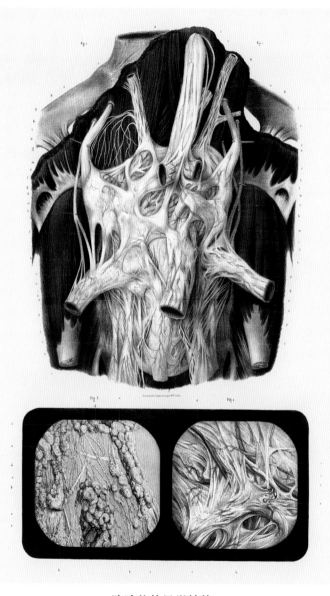

腹腔丛的显微结构
Microscopic anatomy of the cœliac plexus
Anatomie microscopique du plexus cœliaque

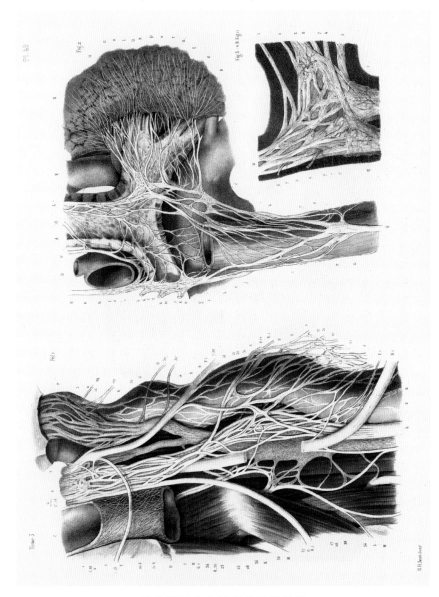

迷走神经和食管丛的显微结构
Microscopic anatomy of the vagus nerve and the œsophageal plexus
Anatomie microscopique du nerf vague et du plexus œsophagien

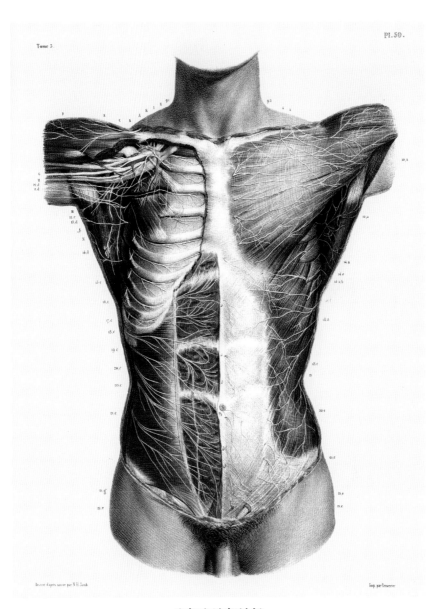

胸部和腹部神经
Thoracic and abdominal nerves / Nerfs du thorax et de l'abdomen

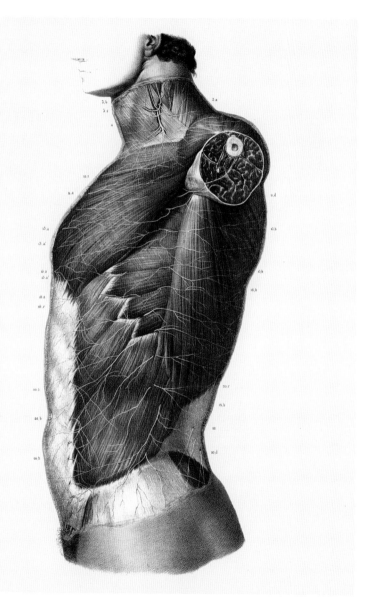

胸部和腹部神经
Thoracic and abdominal nerves / Nerfs du thorax et de l'abdomen

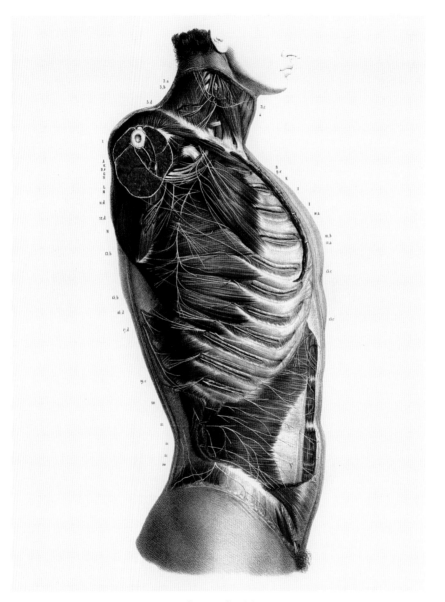

胸部和腹部神经
Thoracic and abdominal nerves / Nerfs du thorax et de l'abdomen

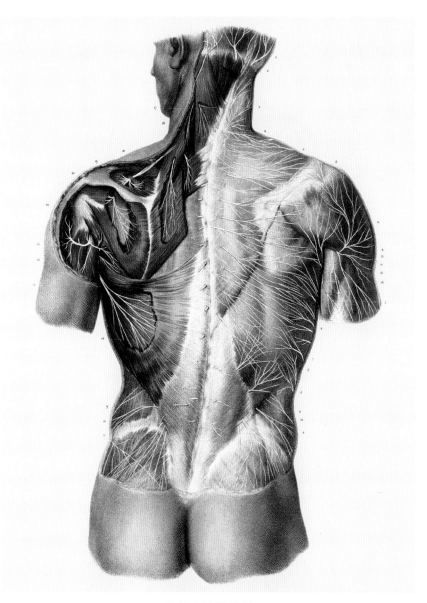

胸部和腹部神经
Thoracic and abdominal nerves / Nerfs du thorax et de l'abdomen

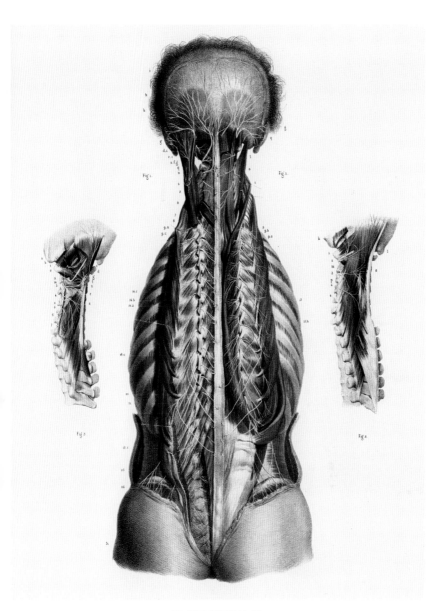

胸部和腹部神经
Thoracic and abdominal nerves / Nerfs du thorax et de l'abdomen

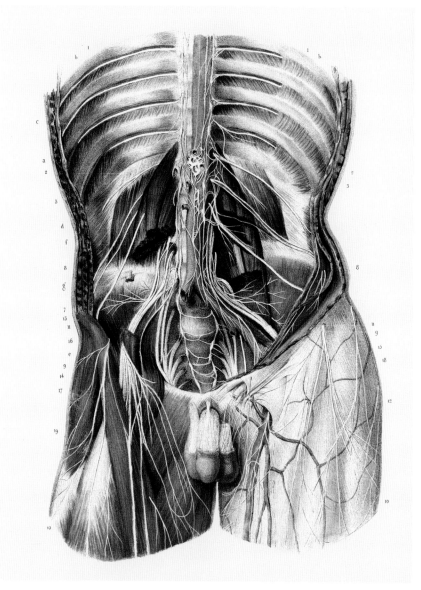

腰骶丛
Lumbo-sacral plexus / Plexus lombo-sacré

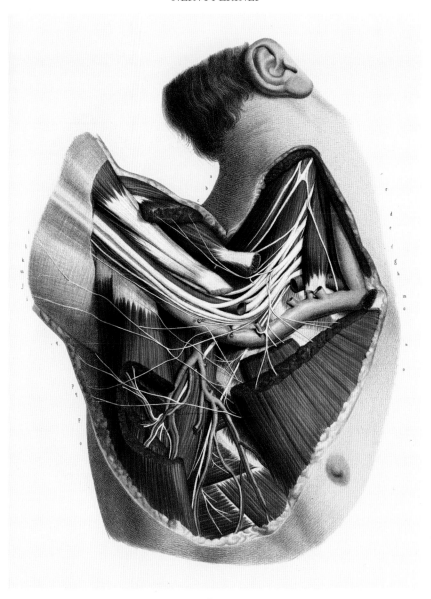

臂丛
Brachial plexus / Plexus brachial

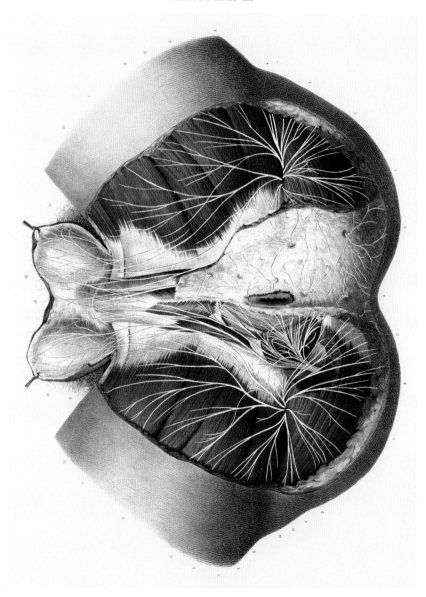

会阴神经
Perineal nerves / Nerfs du périnée

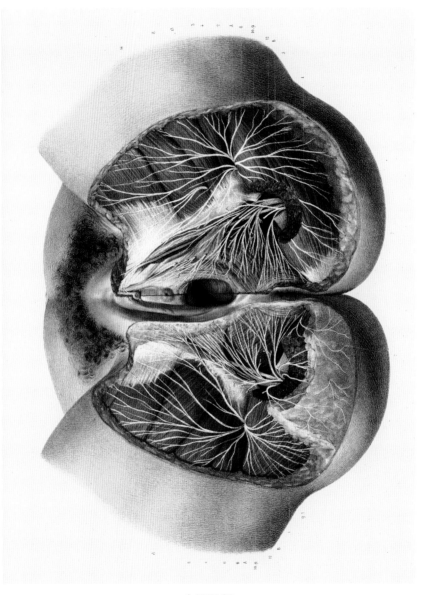

会阴神经
Perineal nerves / Nerfs du périnée

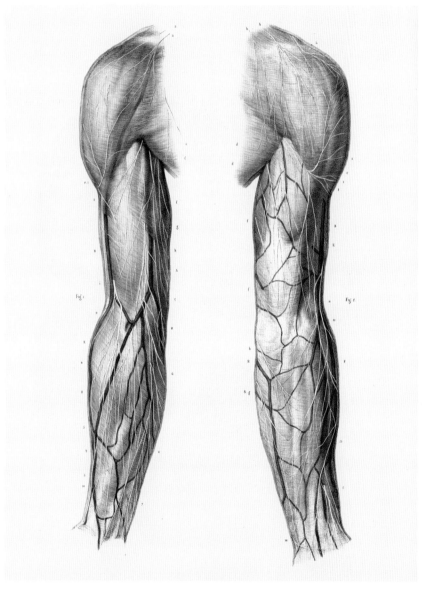

上肢皮神经
Cutaneous nerves of the upper limb / Nerfs cutanés du membre supérieur

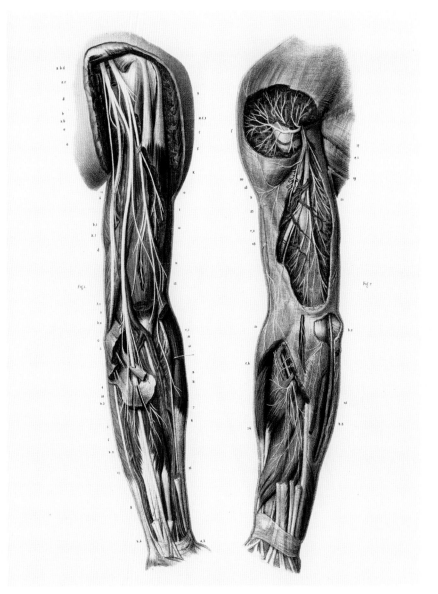

上肢神经
Nerves of the upper limb / Nerfs du membre supérieur

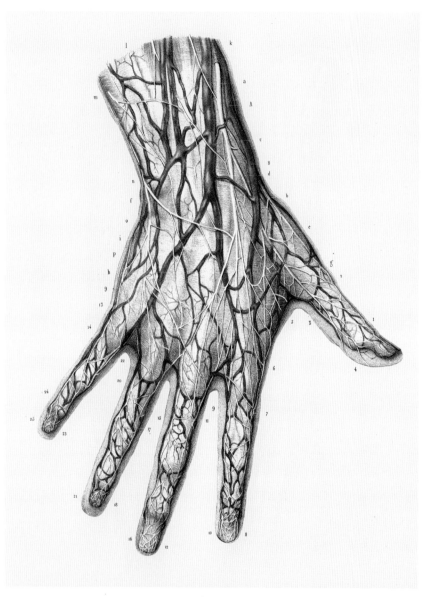

手部神经
Nerves of the hand / Nerfs de la main

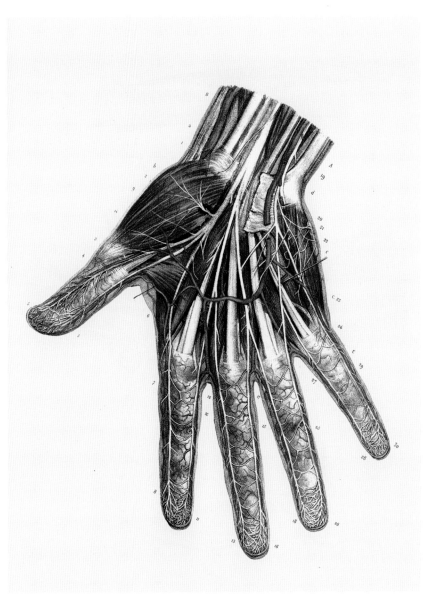

手部神经
Nerves of the hand / Nerfs de la main

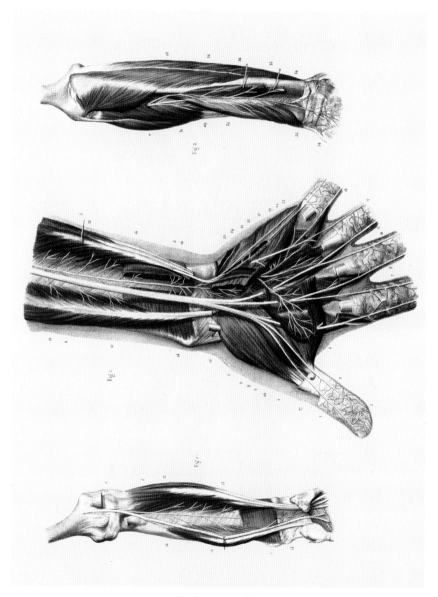

前臂和手的神经
Nerves of the forearm and the hand / Nerfs de l'avant-bras et de la main

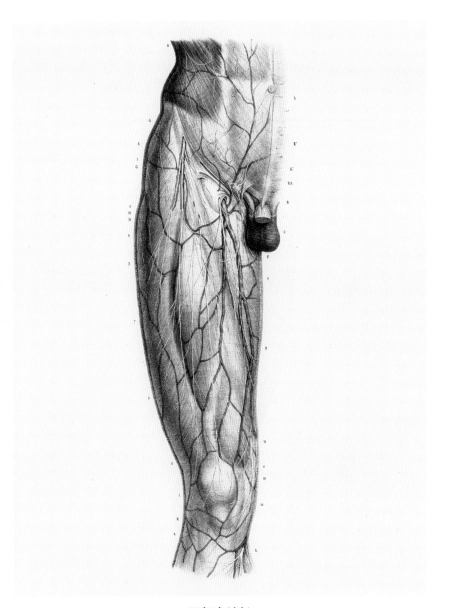

股部皮神经
Cutaneous nerves of the thigh / Nerfs cutanés de la cuisse

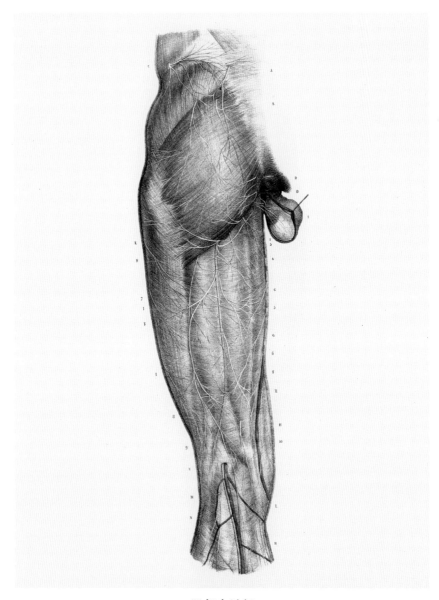

股部皮神经
Cutaneous nerves of the thigh / Nerfs cutanés de la cuisse

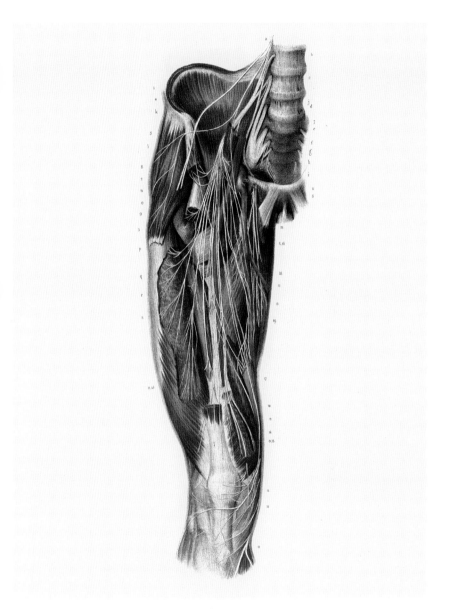

股部神经
Nerves of the thigh / Nerfs de la cuisse

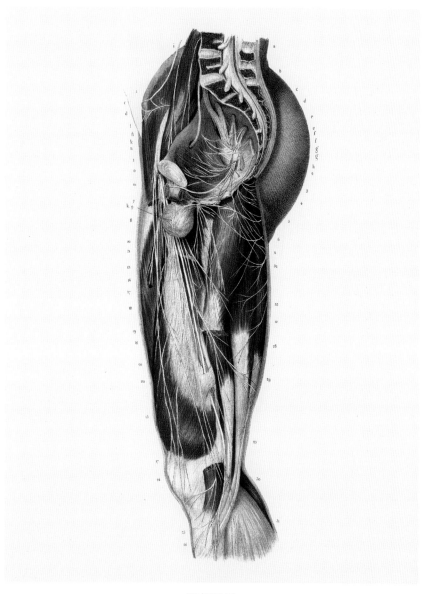

股部神经
Nerves of the thigh / Nerfs de la cuisse

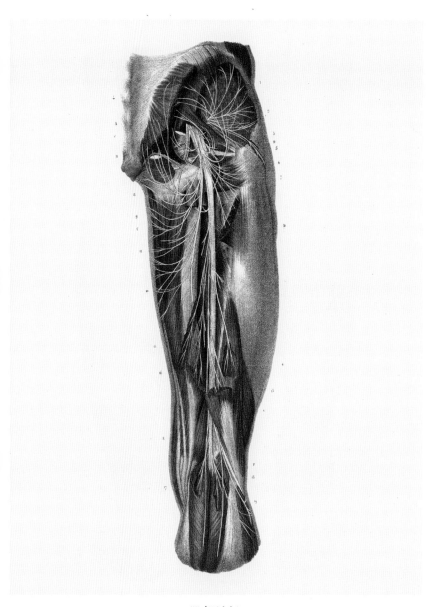

股部神经
Nerves of the thigh / Nerfs de la cuisse

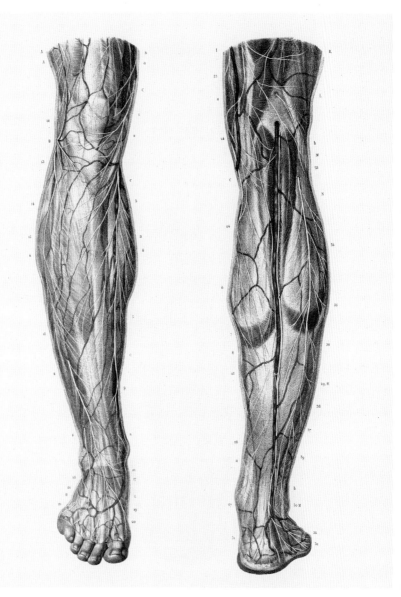

小腿和足的皮神经
Cutaneous nerves of the leg and the foot / Nerfs cutanés de la jambe et du pied

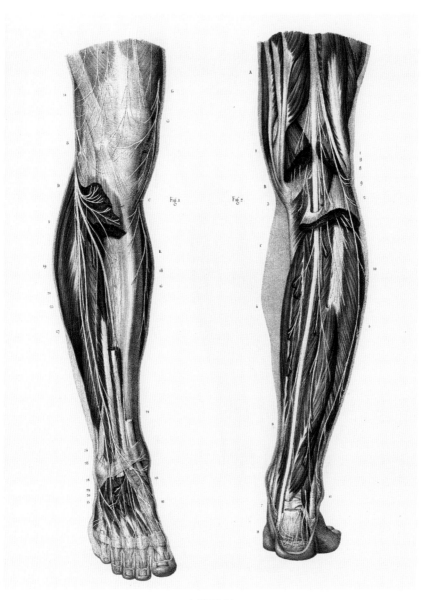

小腿神经
Nerves of the leg / Nerfs de la jambe

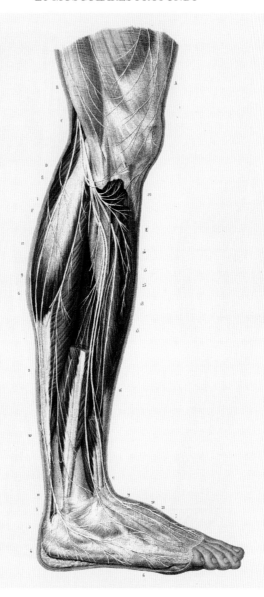

小腿神经
Nerves of the leg / Nerfs de la jambe

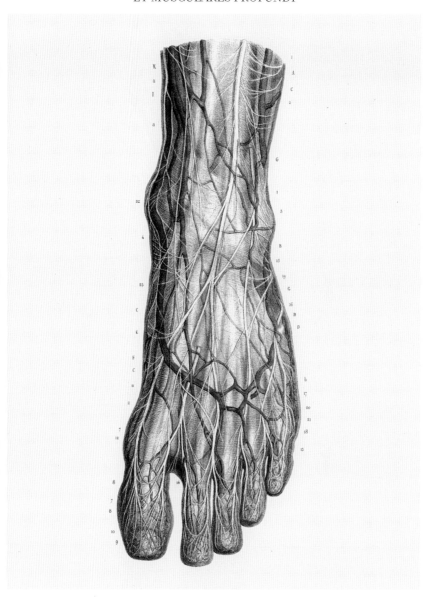

足部皮神经
Cutaneous nerves of the foot / Nerfs cutanés du pied

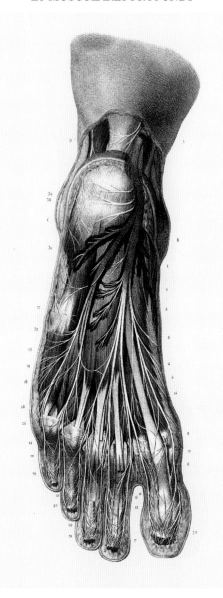

足部神经
Nerves of the foot / Nerfs du pied

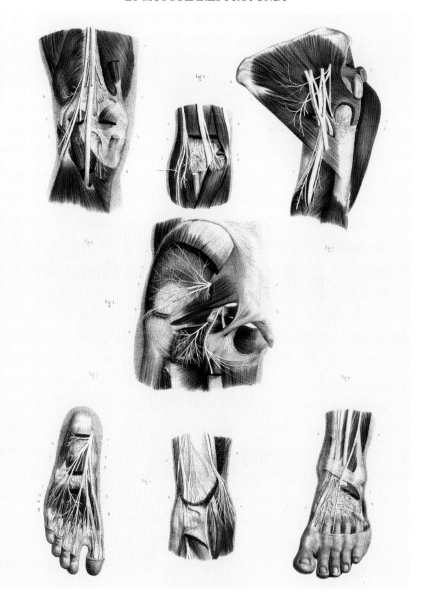

关节和深层肌神经

Articular and deep muscular nerves / Nerfs articulaires et musculaires profonds

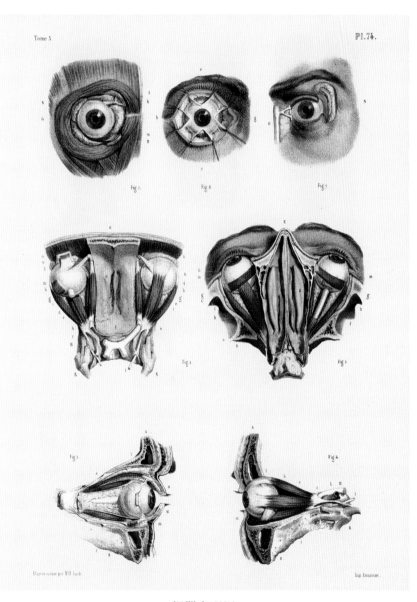

视器和眶区
Organ of vision and orbital region: Muscles
Organe de la vision et région orbitaire : Muscles

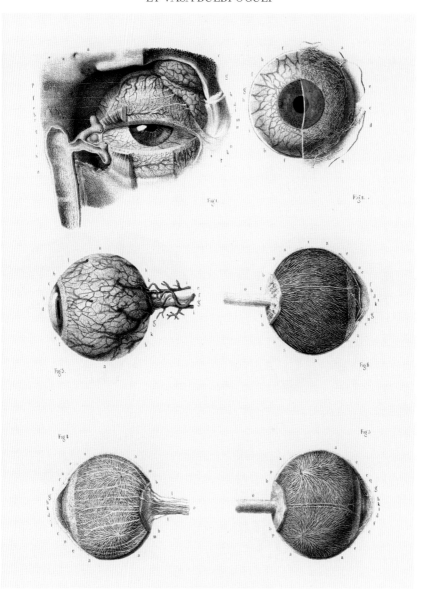

视器：泪器和眼球血管
Organ of vision: Lacrimal apparatus and vessels of the ocular globe
Organe de la vision : Appareil lacrymal et vaisseaux du globe oculaire

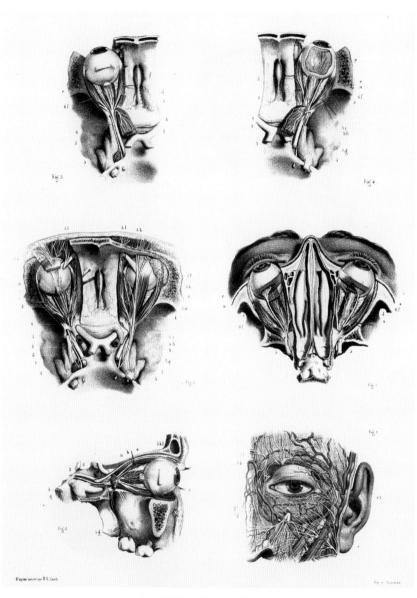

视器和眶区：神经
Organ of vision and orbital region: Nerves
Organe de la vision et région orbitaire : Nerfs

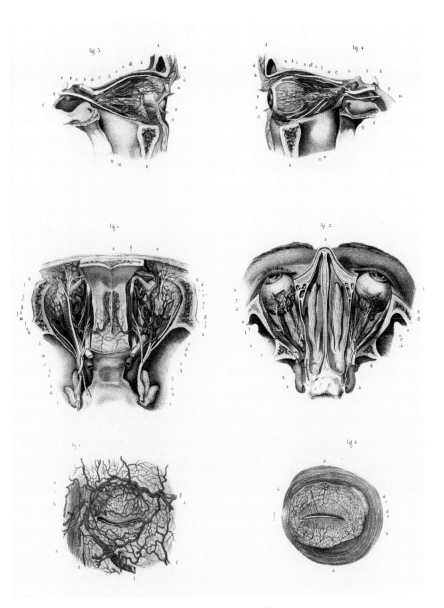

视器和眶区：动脉和静脉
Organ of vision and orbital region: Arteries and veins
Organe de la vision et région orbitaire : Artères et veines

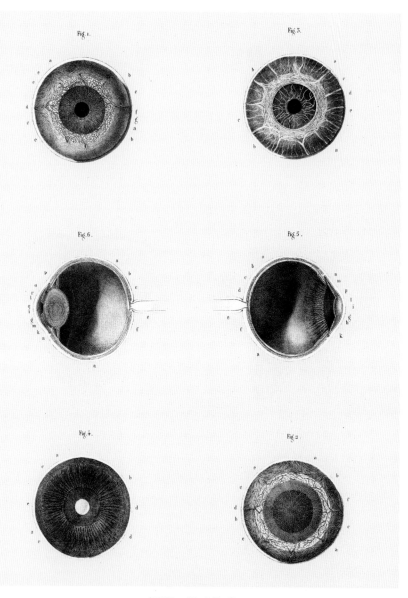

视器：眼球构造
Organ of vision: Structure of the ocular globe
Organe de la vision : Structure du globe oculaire

ORGANUM VISUS: ANATOMIA MICROSCOPICA

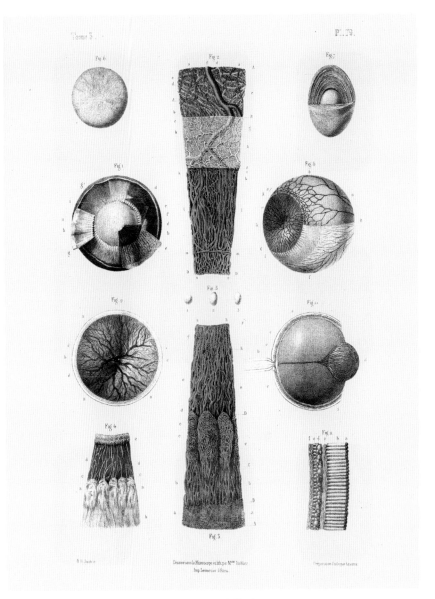

视器：眼球构造
Organ of vision: Microscopic structure
Organe de la vision : Anatomie microscopique

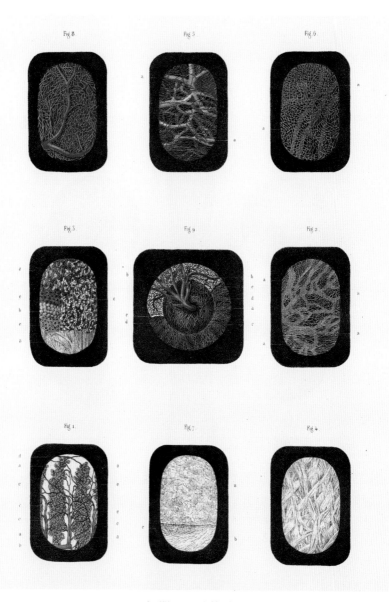

视器：眼球构造
Organ of vision: Microscopic structure
Organe de la vision : Anatomie microscopique

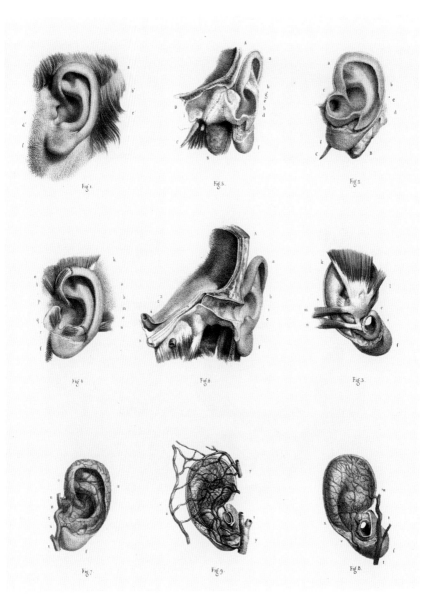

听器：外耳
Organ of hearing: External ear / Organe de l'audition : Oreille externe

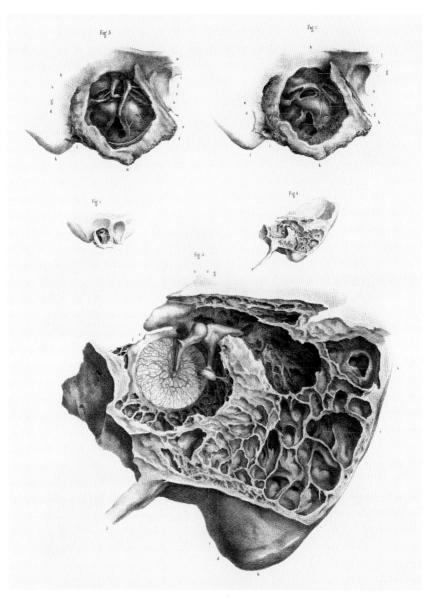

听器：外耳
Organ of hearing: Middle ear / Organe de l'audition : Oreille moyenne

ORGANUM AUDITUS: AURIS MEDIA
ET OSSICULA AUDITUS

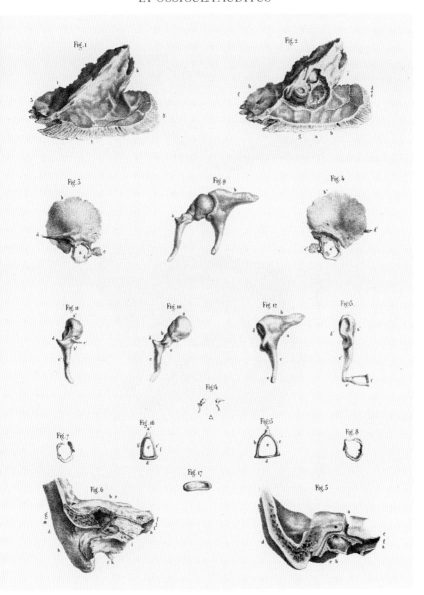

听器：中耳和听小骨
Organ of hearing: Middle ear and ossicles of the ear
Organe de l'audition : Oreille moyenne et osselets de l'ouïe

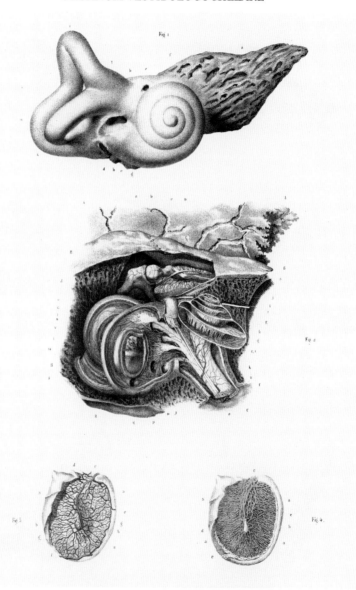

听器：内耳。前庭蜗器
Organ of hearing: Inner ear. Vestibulocochlear organ
Organe de l'audition : Oreille interne. Organe vestibulo-cochléaire

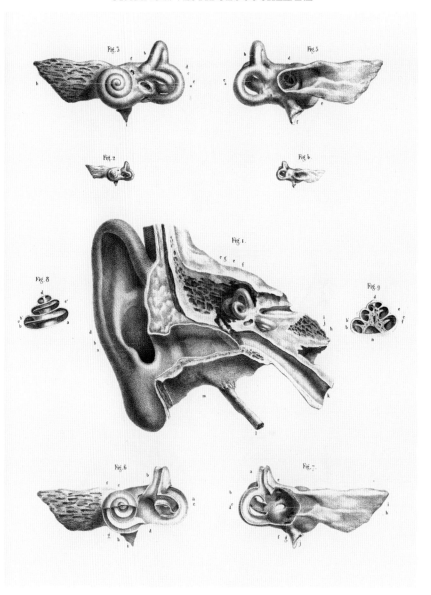

听器：内耳。前庭蜗器
Organ of hearing: Inner ear. Vestibulocochlear organ
Organe de l'audition : Oreille interne. Organe vestibulo-cochléaire

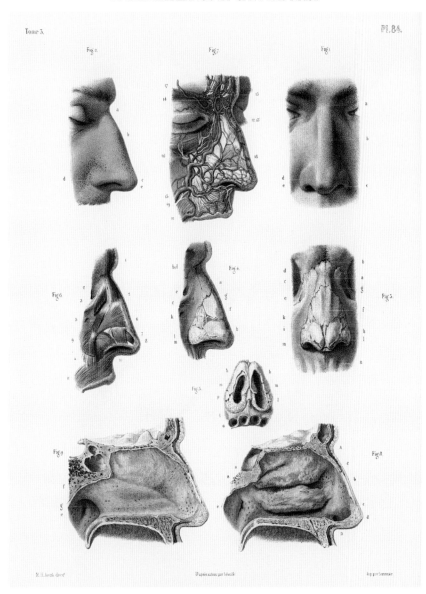

嗅器：鼻和鼻腔
Organ of smell: Nose and nasal cavity
Organe de l'olfaction : Nez et cavité nasale

ORGANUM OLFACTUS:
CAVITAS NASI ET VASA

Pl.85.

嗅器：鼻腔和血管
Organ of smell: Nasal cavity and vessels
Organe de l'olfaction : Cavité nasale et vaisseaux

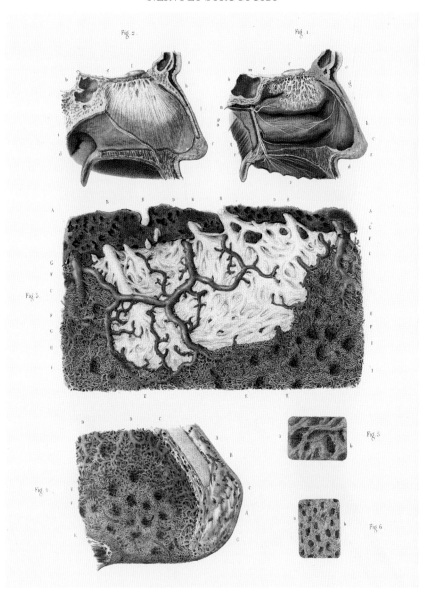

嗅器：神经和构造
Organ of smell: Nerves and structure
Organe de l'olfaction : Nerfs et structure

ORGANUM GUSTUS:
NERVI CAVITATIS ORIS ET LINGUAE

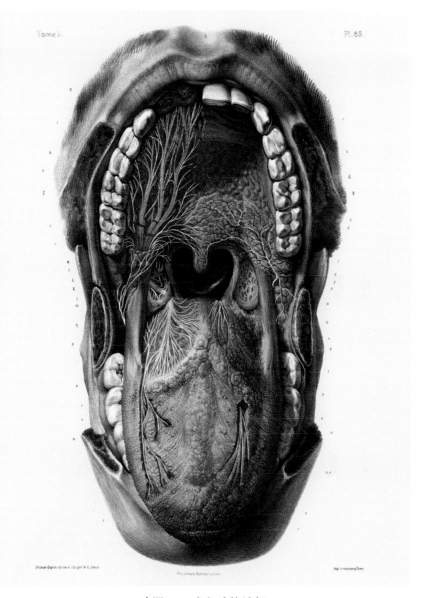

味器：口腔和舌的神经
Organ of taste: Nerves of the oral cavity and the tongue
Organe du goût : Nerfs de la cavité orale et de la langue

ORGANUM GUSTUS: ANATOMIA MICROSCOPICA PAPILLARUM LINGUALIUM. ORGANUM TACTUS: ANATOMIA MICROSCOPICA CUTIS ET PILORUM

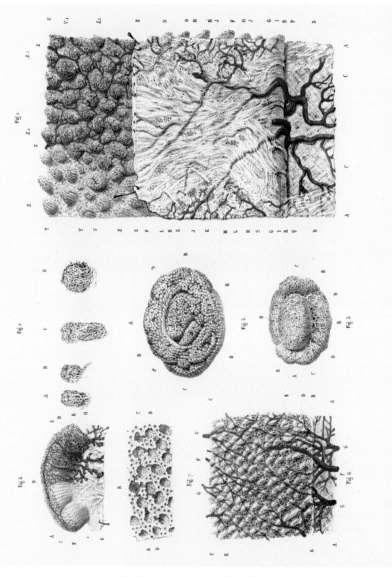

味器：舌乳头的显微结构

Organ of taste: Microscopic anatomy of the papillae of the tongue

Organe du goût : Anatomie microscopique des papilles linguales

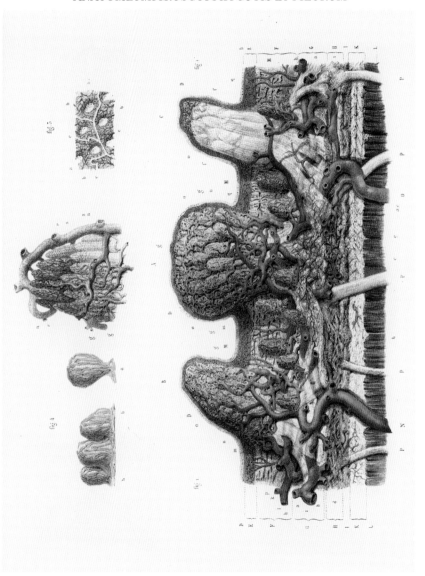

味器：舌乳头的显微结构
Organ of taste: Microscopic anatomy of the papillae of the tongue
Organe du goût : Anatomie microscopique des papilles linguales

ORGANUM GUSTUS: ANATOMIA MICROSCOPICA PAPILLARUM LINGUALIUM. ORGANUM TACTUS: ANATOMIA MICROSCOPICA CUTIS ET PILORUM

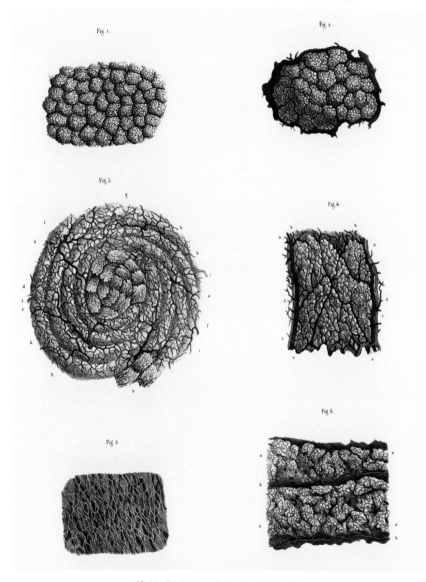

接触感受器：皮肤的显微结构
Organ of feeling: Microscopic anatomy of the skin
Organe du tact : Anatomie microscopique de la peau

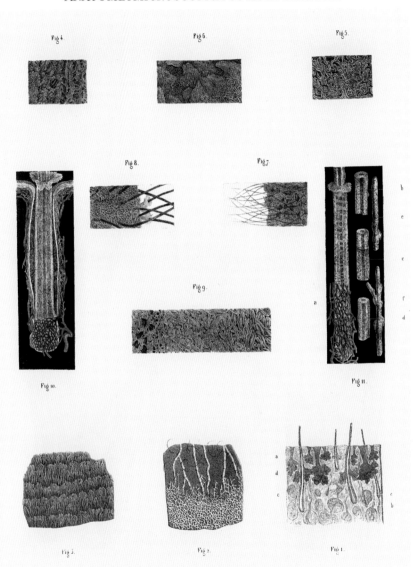

接触感受器：皮肤和毛发的显微结构
Organ of feeling: Microscopic anatomy of the skin and hair
Organe du tact : Anatomie microscopique de la peau et des poils

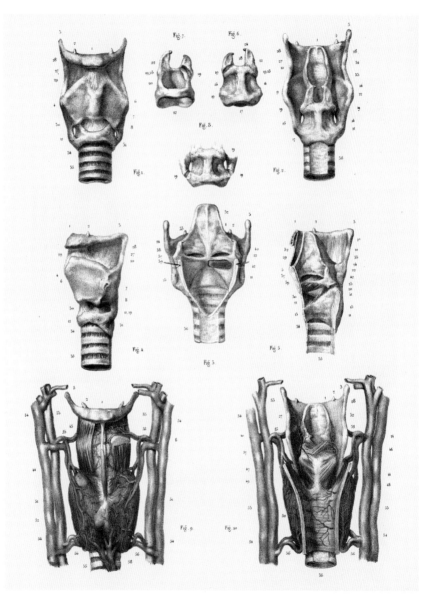

发声器：喉
Organ of phonation: Larynx / Organe de la phonation : Larynx

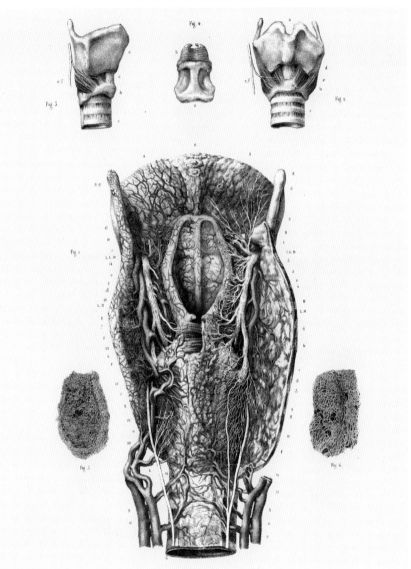

发声器：喉

Organ of phonation: Larynx / Organe de la phonation : Larynx

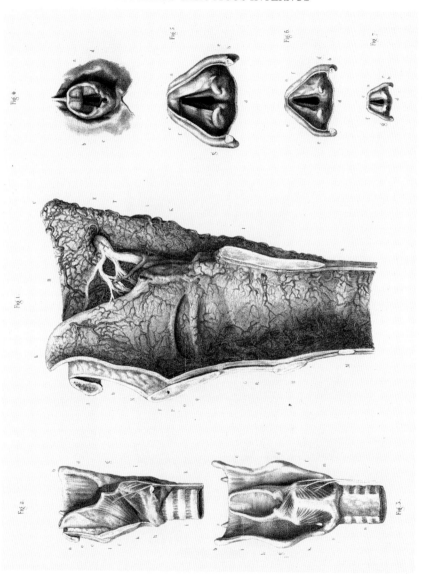

发声器：喉

Organ of phonation: Larynx / Organe de la phonation : Larynx

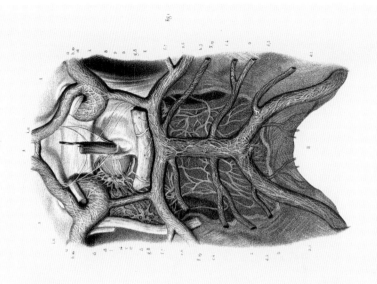

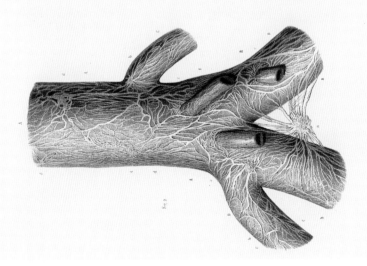

自主神经系统：大脑动脉环丛
Autonomic nervous system: Plexus of the arterial circle of the brain
Système nerveux autonome : Plexus du cercle artériel du cerveau

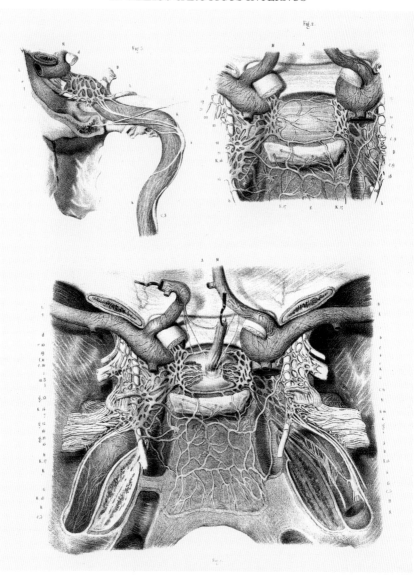

自主神经系统：颈内动脉丛
Autonomic nervous system: Plexus of the internal carotid artery
Système nerveux autonome : Plexus carotidien interne

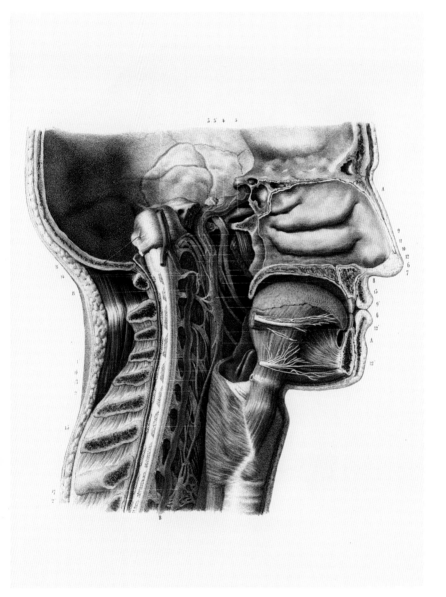

自主神经系统：颈交感干
Autonomic nervous system: Cervical sympathetic trunk
Système nerveux autonome : Tronc sympathique cervical

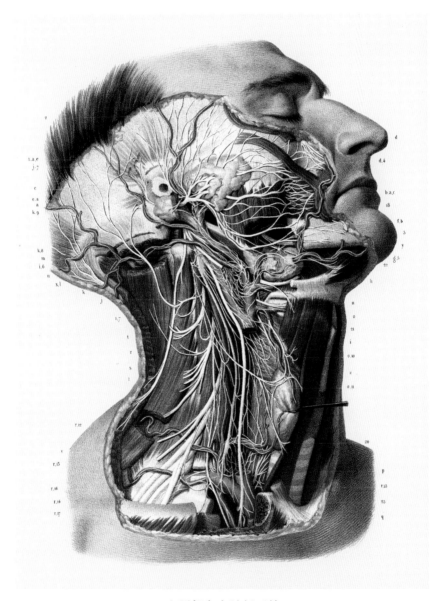

头颈部自主神经系统
Autonomic nervous system of the head and neck
Système nerveux autonome de la tête et cou

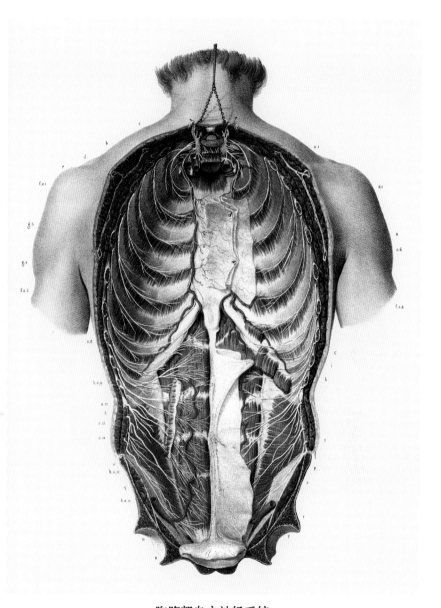

胸腹部自主神经系统
Autonomic nervous system of the thorax and abdomen
Système nerveux autonome du thorax et de l'abdomen

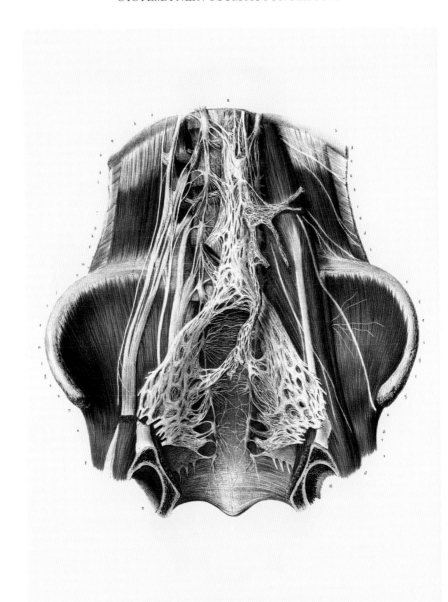

腹部和盆部的自主神经系统
Autonomic nervous system of the abdomen and pelvis
Système nerveux autonome de l'abdomen et du pelvis

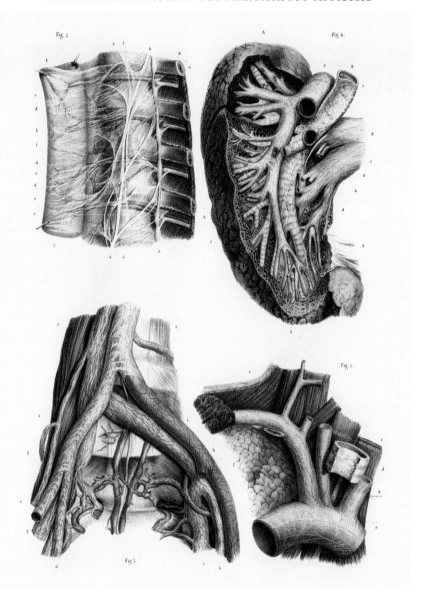

自主神经系统：血管的神经
Autonomic nervous system: Nerves of the vessels
Système nerveux autonome : Nerfs des vaisseaux

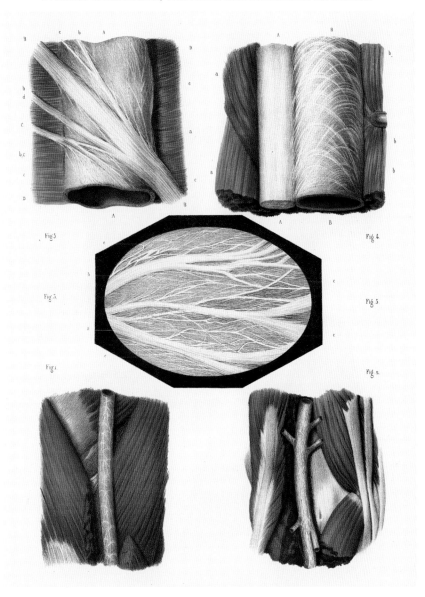

自主神经系统：血管的神经
Autonomic nervous system: Nerves of the vessels
Système nerveux autonome : Nerfs des vaisseaux

SYSTEMA NERVOSUM AUTONOMICUM: NERVI VASORUM, PLEXUS CARDIACUS, TRUNCUS SYMPATHICUS THORACIS

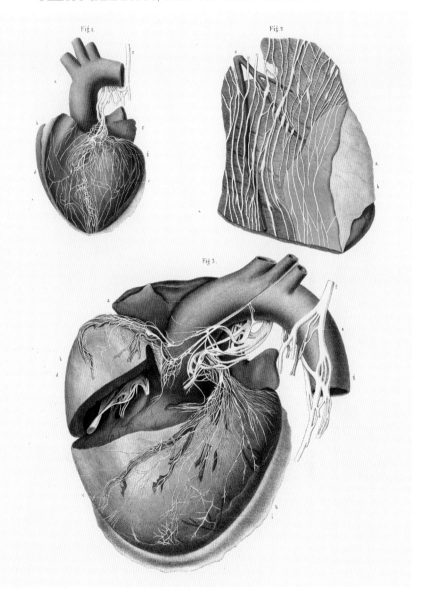

Fig 1.

Fig 2.

Fig 3.

自主神经系统：心丛
Autonomic nervous system: Cardiac plexus
Système nerveux autonome : Plexus cardiaque

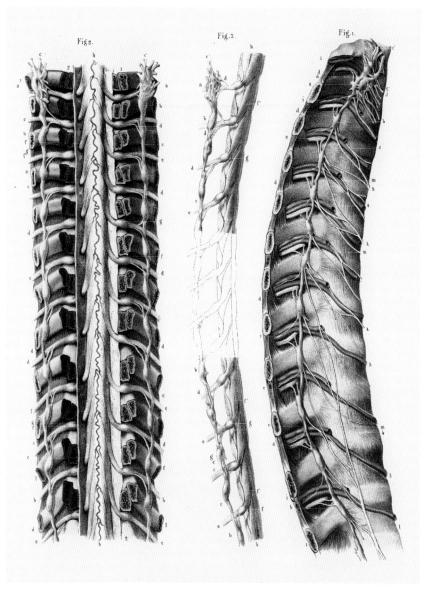

自主神经系统：胸交感干
Autonomic nervous system: Thoracic sympathetic trunk
Système nerveux autonome : Tronc sympathique thoracique

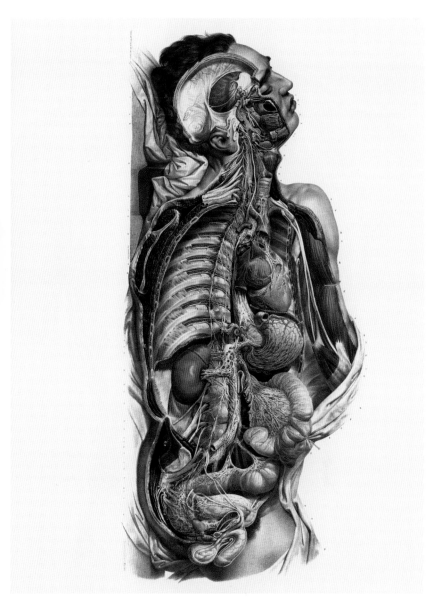

自主神经系统
Autonomic nervous system / Système nerveux autonome

Pl. 14.

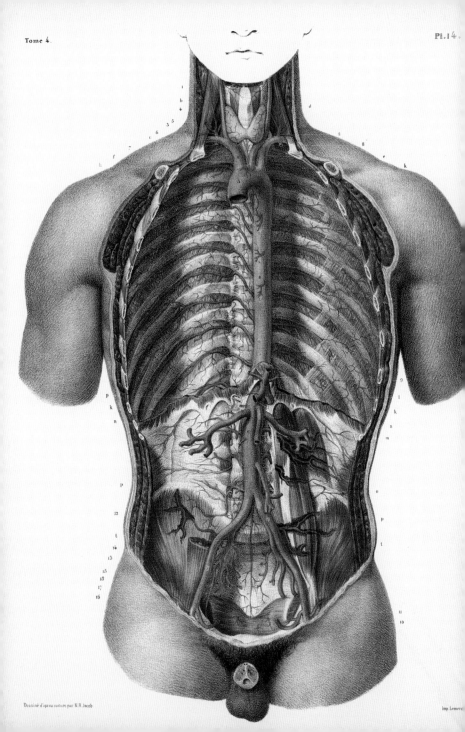

第 四 章

✝

脉管学：
心、动脉、静脉、淋巴系统
内脏学：
胸腔脏器（呼吸道）

ANGIOLOGIA: COR, ARTERIAE, VENAE, SYSTEMA LYMPHATICUM

SPLANCHNOLOGIA: VISCERA THORACIS (APPARATUS RESPIRATORIUS)

ANGIOLOGY: HEART, ARTERIES, VEINS, LYMPHATIC SYSTEM

SPLANCHNOLOGY: THORACIC ORGANS (RESPIRATORY TRACT)

ANGIOLOGIE : CŒUR, ARTÈRES, VEINES, SYSTÈME LYMPHATIQUE

SPLANCHNOLOGIE : VISCÈRES THORACIQUES (APPAREIL RESPIRATOIRE)

左页
主动脉

Left page / Ci-contre
Aorta / Aorte

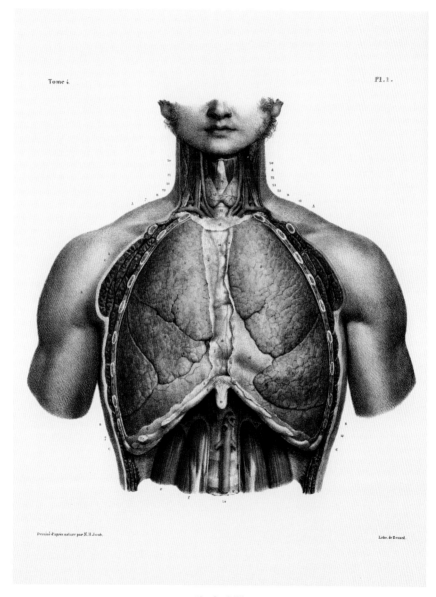

胸腔脏器
Thoracic organs / Viscères thoraciques

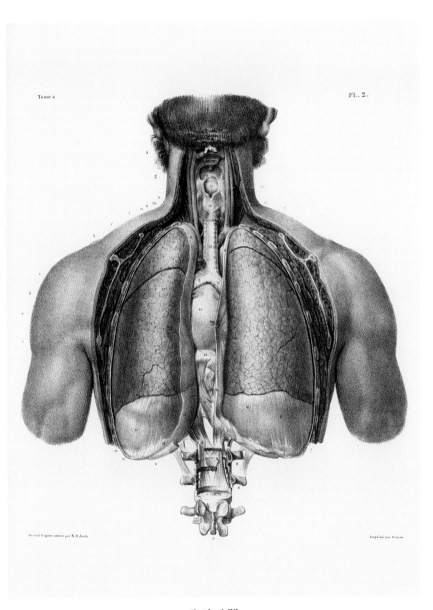

胸腔脏器
Thoracic organs / Viscères thoraciques

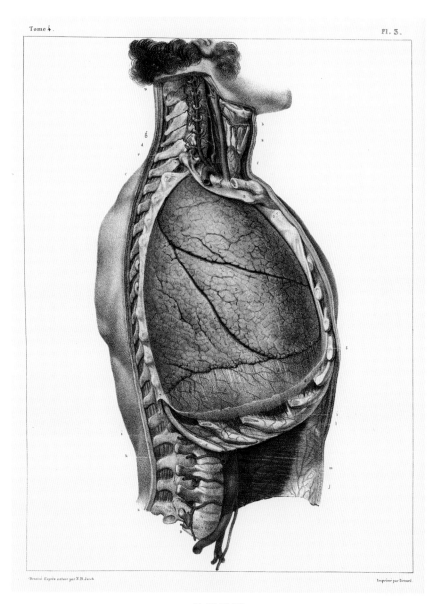

Dessiné d'après nature par N.H. Jacob

Imprimé par Bénard

胸腔脏器
Thoracic organs / Viscères thoraciques

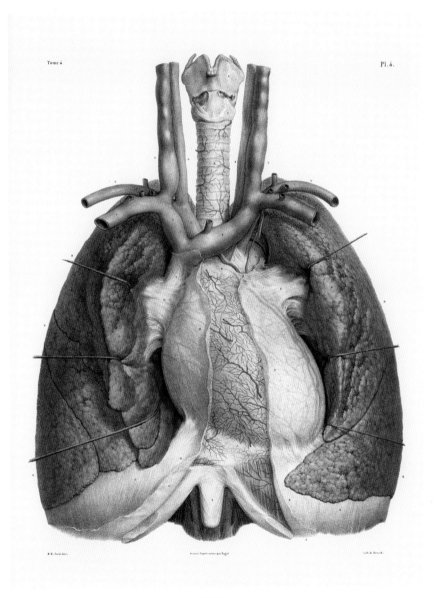

肺和心

Lungs and heart / Poumons et cœur

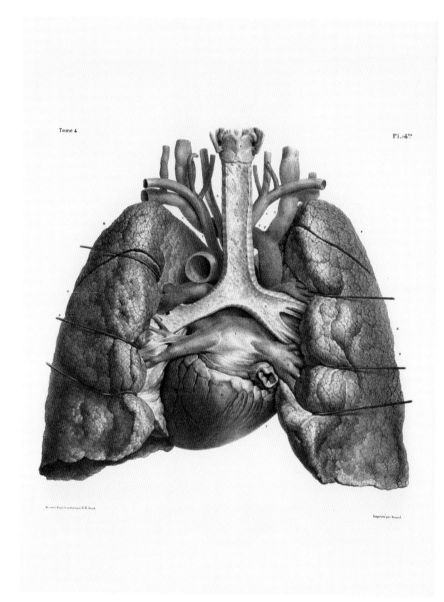

Tome 4.

Fi.4ᵇⁱˢ

肺和心
Lungs and heart / Poumons et cœur

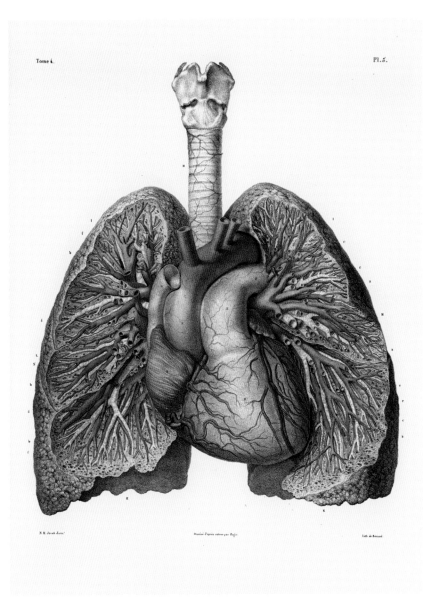

肺和心：肺的动脉和静脉
Lungs and heart: Pulmonary arteries and veins
Poumons et cœur : Artères et veines pulmonaires

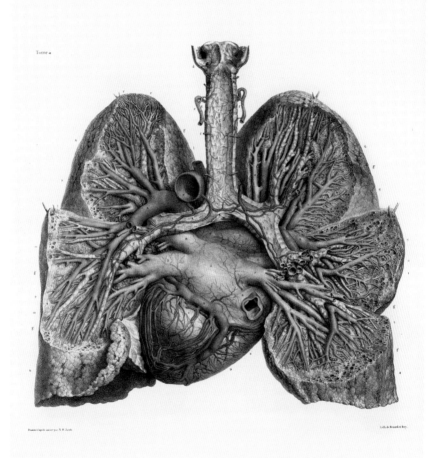

肺和心：肺的动脉和静脉
Lungs and heart: Pulmonary arteries and veins
Poumons et cœur : Artères et veines pulmonaires

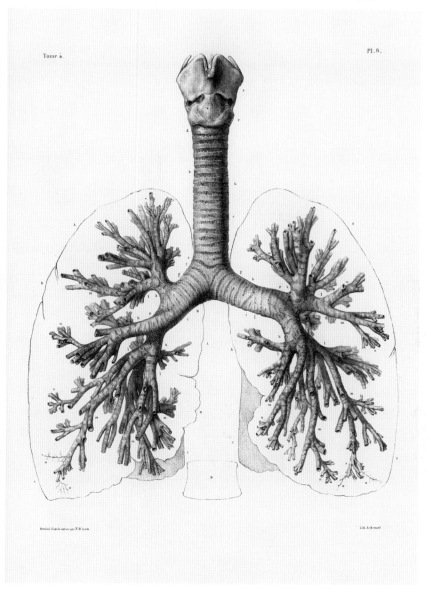

气管和支气管

Trachea and bronchi / Trachée et bronches

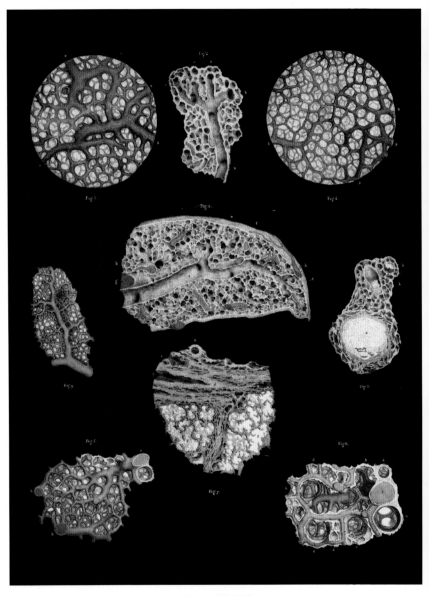

肺：显微结构

Lungs: Microscopic Anatomy / Poumons : Anatomie microscopique

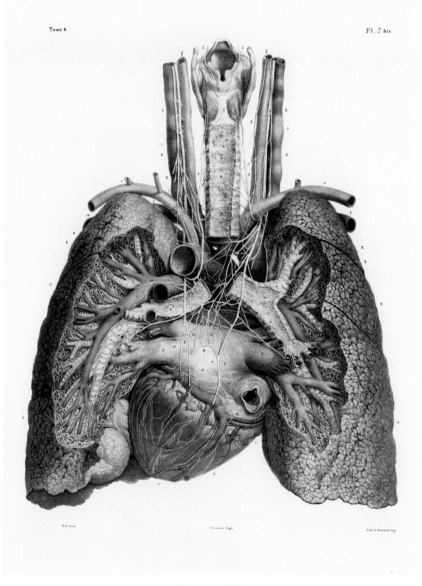

Tome 4.

Pl. 7 bis

肺和心：神经

Lungs and heart: Nerves / Poumons et cœur : Nerfs

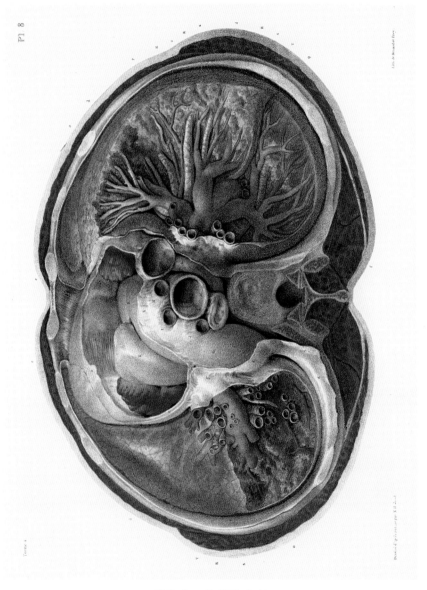

肺和心：胸膜和心包

Lungs and heart: Pleuræ and pericardium / Poumons et cœur : Plèvres et péricarde

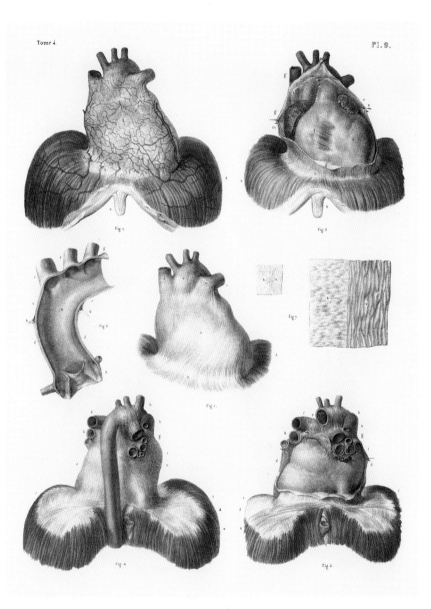

心和心包

Heart and pericardium / Cœur et péricarde

COR

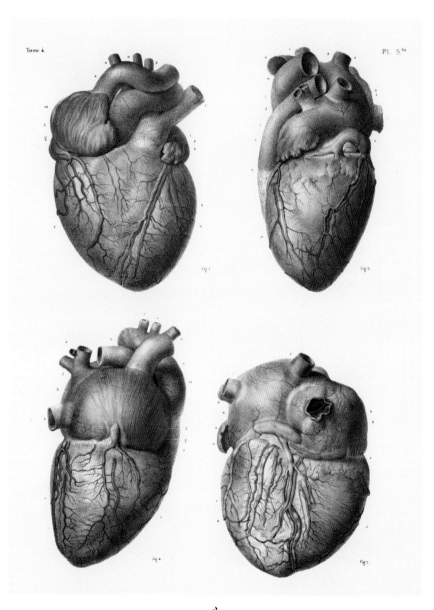

心
Heart / Cœur

358

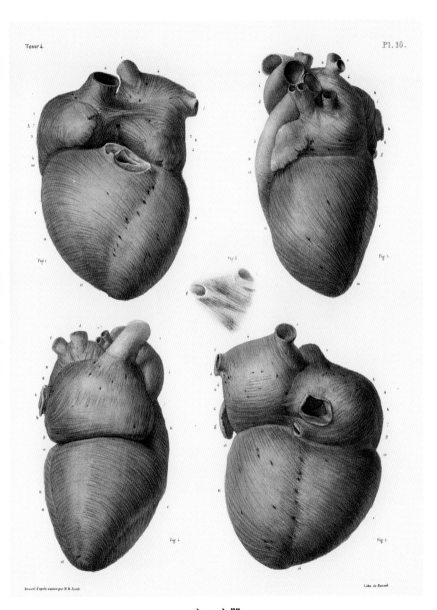

Pl. 10.

心：心肌
Heart: Myocardium / Cœur : Myocarde

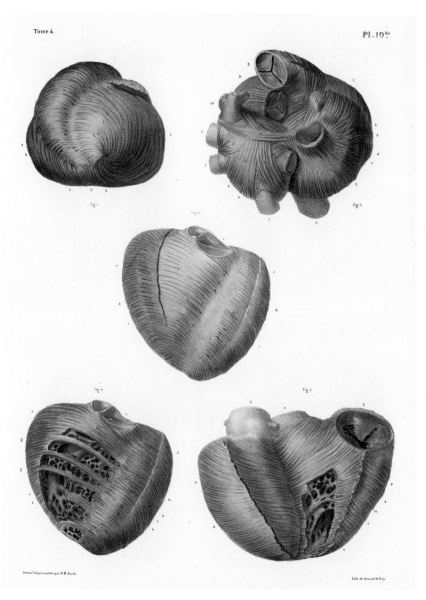

心：心肌的结构
Heart: Structure of the myocardium / Cœur : Structure du myocarde

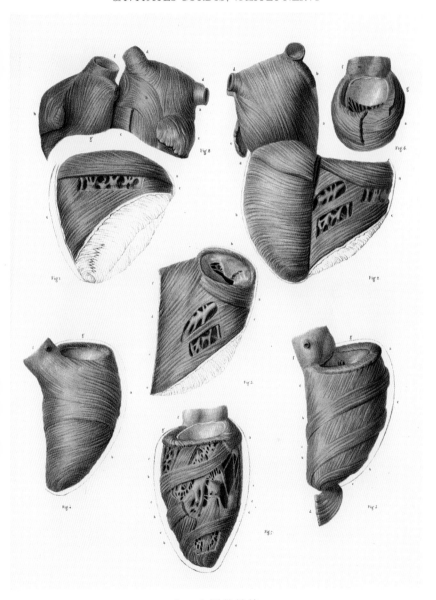

心：心肌的结构

Heart: Structure of the myocardium / Cœur : Structure du myocarde

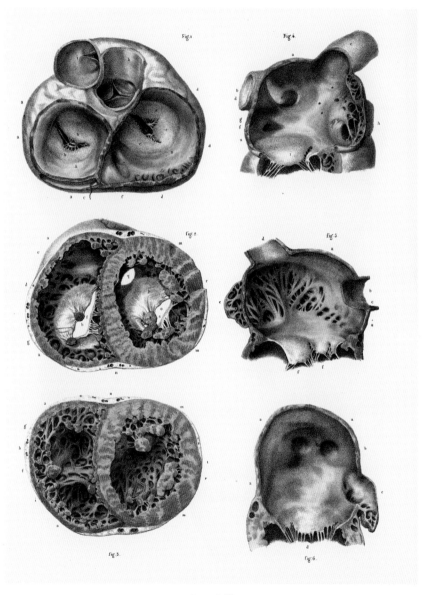

心：心腔
Heart: Cardiac cavities / Cœur : Cavités cardiaques

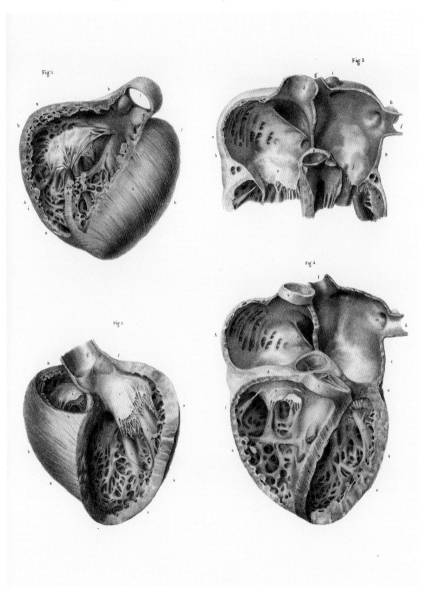

心：心腔

Heart: Cardiac cavities / Cœur : Cavités cardiaques

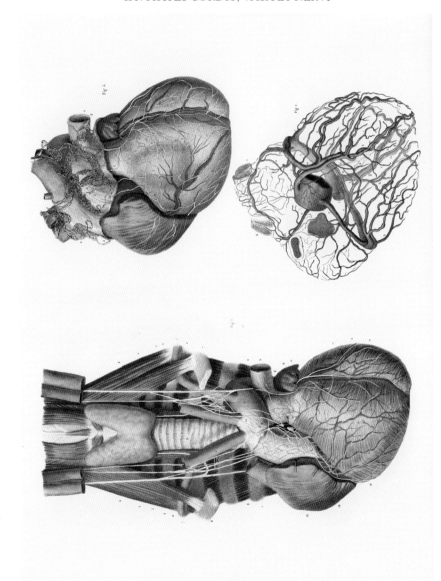

心：血管和神经

Heart: Vessels and nerves / Cœur : Vaisseaux et nerfs

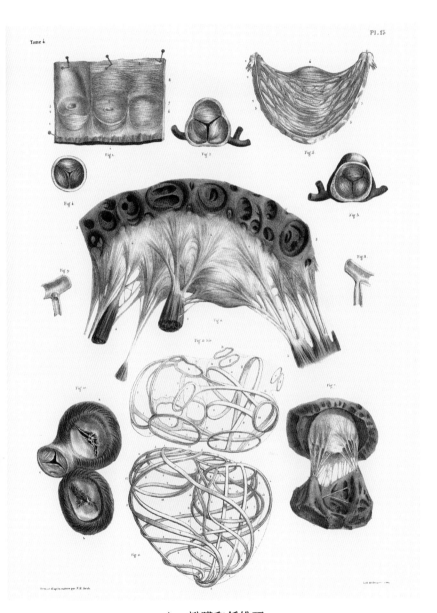

心：瓣膜和纤维环

Heart: Valves and fibrous rings / Cœur : Valves et anneaux fibreux

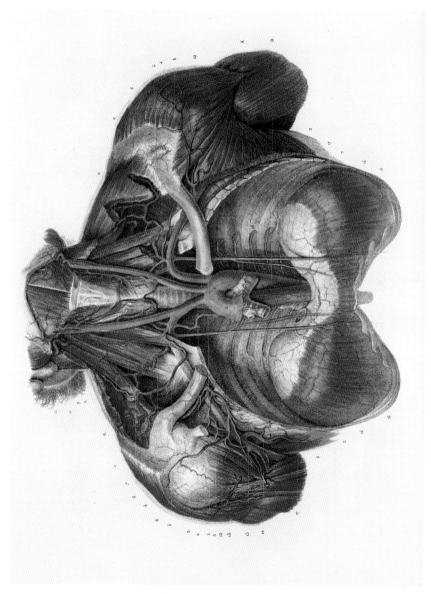

主动脉弓和胸主动脉
Aortic arch and thoracic aorta / Arc aortique et aorte thoracique

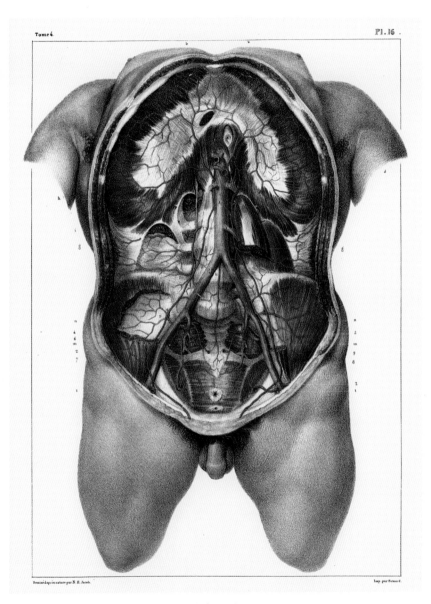

Tome 4.

Pl. 16 .

Dessiné d'après nature par N. H. Jacob.

Imp. par Renard.

腹主动脉

Abdominal aorta / Aorte abdominale

ARTERIAE PARIETUM THORACIS ET ABDOMINIS

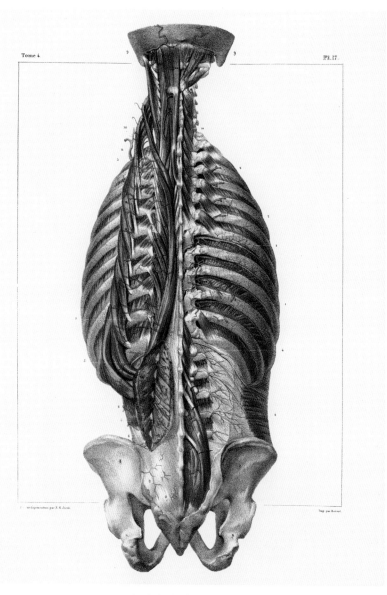

胸壁和腹壁的动脉
Arteries of the walls of thorax and abdomen
Artères des parois du thorax et de l'abdomen

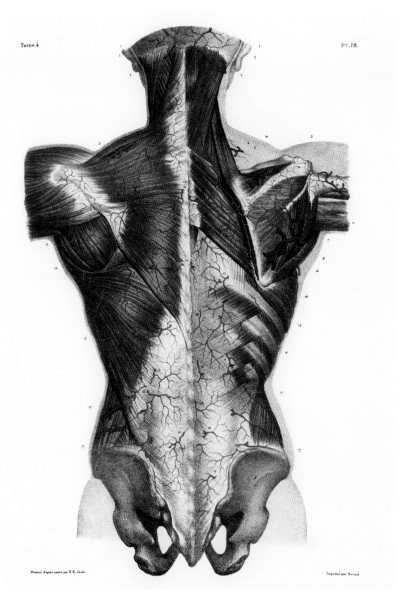

胸壁和腹壁的动脉
Arteries of the walls of thorax and abdomen
Artères des parois du thorax et de l'abdomen

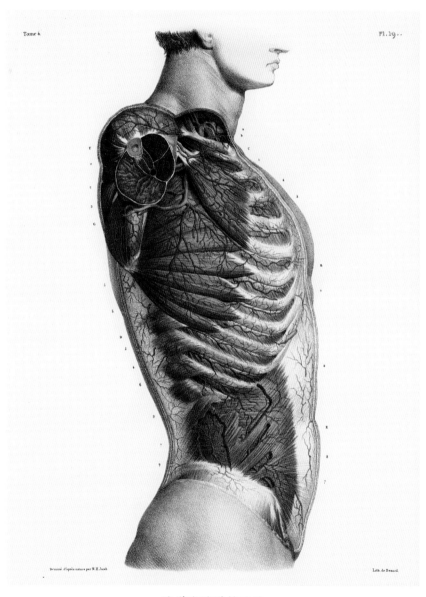

胸壁和腹壁的动脉
Arteries of the walls of thorax and abdomen
Artères des parois du thorax et de l'abdomen

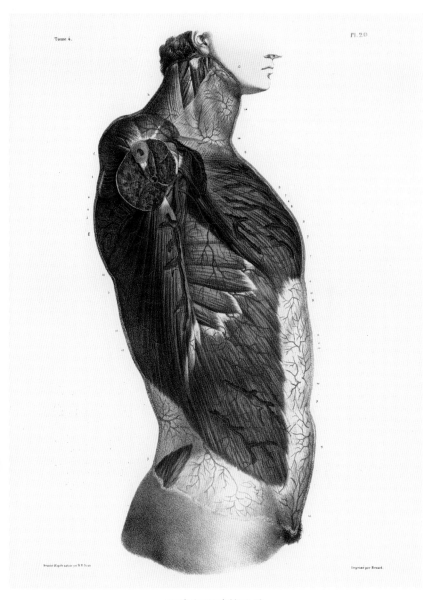

胸壁和腹壁的动脉
Arteries of the walls of thorax and abdomen
Artères des parois du thorax et de l'abdomen

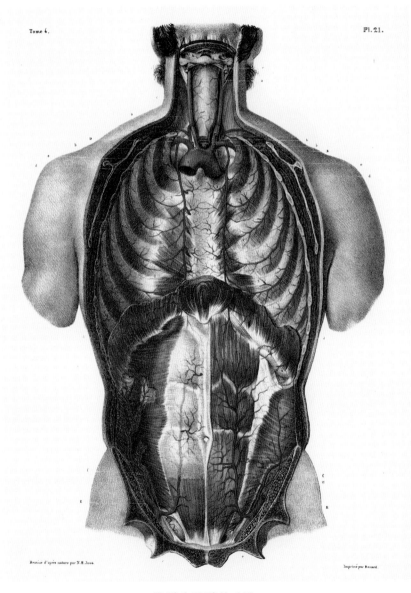

Tome 4.

Pl. 21.

Dessiné d'après nature par N.H.Jacob.

Imprimé par Bénard.

胸壁和腹壁的动脉
Arteries of the walls of thorax and abdomen
Artères des parois du thorax et de l'abdomen

ARTERIAE PARIETUM THORACIS ET ABDOMINIS. AORTA

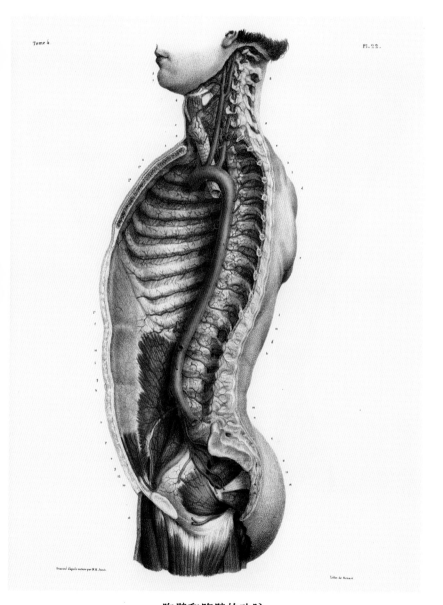

胸壁和腹壁的动脉
Arteries of the walls of thorax and abdomen
Artères des parois du thorax et de l'abdomen

373

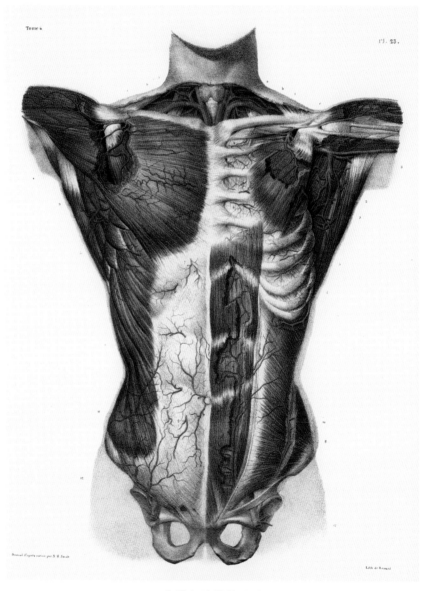

胸壁和腹壁的动脉
Arteries of the walls of thorax and abdomen
Artères des parois du thorax et de l'abdomen

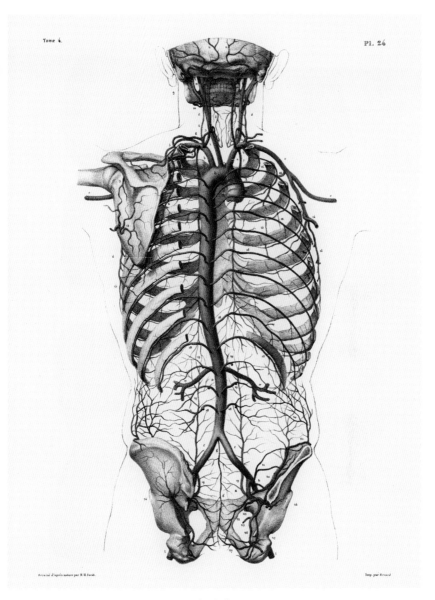

主动脉
Aorta / Aorte

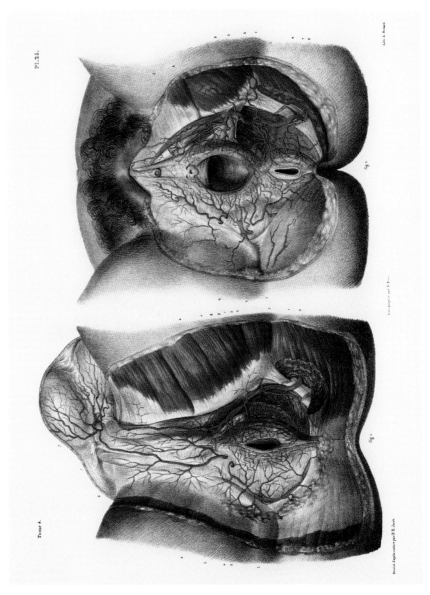

会阴动脉
Arteries of the perineum / Artères du périnée

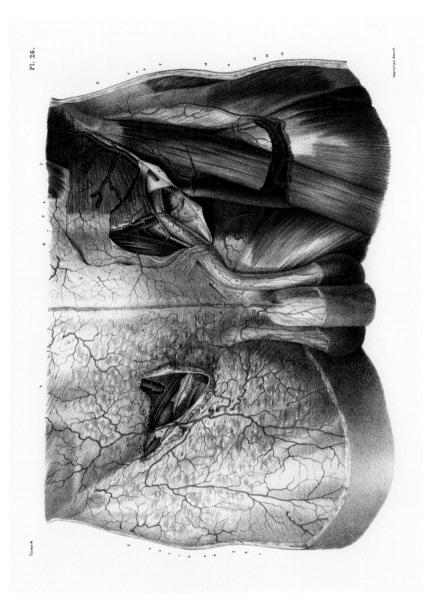

腹股沟区的动脉
Arteries of the inguinal region / Artères de la région inguinale

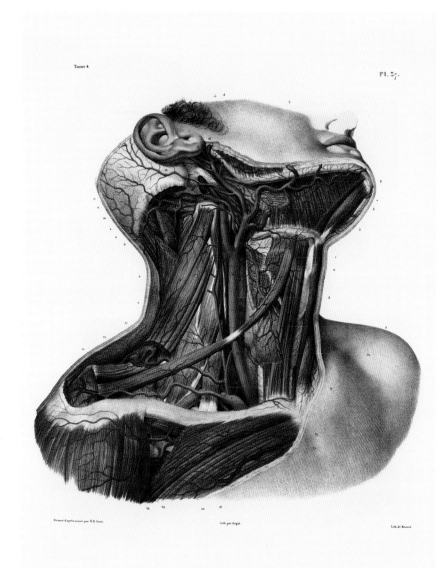

颈部动脉
Arteries of the neck / Artères du cou

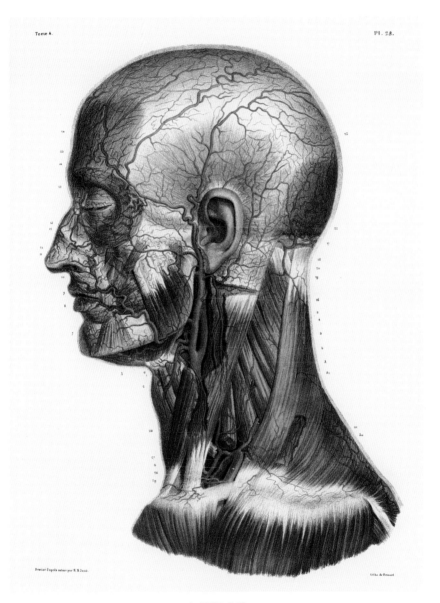

Pl. 28.

Dessiné d'après nature par N. H. Jacob.

Litho. de Renard.

头颈部动脉
Arteries of the head and neck / Artères de la tête et du cou

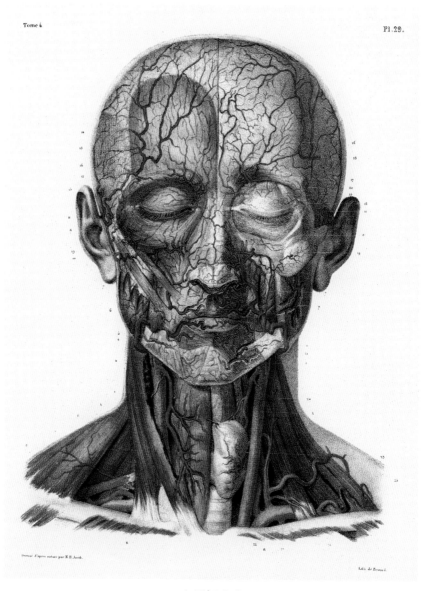

Pl.29.

头颈部动脉
Arteries of the head and neck / Artères de la tête et du cou

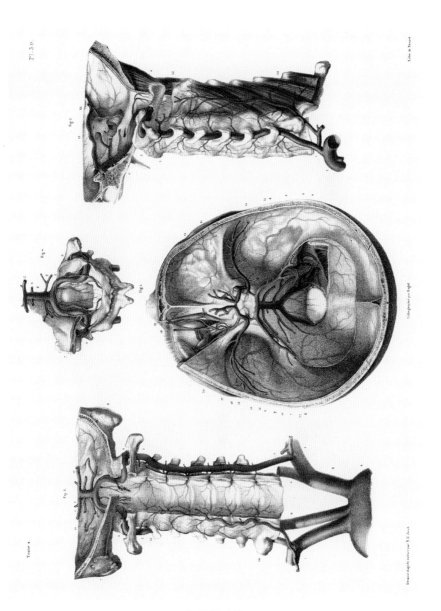

头颈部动脉
Arteries of the head and neck / Artères de la tête et du cou

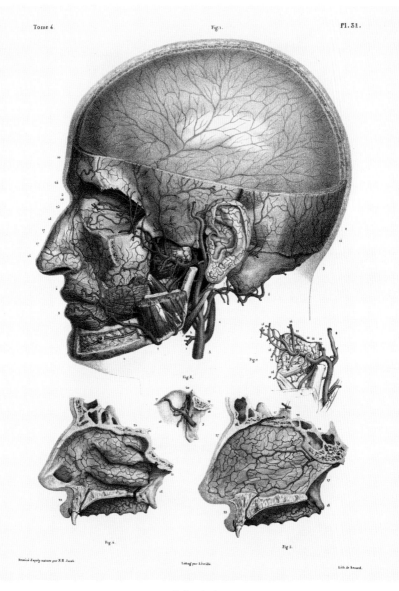

头部动脉
Arteries of the head / Artères de la tête

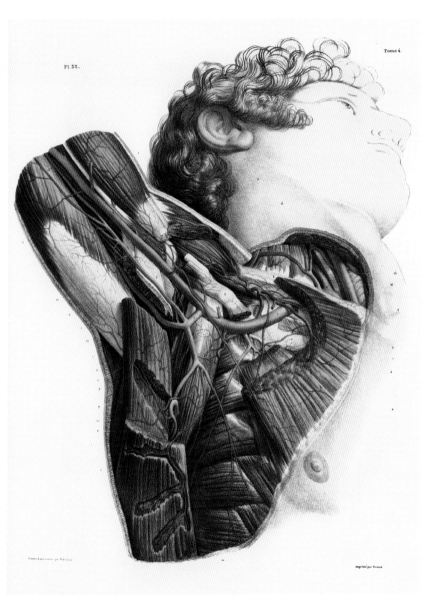

Pl.32.

Tome 4.

腋区动脉
Arteries of the axillary region / Artères de la région axillaire

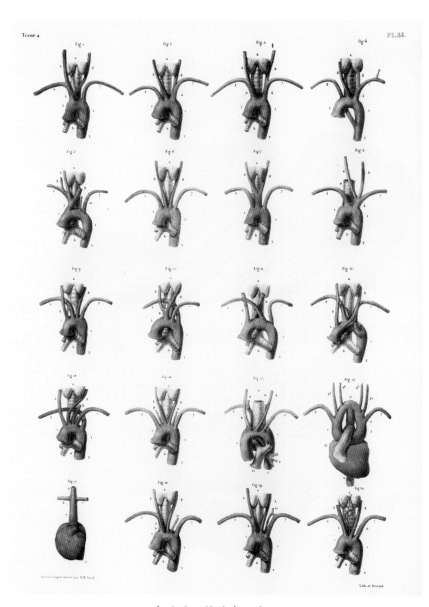

主动脉弓的分支：变异
Branches of the aortic arch: Variants / Branches de l'arc aortique : Variantes

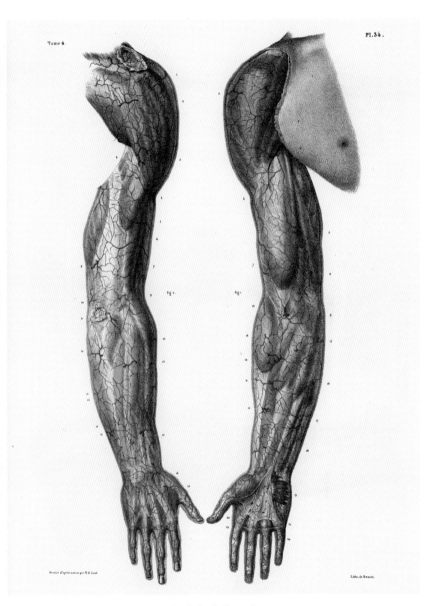

上肢皮肤的动脉
Cutaneous arteries of the upper limb / Artères cutanées du membre supérieur

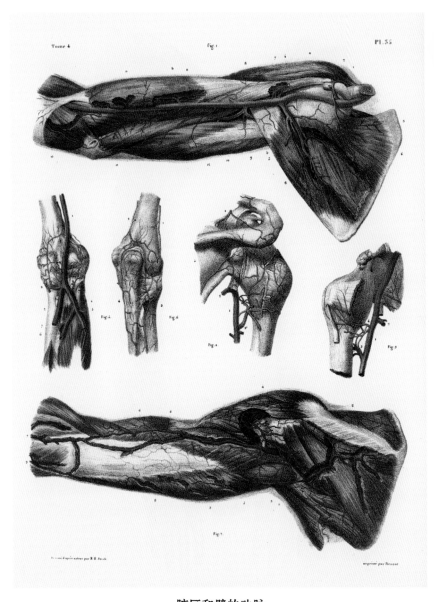

腋区和臂的动脉

Arteries of the axillary region and arm / Artères de la région axillaire et du bras

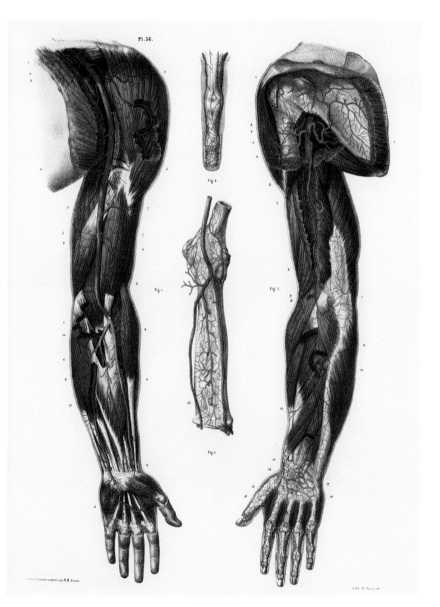

上肢动脉
Arteries of the upper limb / Artères du membre supérieur

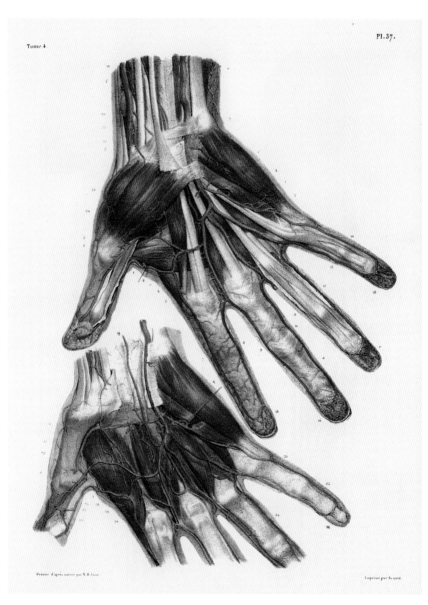

手的动脉
Arteries of the hand / Artères de la main

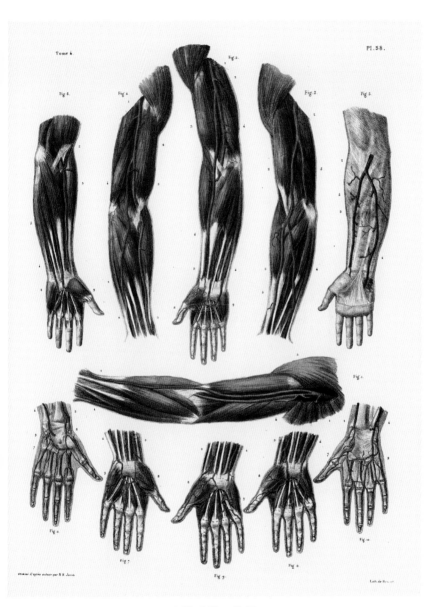

上肢动脉：变异
Arteries of the upper limb: Variants / Artères du membre supérieur : Variantes

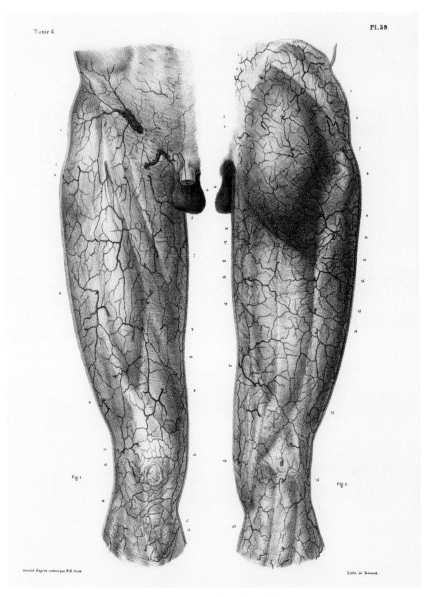

臀部和大腿皮肤的血管
Cutaneous arteries of the gluteal region and thigh
Artères cutanées de la région glutéale et de la cuisse

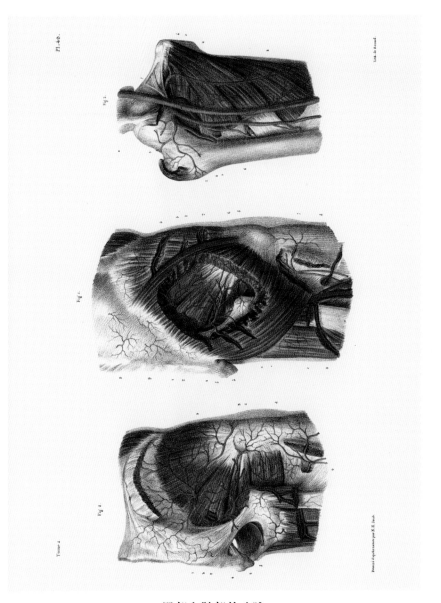

臀部和髋部的动脉
Arteries of the gluteal region and hip / Artères de la région glutéale et de la hanche

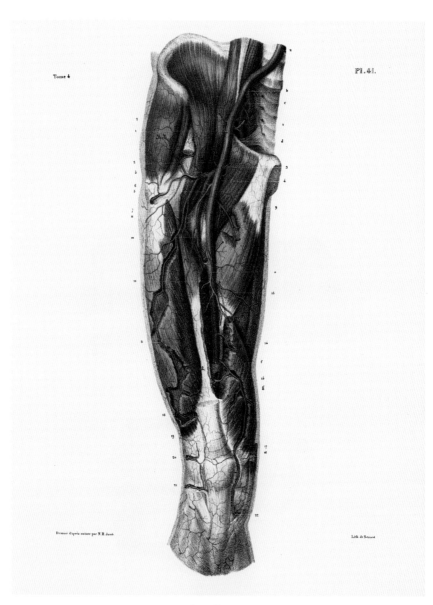

大腿的动脉
Arteries of the thigh / Artères de la cuisse

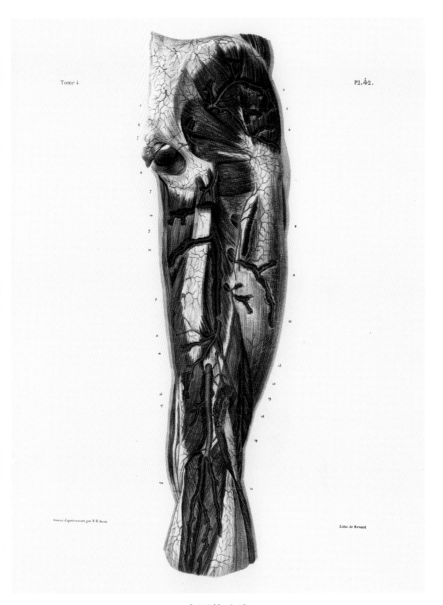

Pl. 42.

Dessiné d'après nature par N.H.Jacob

Litho. de Bénard

大腿的动脉
Arteries of the thigh / Artères de la cuisse

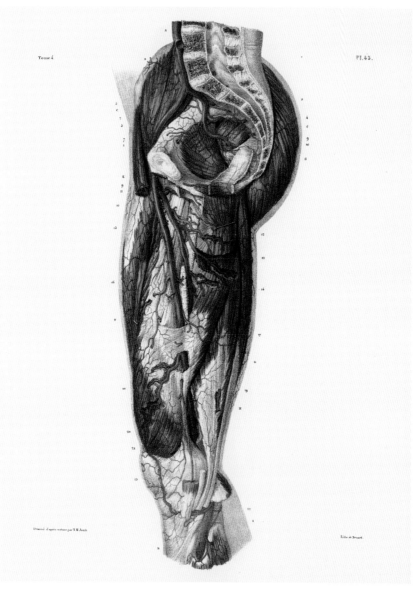

大腿的动脉
Arteries of the thigh / Artères de la cuisse

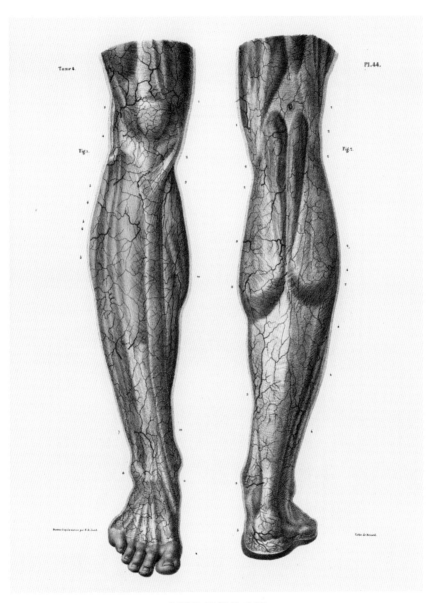

小腿和足部的动脉
Cutaneous arteries of the lower leg and foot / Artères cutanées de la jambe et du pied

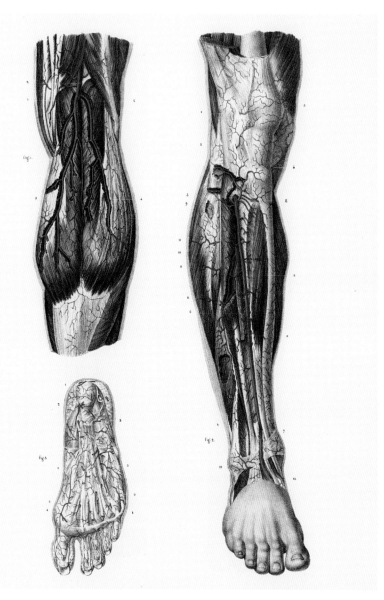

小腿和足部的动脉
Arteries of the lower leg and foot / Artères de la jambe et du pied

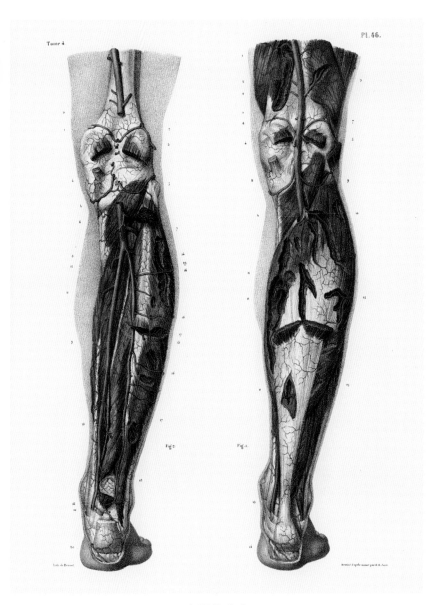

小腿的动脉
Arteries of the lower leg / Artères de la jambe

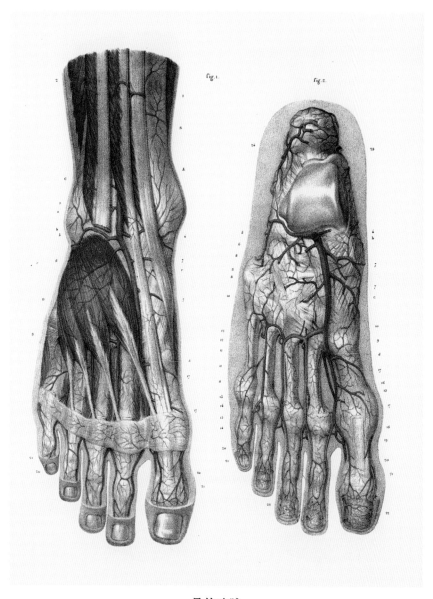

足的动脉
Arteries of the foot / Artères du pied

ARTERIAE PEDIS

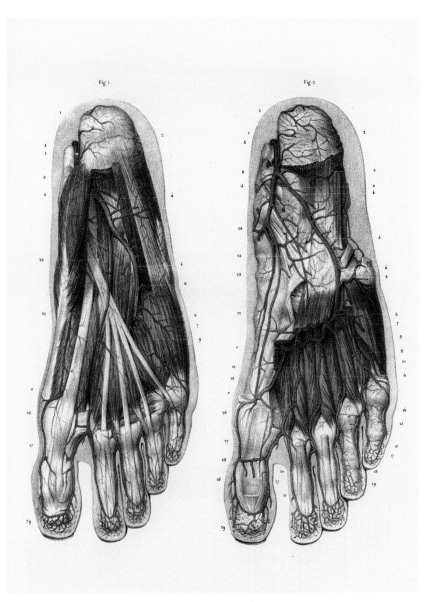

足的动脉
Arteries of the foot / Artères du pied

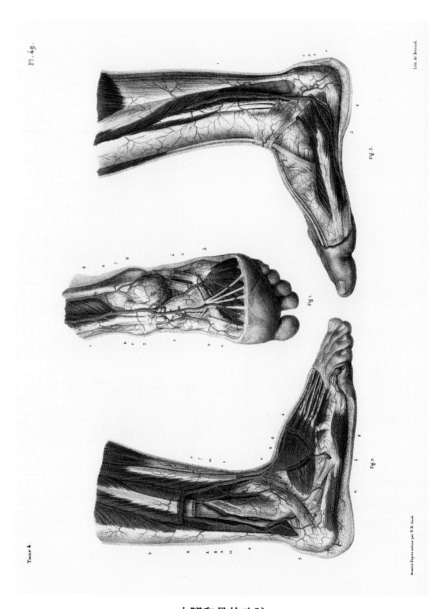

小腿和足的动脉
Arteries of the lower leg and foot / Artères de la jambe et du pied

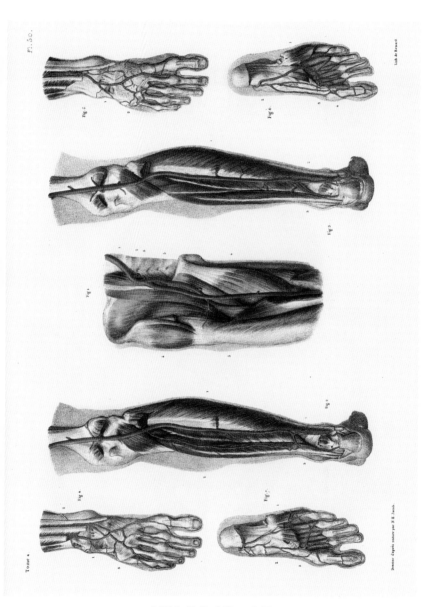

小腿和足的动脉：变异

Arteries of the lower leg and foot: Variants / Artères de la jambe et du pied : Variantes

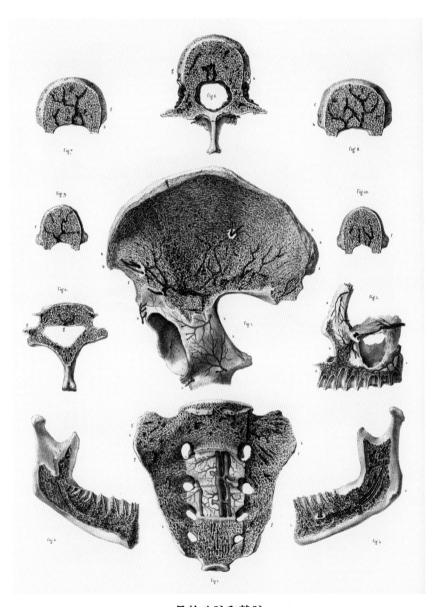

骨的动脉和静脉
Arteries and veins of the bones / Artères et veines des os

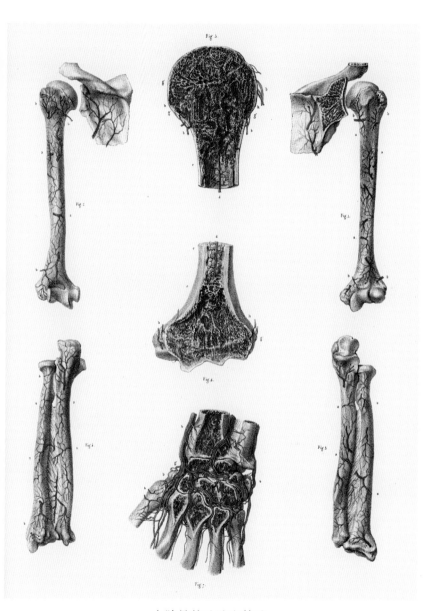

上肢骨的动脉和静脉
Arteries and veins of the bones of the upper limb
Artères et veines des os du membre supérieur

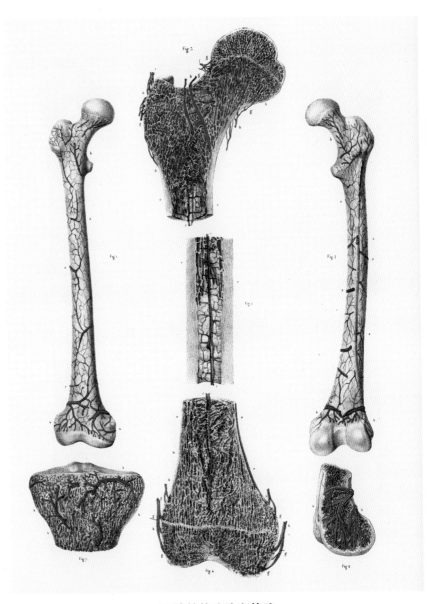

下肢骨的动脉和静脉
Arteries and veins of the bones of the lower limb
Artères et veines des os du membre inférieur

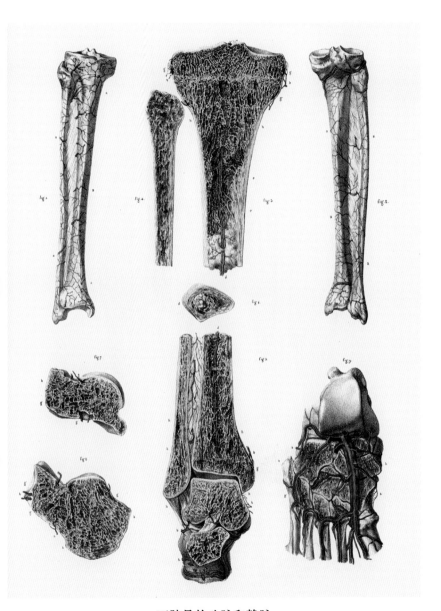

下肢骨的动脉和静脉
Arteries and veins of the bones of the lower limb
Artères et veines des os du membre inférieur

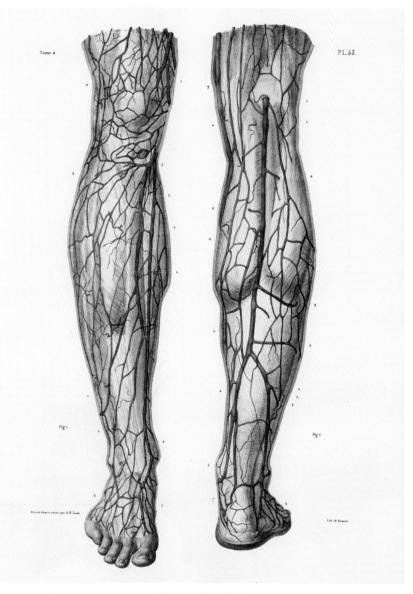

小腿和足的浅静脉
Superficial veins of the lower leg and foot
Veines superficielles de la jambe et du pied

VENAE SUPERFICIALES MEMBRI INFERIORIS.
VENAE PEDIS ET CRURIS

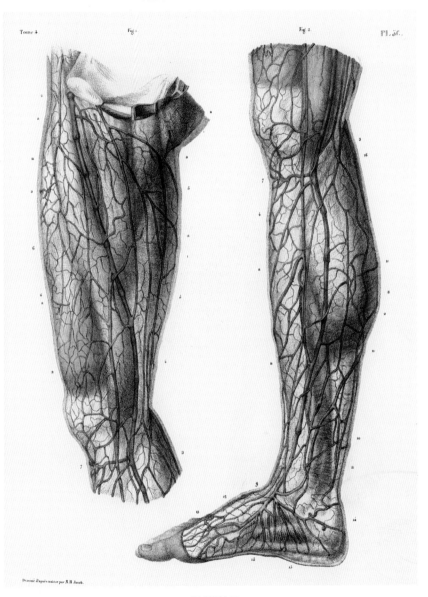

下肢浅静脉
Superficial veins of the lower limb
Veines superficielles du membre inférieur

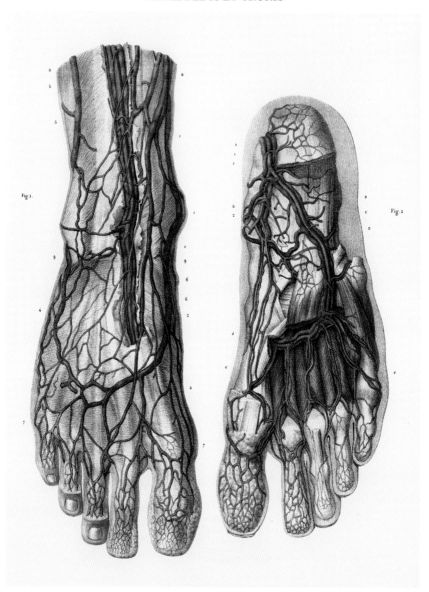

足的静脉
Veins of the foot / Veines du pied

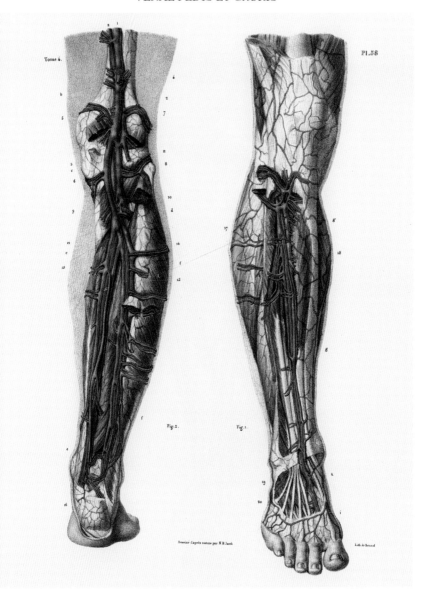

小腿的静脉
Veins of the lower leg / Veines de la jambe

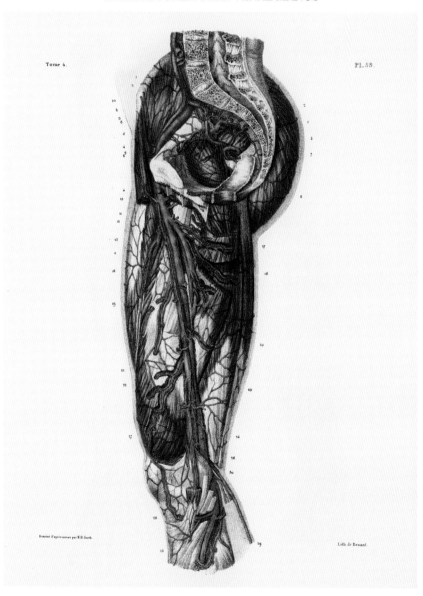

大腿的静脉
Veins of the thigh / Veines de la cuisse

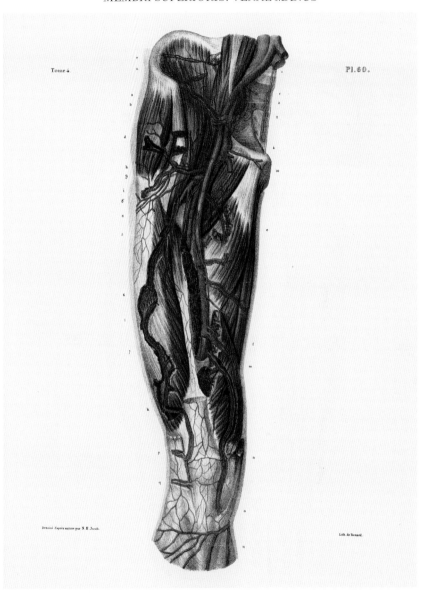

Tome 4

Pl. 60.

Dessiné d'après nature par N.H. Jacob.

Lith. de Bernard.

大腿的静脉
Veins of the thigh / Veines de la cuisse

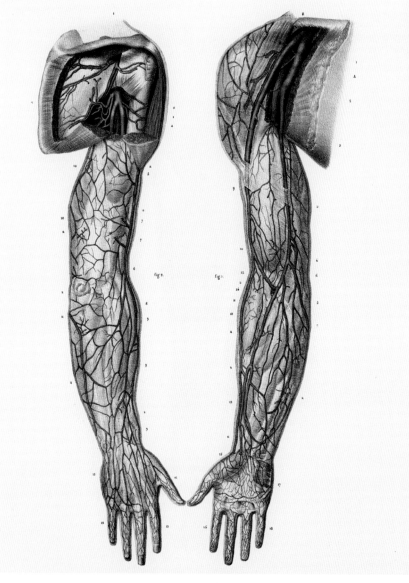

上肢浅静脉
Superficial veins of the upper limb / Veines superficielles du membre supérieur

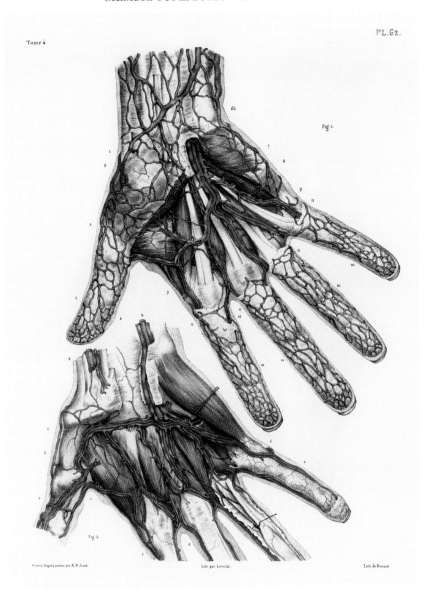

Tome 4.

PL. 62.

Fig. 1.

Fig. 2.

Dessiné d'après nature par N. H. Jacob.

Lith. par Leveille.

Lith. de Bénard.

手的静脉
Veins of the hand / Veines de la main

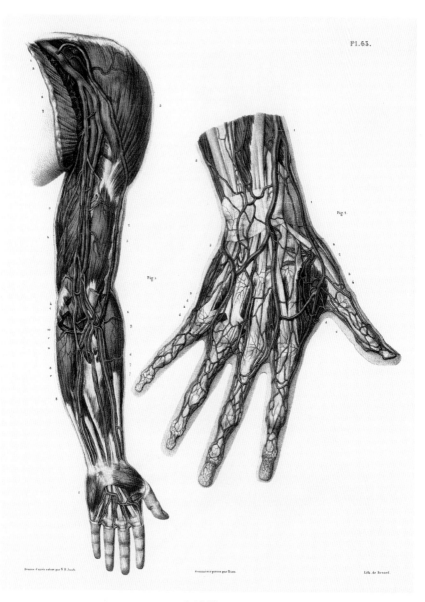

Pl.63.

Fig 2

Fig 1

Dessiné d'après nature par N.H.Jacob.   Dessiné sur pierre par Bion.   Lith. de Bernard.

上肢静脉
Veins of the upper limb / Veines du membre supérieur

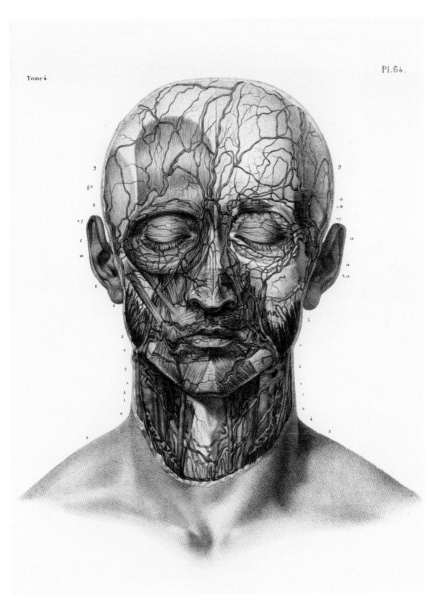

头颈部静脉
Veins of the head and neck / Veines de la tête et du cou

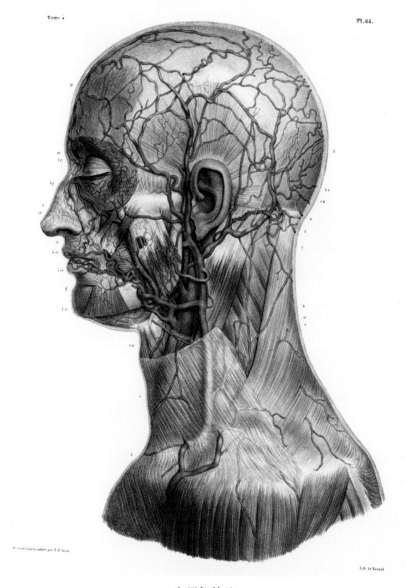

头颈部静脉
Veins of the head and neck / Veines de la tête et du cou

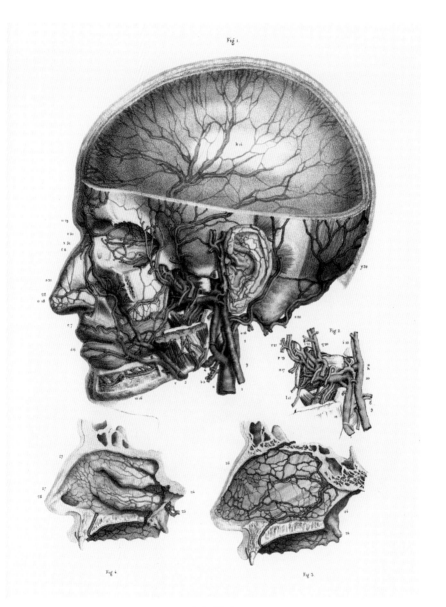

头部静脉

Veins of the head / Veines de la tête

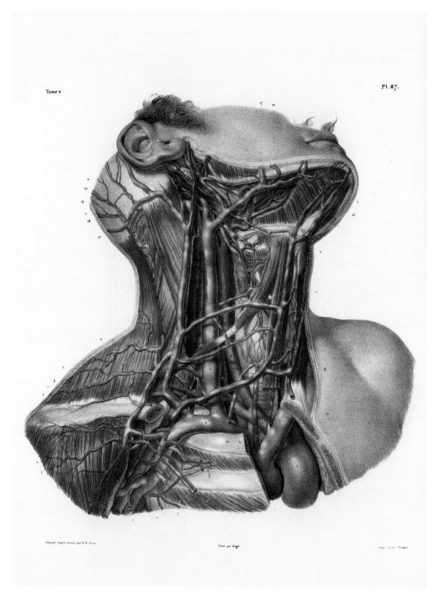

颈部静脉
Veins of the neck / Veines du cou

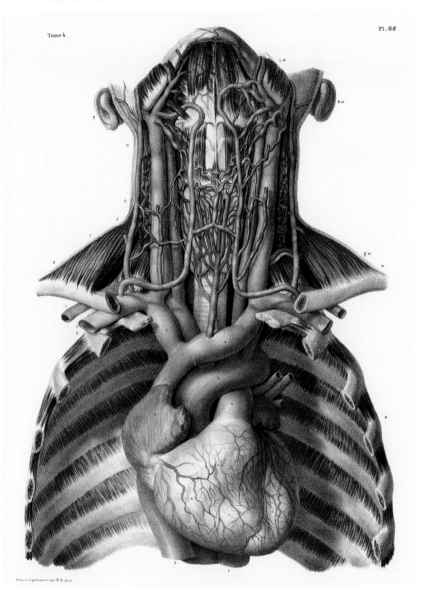

Tome 4.

Pl. 68.

颈部静脉

Veins of the neck / Veines du cou

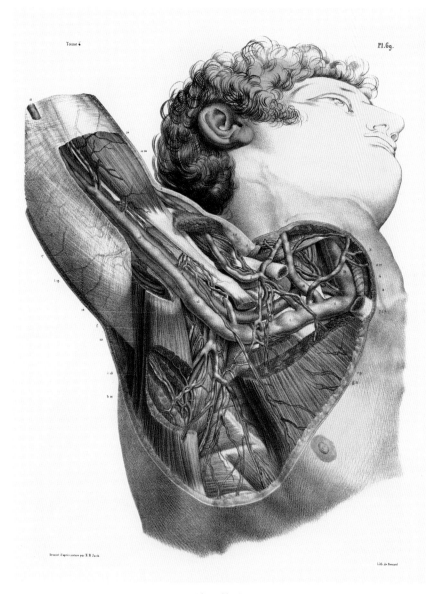

腋区静脉

Veins of the axillary region / Veines de la région axillaire

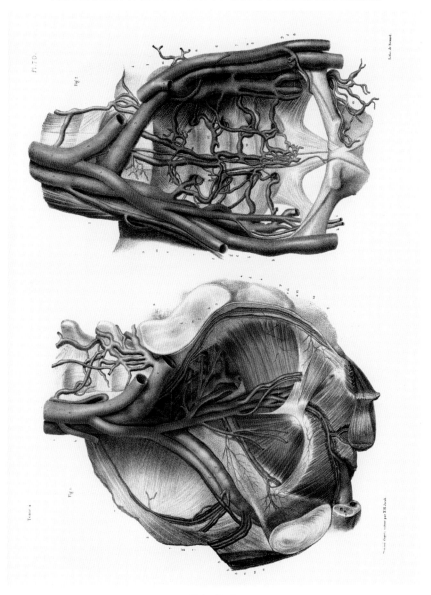

盆部静脉
Veins of the pelvis / Veines du bassin

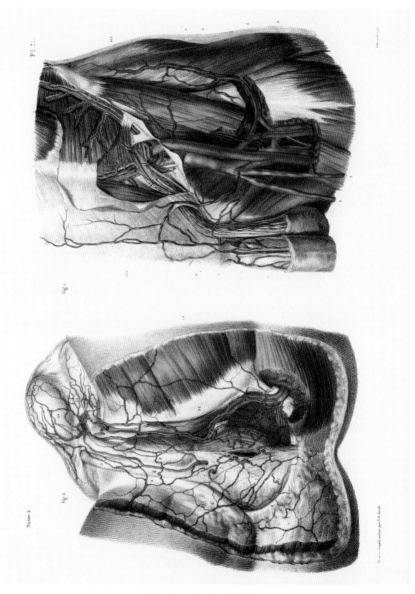

腹股沟区和会阴的静脉
Veins of the inguinal region and the perineum
Veines de la région inguinale et du périnée

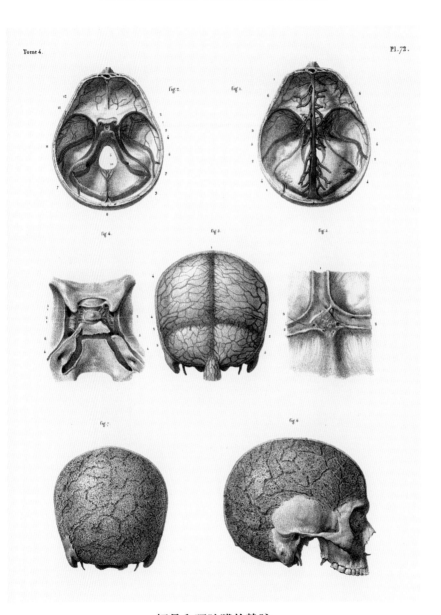

Tome 4.

Pl.72.

fig.2.   fig.1.

fig.4.   fig.3.   fig.5.

fig.7.   fig.6.

颅骨和硬脑膜的静脉

Veins of the skull and sinuses of the dura mater

Veines du crâne et sinus de la dure-mère

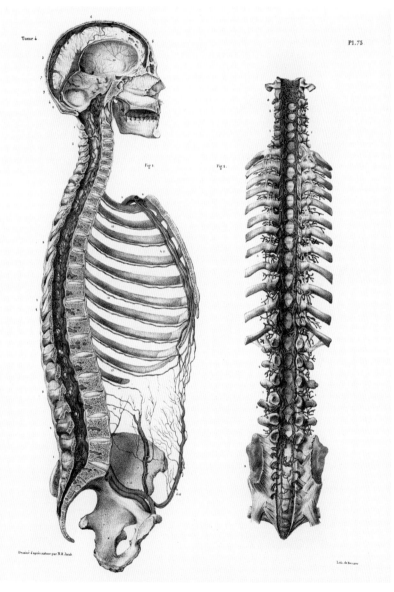

硬脑膜窦和椎静脉丛
Sinuses of the dura mater and vertebral venous plexuses
Sinus de la dure-mère et plexus veineux vertébraux

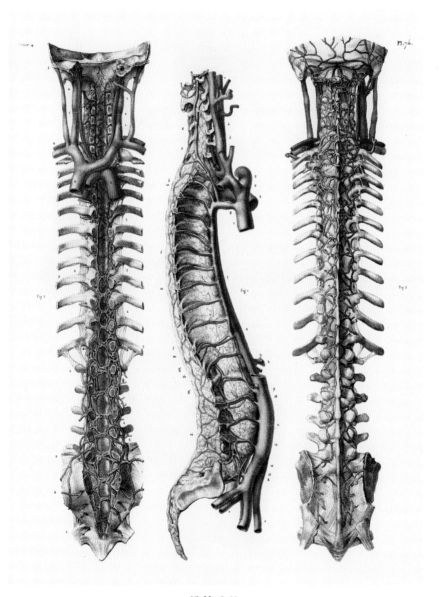

椎静脉丛
Vertebral venous plexuses / Plexus veineux vertébraux

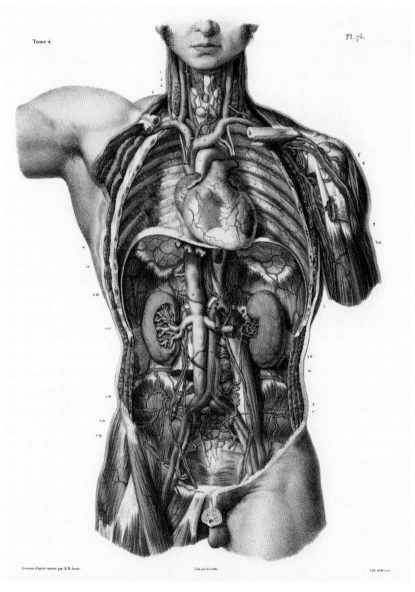

胸腹部静脉
Veins of thorax and abdomen / Veines du thorax et de l'abdomen

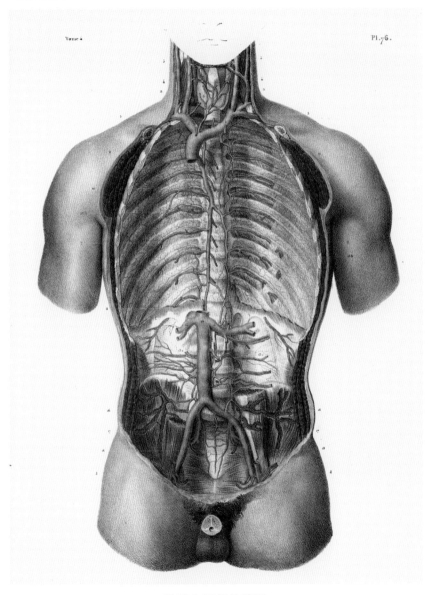

胸壁和腹壁的静脉
Veins of the walls of thorax and abdomen
Veines des parois du thorax et de l'abdomen

VENAE THORACIS ET ABDOMINIS. VENAE PARIETUM THORACIS ET ABDOMINIS. VASA LYMPHATICA ET LYMPHONODI MEMBRI INFERIORIS

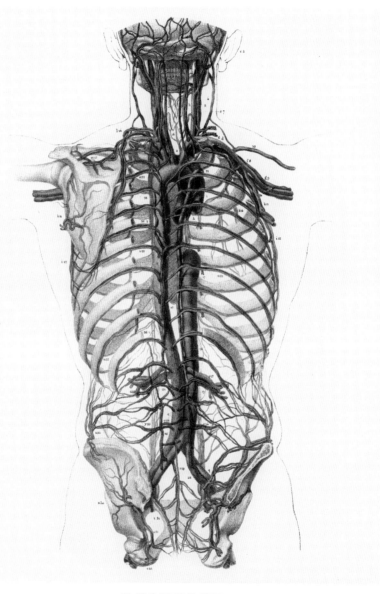

胸壁和腹壁的静脉
Veins of the walls of thorax and abdomen
Veines des parois du thorax et de l'abdomen

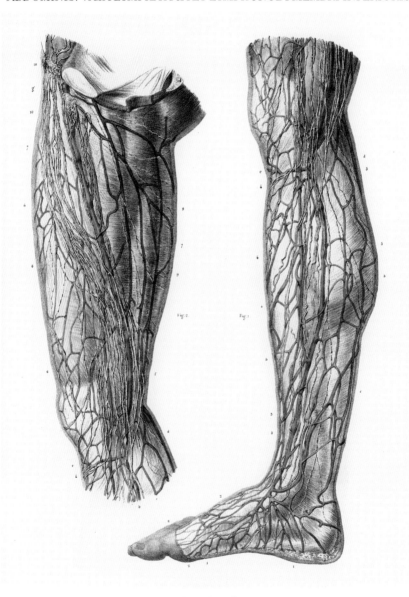

下肢淋巴管和淋巴结
Lymph vessels and nodes of the lower limb
Vaisseaux et nœuds lymphatiques du membre inférieur

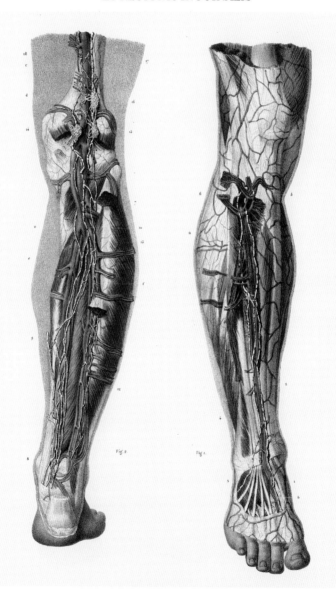

Fig. 2   Fig. 1

小腿的淋巴管和淋巴结
Lymph vessels and nodes of the lower leg
Vaisseaux et nœuds lymphatiques de la jambe

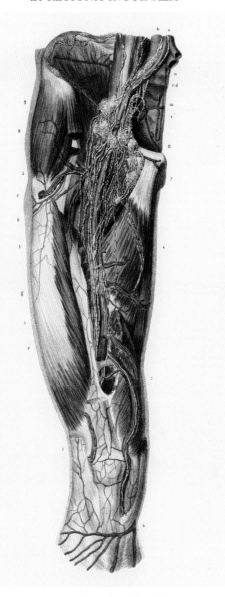

大腿的淋巴管和淋巴结
Lymph vessels and nodes of the thigh
Vaisseaux et nœuds lymphatiques de la cuisse

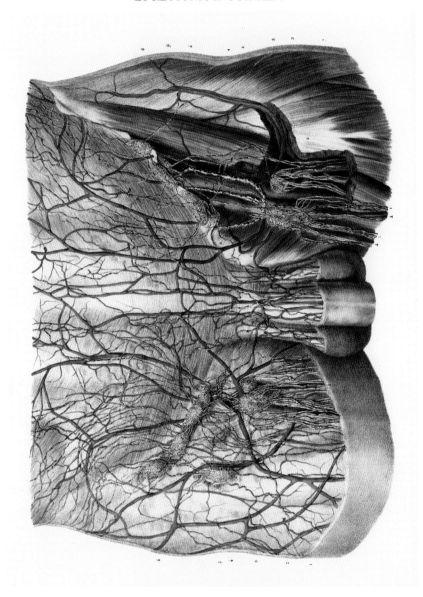

腹股沟区的淋巴管和淋巴结
Lymph vessels and nodes of the inguinal region
Vaisseaux et nœuds lymphatiques de la région inguinale

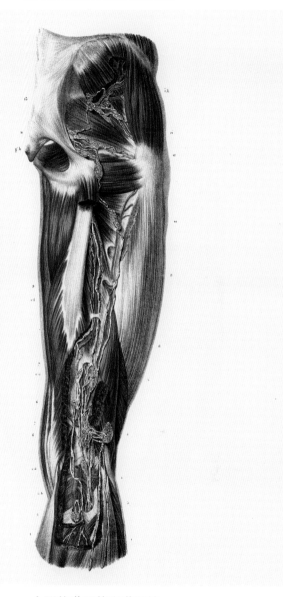

大腿的淋巴管和淋巴结
Lymph vessels and nodes of the thigh
Vaisseaux et nœuds lymphatiques de la cuisse

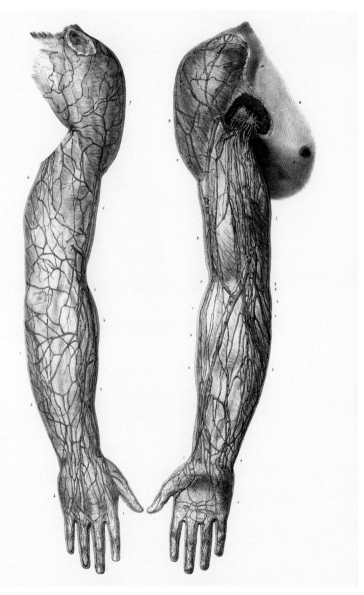

上肢的淋巴管和淋巴结
Lymph vessels and nodes of the upper limb
Vaisseaux et nœuds lymphatiques du membre supérieur

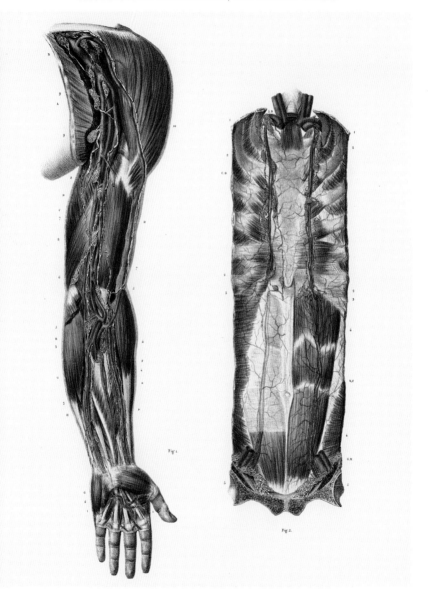

上肢、胸部和腹部的淋巴管和淋巴结
Lymph vessels and nodes of upper limb, thorax, and abdomen
Vaisseaux et nœuds lymphatiques du membre supérieur, du thorax et de l'abdomen

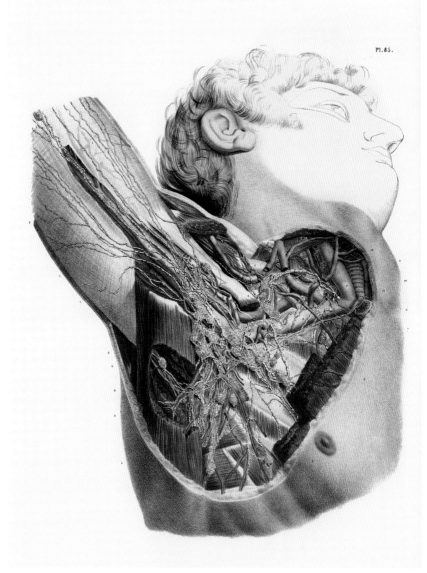

Pl.85.

腋区的淋巴管和淋巴结
Lymph vessels and nodes of the axillary region
Vaisseaux et nœuds lymphatiques de la région axillaire

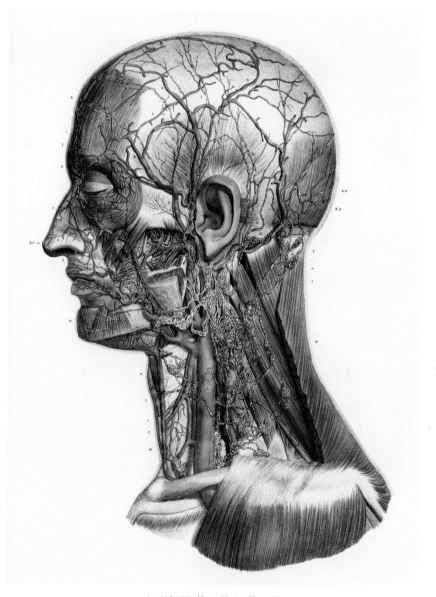

头颈部的淋巴管和淋巴结
Lymph vessels and nodes of the head and neck
Vaisseaux et nœuds lymphatiques de la tête et du cou

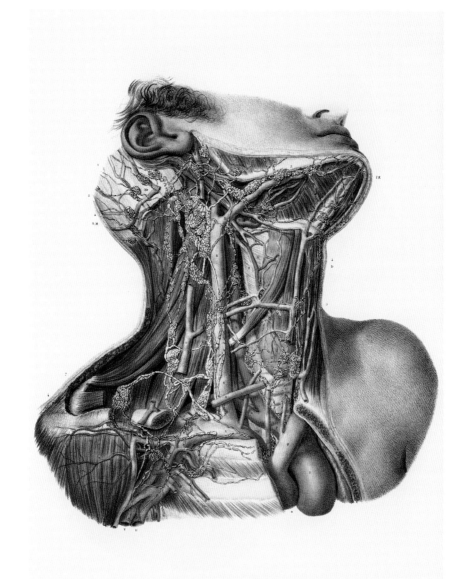

颈部的淋巴管和淋巴结
Lymph vessels and nodes of the neck
Vaisseaux et nœuds lymphatiques du cou

VASA LYMPHATICA ET LYMPHONODI PELVIS.
DUCTUS THORACICUS

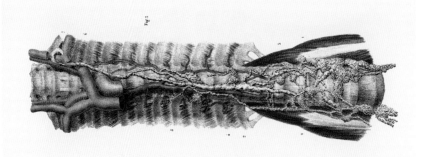

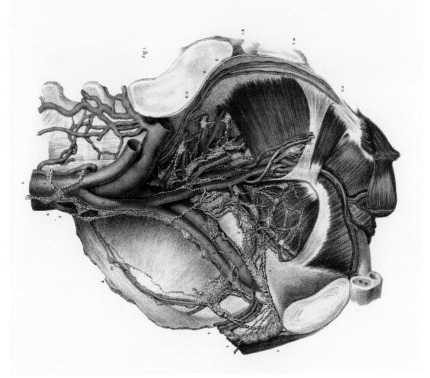

盆部的淋巴管和淋巴结。胸导管
Lymph vessels and nodes of the pelvis. Thoracic duct
Vaisseaux et nœuds lymphatiques du bassin. Conduit thoracique

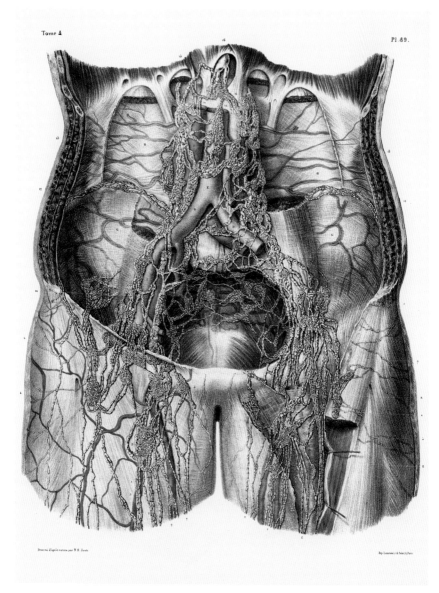

盆部和腹部的淋巴管和淋巴结
Lymph vessels and nodes of the pelvis and abdomen
Vaisseaux et nœuds lymphatiques du pelvis et de l'abdomen

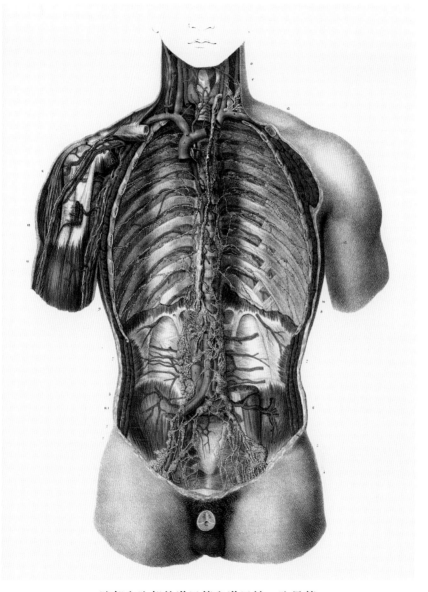

腹部和胸部的淋巴管和淋巴结。胸导管
Lymph vessels and nodes of the abdomen and thorax. Thoracic duct
Vaisseaux et nœuds lymphatiques de l'abdomen et du thorax. Conduit thoracique

VASA LYMPHATICA ET LYMPHONODI THORACIS
ET COLLI. DUCTUS THORACICUS

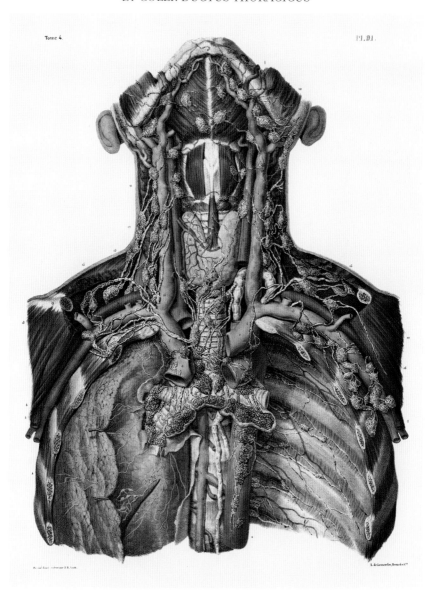

胸部和颈部的淋巴管和淋巴结。胸导管
Lymph vessels and nodes of the thorax and neck. Thoracic duct
Vaisseaux et nœuds lymphatiques du thorax et du cou. Conduit thoracique

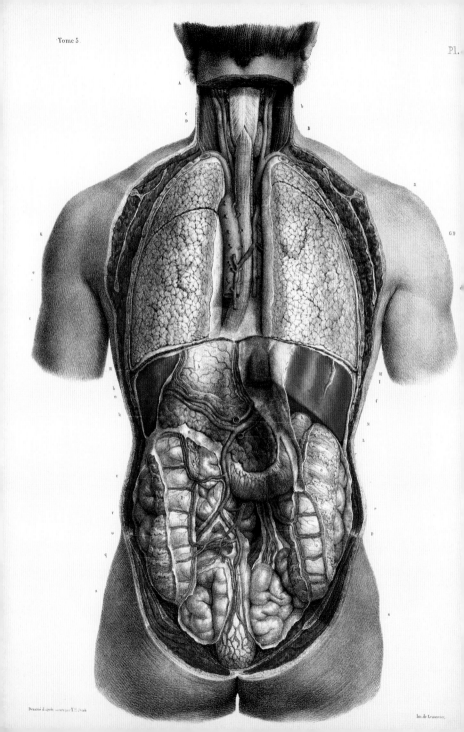

第 五 章

✝

内脏学：
腹腔脏器
（消化道和泌尿生殖道）

SPLANCHNOLOGIA.
VISCERA ABDOMINIS
(APPARATUS DIGESTORIUS ET APPARATUS UROGENITALIS)

SPLANCHNOLOGY.
ABDOMINAL ORGANS
(GASTROINTESTINAL AND UROGENITAL TRACTS)

SPLANCHNOLOGIE.
VISCÈRES DE L'ABDOMEN
(APPAREIL DIGESTIF ET APPAREIL UROGÉNITAL)

左页
胸腔和腹腔脏器

Left page: Ci-contre
Thoracic and abdominal organs / Viscères thoraciques et abdominaux

VISCERA THORACIS ET ABDOMINIS

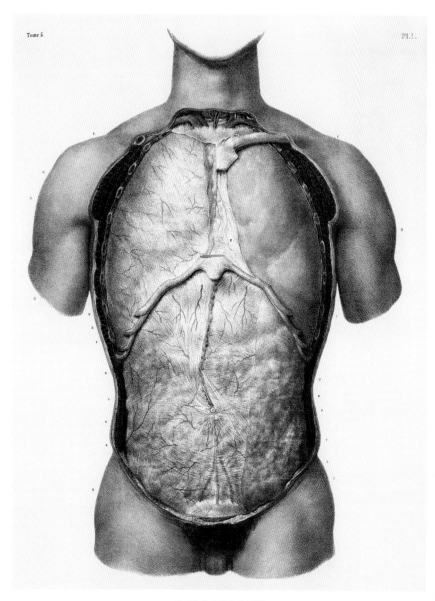

胸腔和腹腔脏器
Thoracic and abdominal organs / Viscères thoraciques et abdominaux

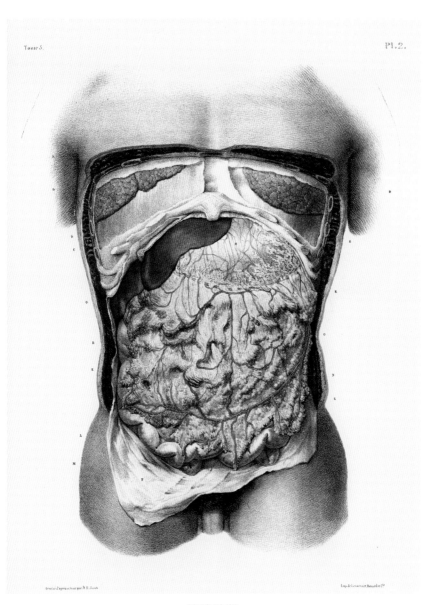

腹腔脏器
Abdominal organs / Viscères abdominaux

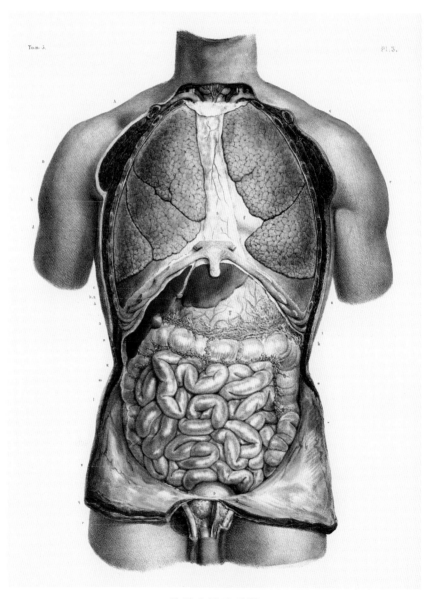

胸腔和腹腔脏器
Thoracic and abdominal organs / Viscères thoraciques et abdominaux

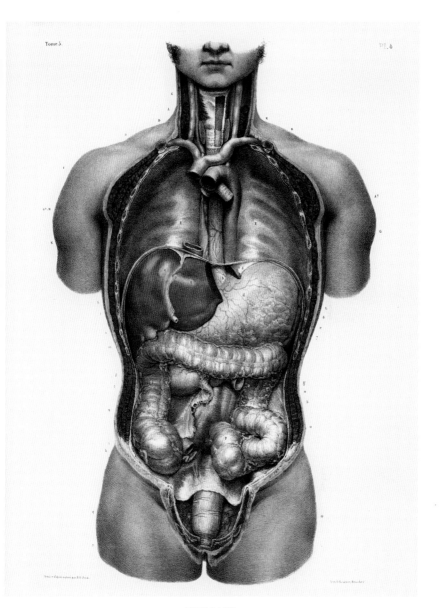

腹腔脏器
Abdominal organs / Viscères abdominaux

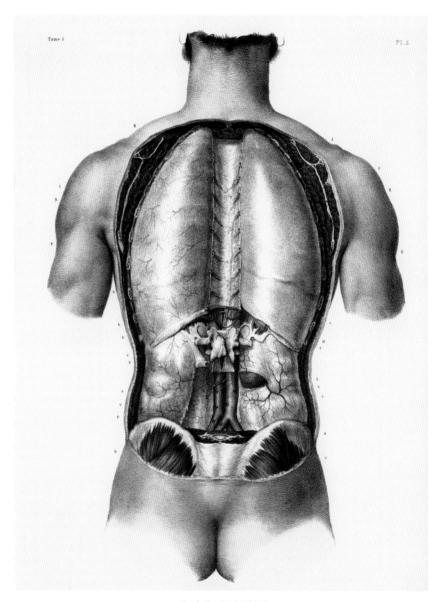

胸腔和腹腔脏器
Thoracic and abdominal organs / Viscères thoraciques et abdominaux

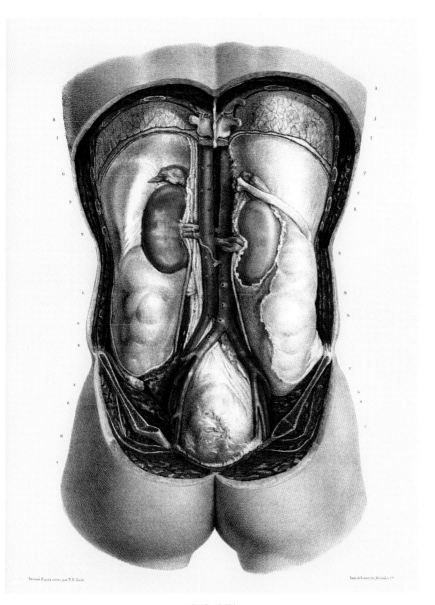

腹腔脏器
Abdominal organs / Viscères abdominaux

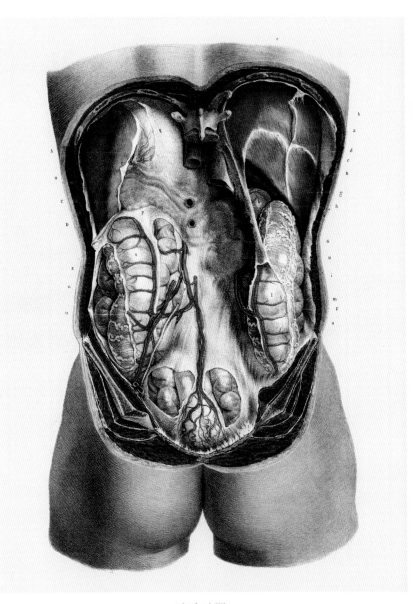

腹腔脏器
Abdominal organs / Viscères abdominaux

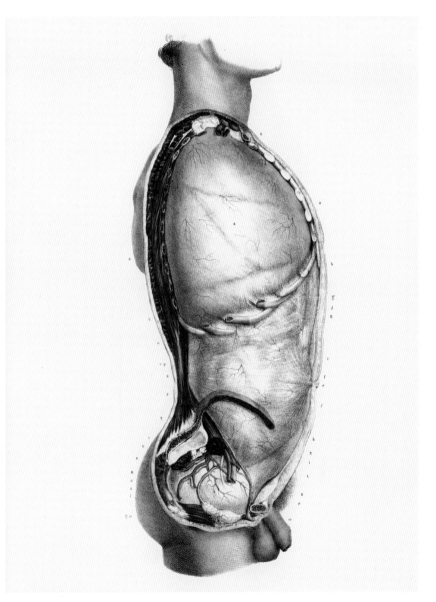

胸腔和腹腔脏器
Thoracic and abdominal organs / Viscères thoraciques et abdominaux

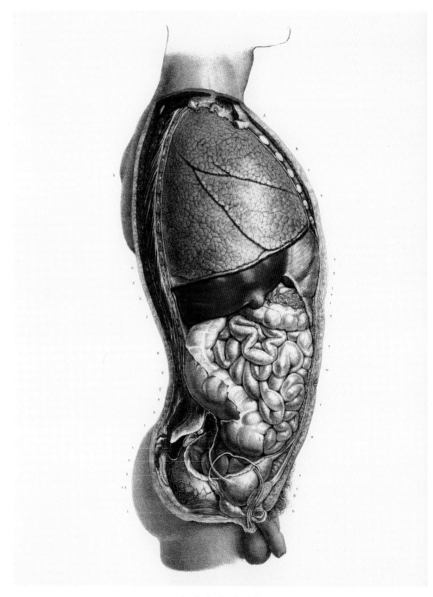

胸腔和腹腔脏器
Thoracic and abdominal organs / Viscères thoraciques et abdominaux

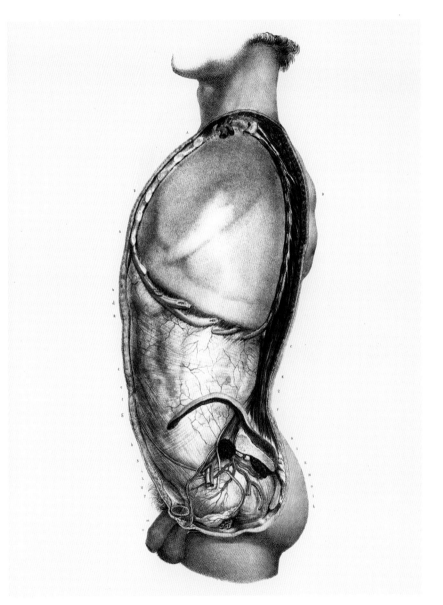

胸腔和腹腔脏器
Thoracic and abdominal organs / Viscères thoraciques et abdominaux

VISCERA THORACIS ET ABDOMINIS

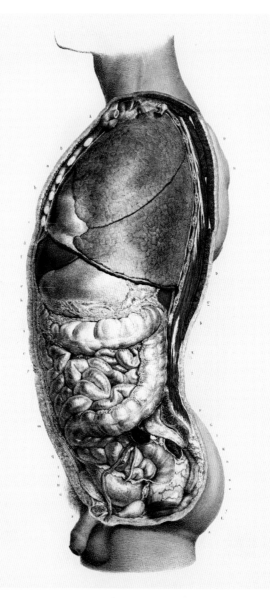

胸腔和腹腔脏器
Thoracic and abdominal organs / Viscères thoraciques et abdominaux

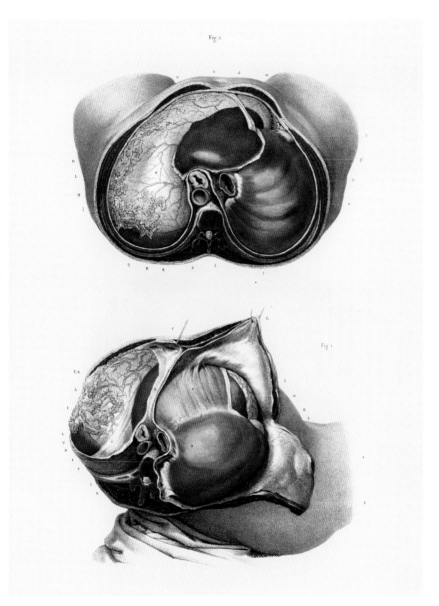

腹腔脏器
Abdominal organs / Viscères abdominaux

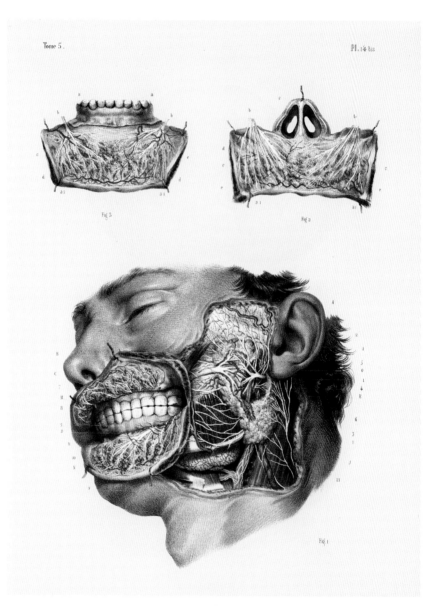

Fig 5

Fig 2

Fig 1

唾液腺
Salivary glands / Glandes salivaires

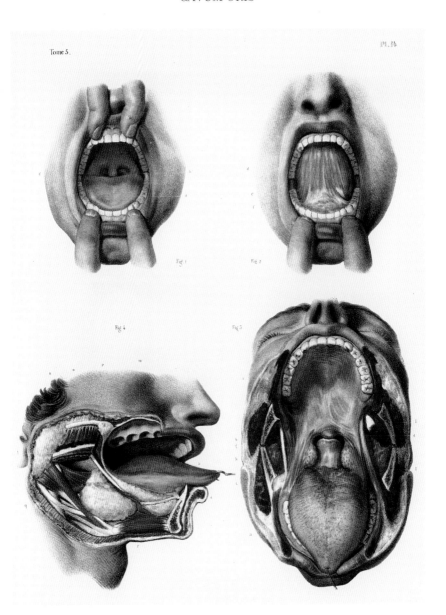

口腔
Oral cavity / Cavité orale

GLANDULAE SALIVARIAE

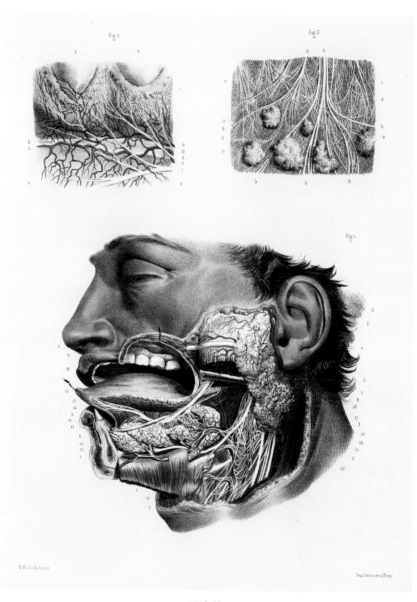

唾液腺
Salivary glands / Glandes salivaires

460

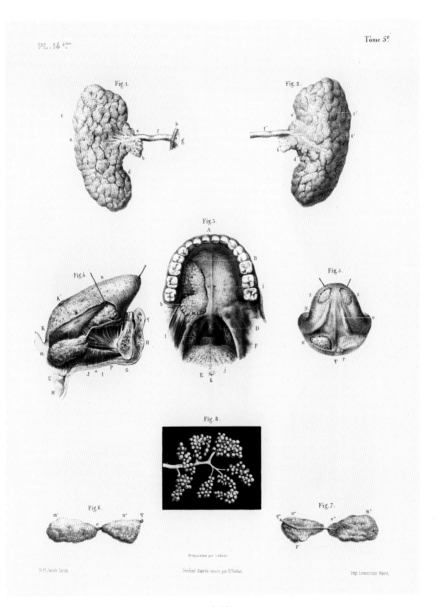

Fig.1.

Fig.2.

Fig.3.

Fig.4.

Fig.5.

Fig.8.

Fig.6.

Fig.7.

Préparation par Ludovic.

H.H.Jacob Direx.

Dessiné d'après nature par E.Pachet.

Imp. Lemercier Paris.

唾液腺
Salivary glands / Glandes salivaires

LINGUA: MUSCULI, VASA ET NERVI, ET ANATOMIA MICROSCOPICA. PHARYNX ET OESOPHAGUS

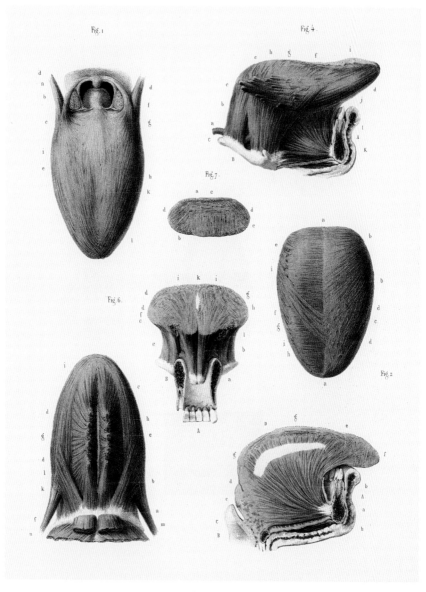

舌：肌肉
Tongue: Muscles / Langue : Muscles

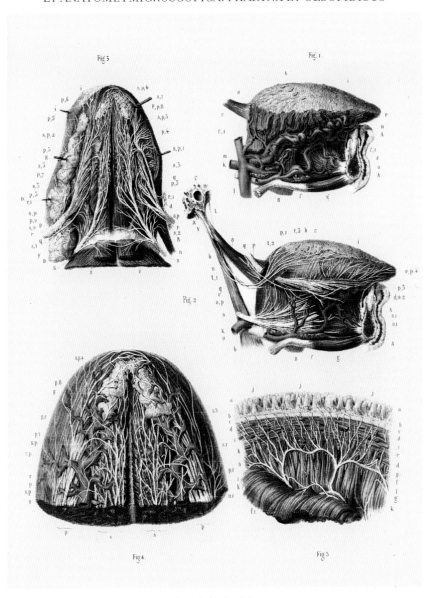

舌：血管和神经
Tongue: Vessels and nerves / Langue : Vaisseaux et nerfs

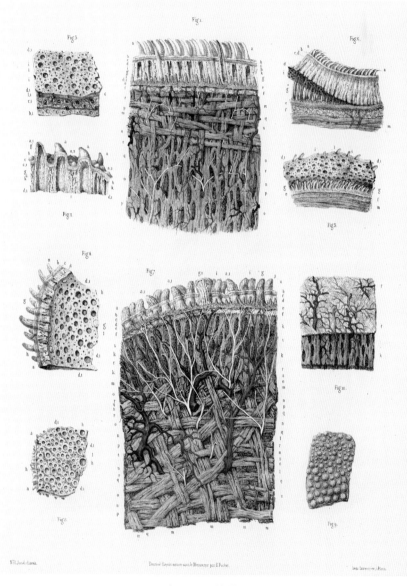

舌：显微结构
Tongue: Microscopic anatomy / Langue : Anatomie microscopique

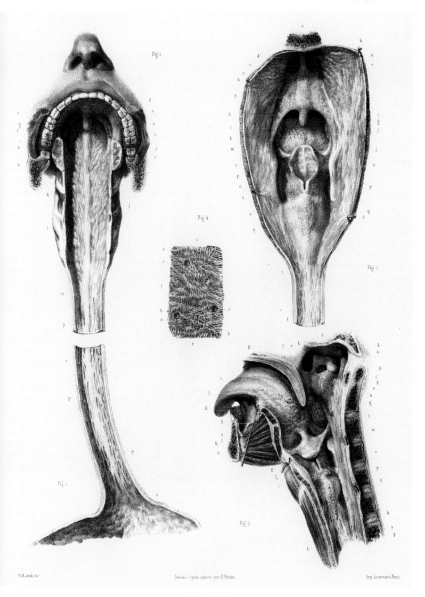

咽和食管

Pharynx and oesophagus / Pharynx et œsophage

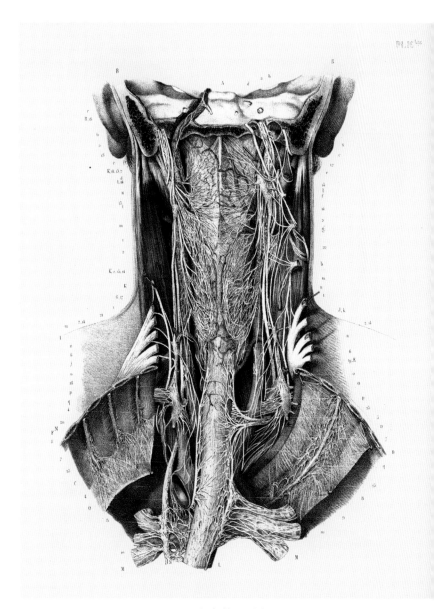

咽和食管：神经
Pharynx and oesophagus: Nerves / Pharynx et œsophage : Nerfs

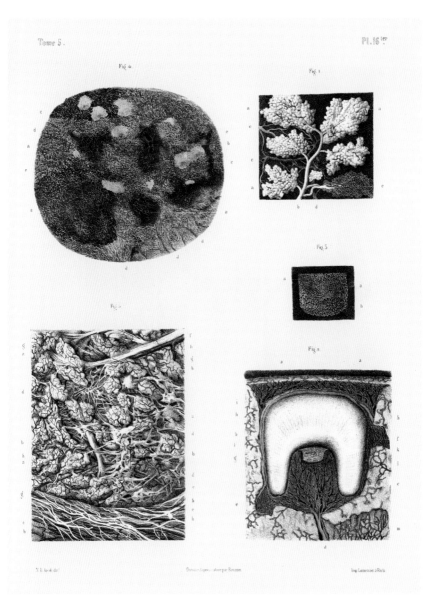

口腔和咽：显微结构

Oral cavity and pharynx: Microscopic anatomy

Cavité orale et pharynx : Aanatomie microscopique

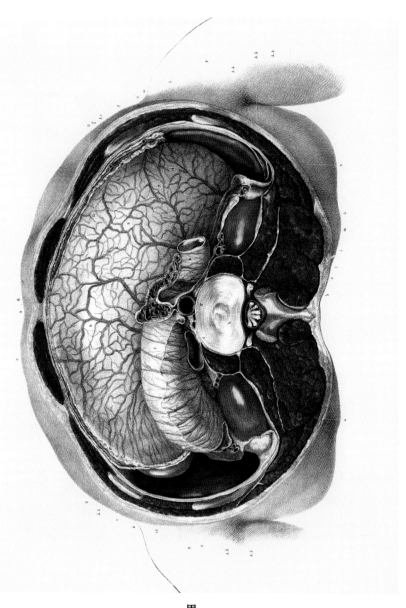

胃
Stomach / Estomac

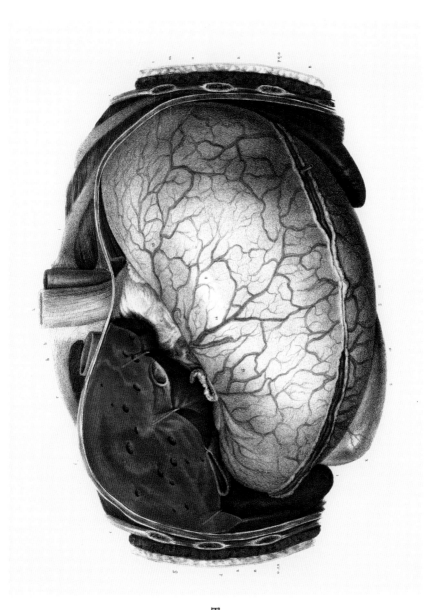

胃
Stomach / Estomac

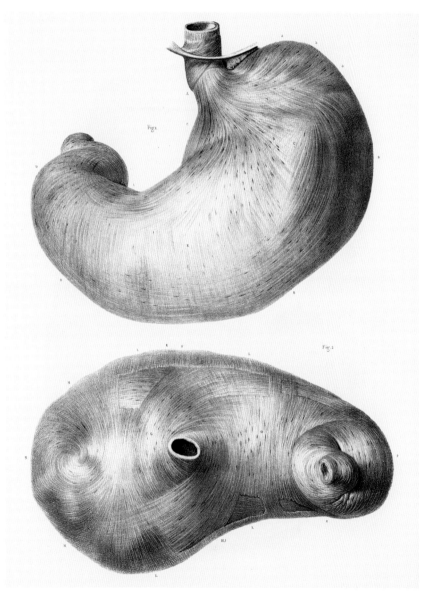

胃：肌层
Stomach: Muscle layer / Estomac : Musculeuse

VENTRICULUS (GASTER)

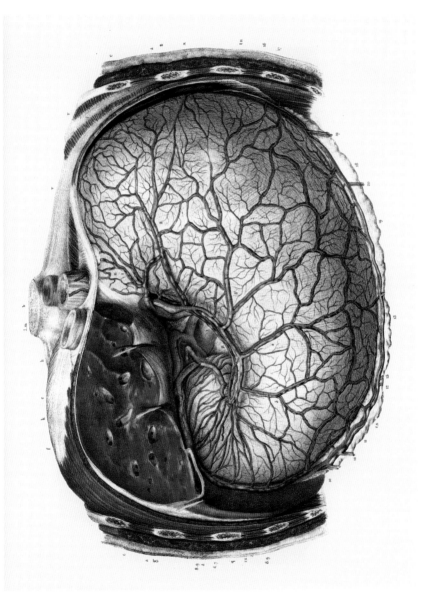

胃：动脉和静脉
Stomach: Arteries and veins / Estomac : Artères et veines

47¹

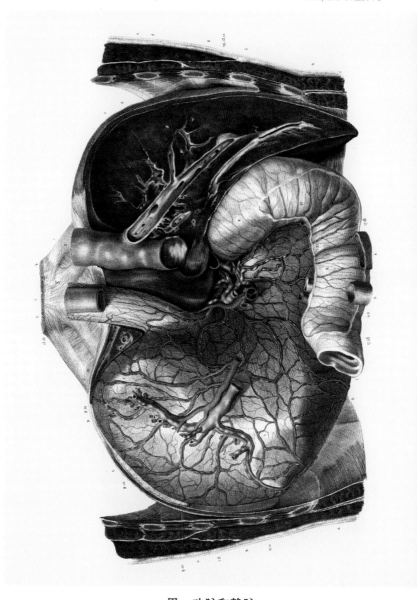

胃：动脉和静脉

Stomach: Arteries and veins / Estomac : Artères et veines

VENTRICULUS (GASTER): ARTERIAE ET VENAE, VASA LYMPHATICA, ANATOMIA MICROSCOPICA, ET NERVI

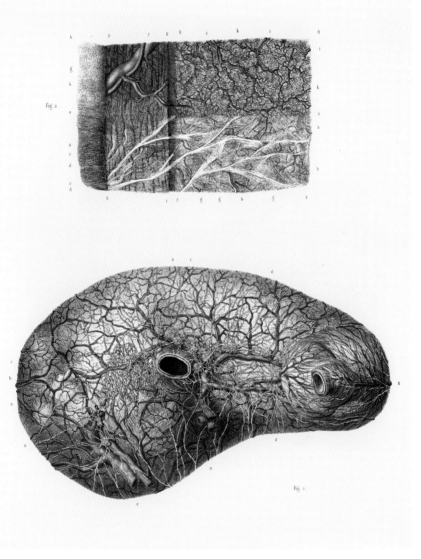

胃：淋巴管和显微结构
Stomach: Lymph vessels and microscopic anatomy
Estomac : Vaisseaux lymphatiques et anatomie microscopique

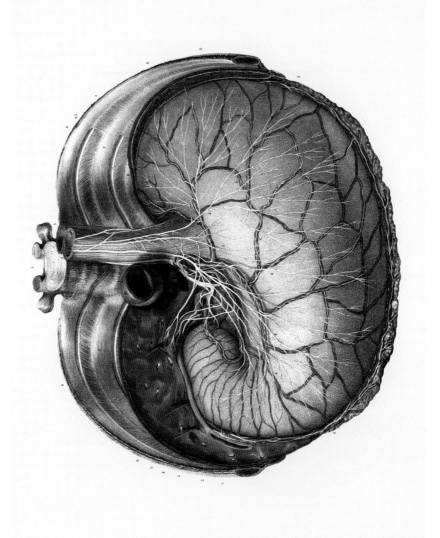

胃：神经
Stomach: Nerves / Estomac : Nerfs

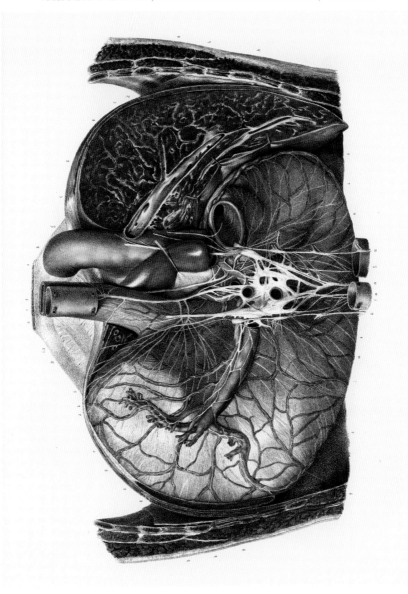

胃：神经
Stomach: Nerves / Estomac : Nerfs

VENTRICULUS (GASTER): CAVITAS

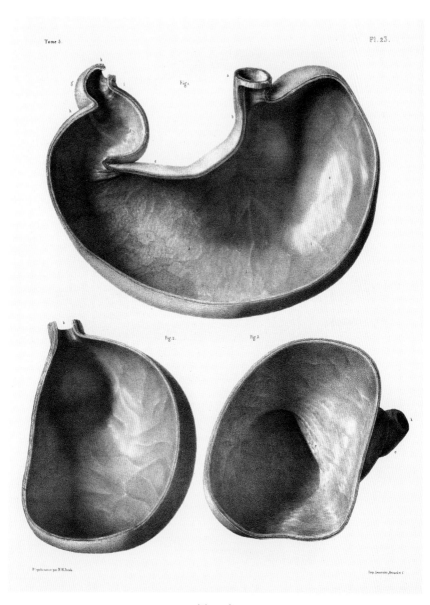

胃: 腔
Stomach: Cavity / Estomac : Cavité

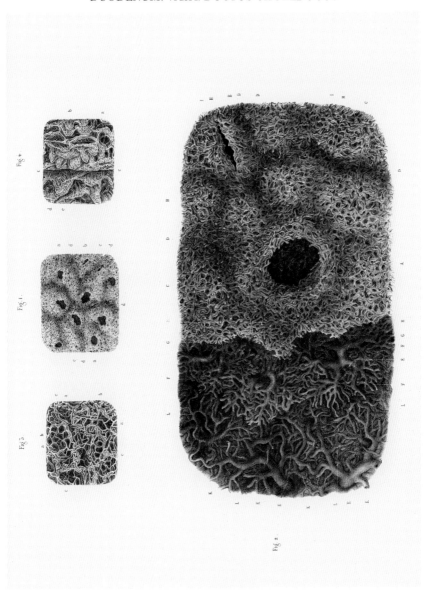

胃：显微结构
Stomach: Microscopic anatomy / Estomac : Anatomie microscopique

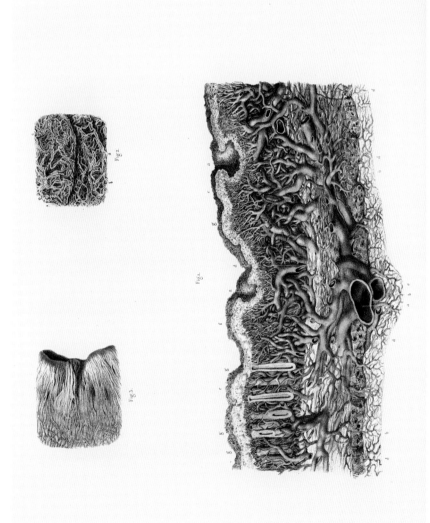

胃：显微结构
Stomach: Microscopic anatomy / Estomac : Anatomie microscopique

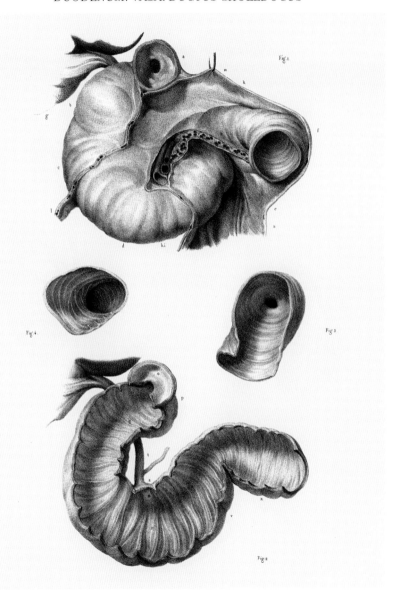

十二指肠
Duodenum / Duodénum

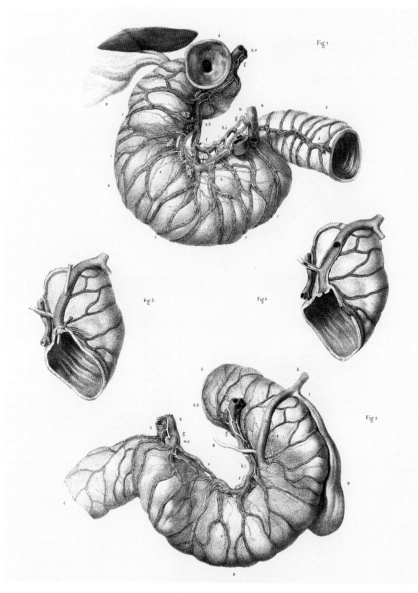

十二指肠：血管。胆管
Duodenum: Vessels. Bile duct / Duodénum : Vaisseaux. Conduit cholédoque

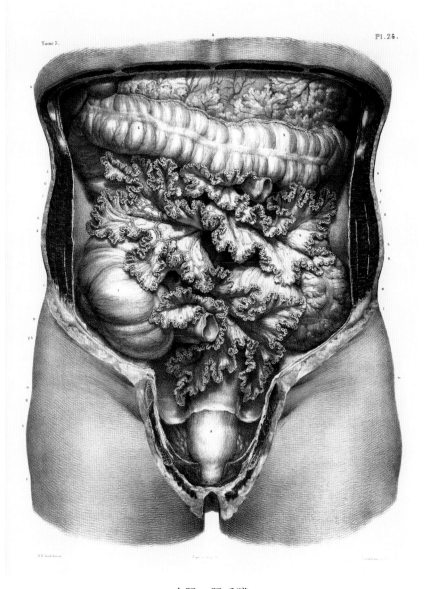

小肠：肠系膜

Small intestine: Mesentery / Intestin grêle : Mésentère

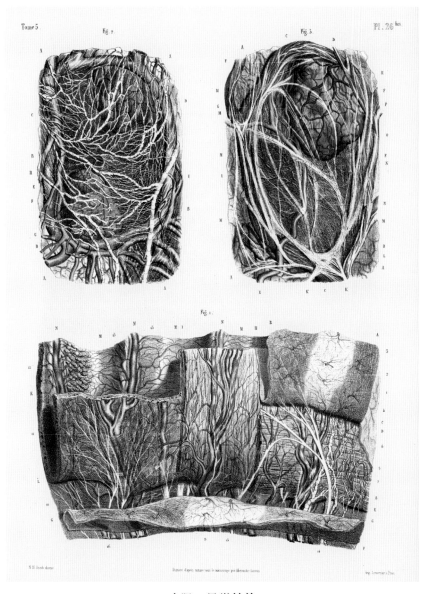

小肠：显微结构
Small intestine: Microscopic anatomy / Intestin grêle : Anatomie microscopique

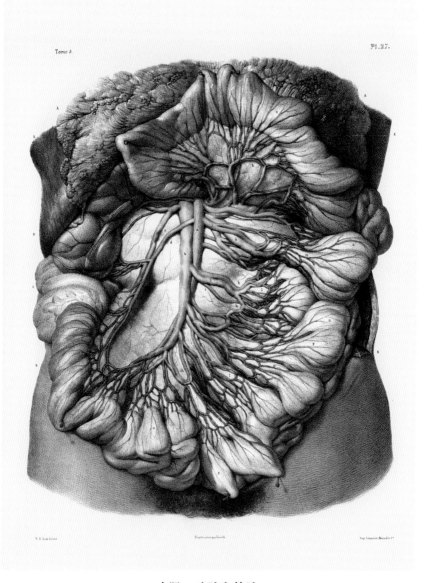

小肠：动脉和静脉

Small intestine: Arteries and veins / Intestin grêle : Artères et veines

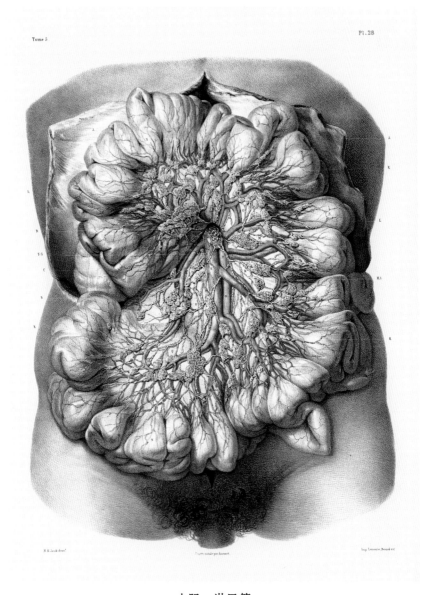

Tome 5

Pl. 28

小肠：淋巴管
Small intestine: Lymph vessels / Intestin grêle : Vaisseaux lymphatiques

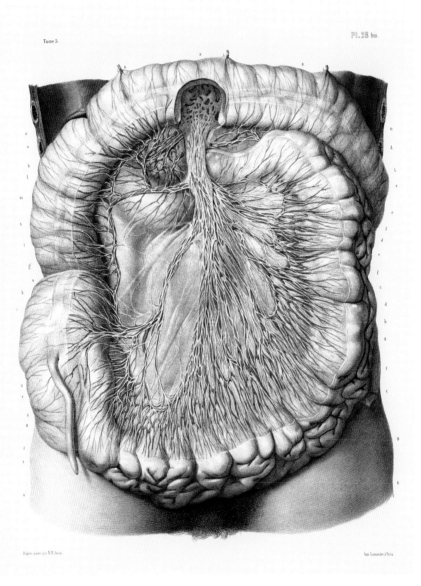

小肠：神经

Small intestine: Nerves / Intestin grêle : Nerfs

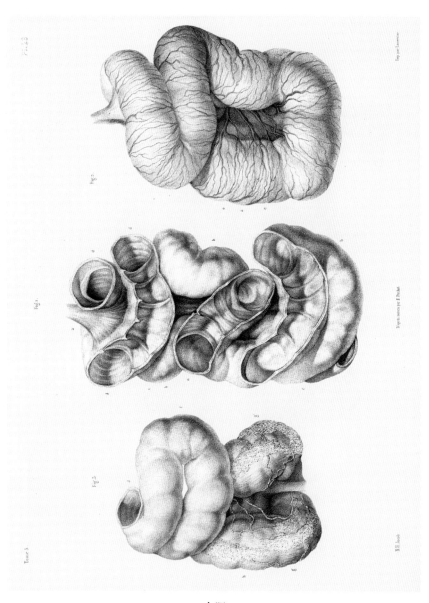

小肠
Small intestine / Intestin grêle

VENTRICULUS (GASTER) ET
INTESTINUM TENUE: ANATOMIA MICROSCOPICA

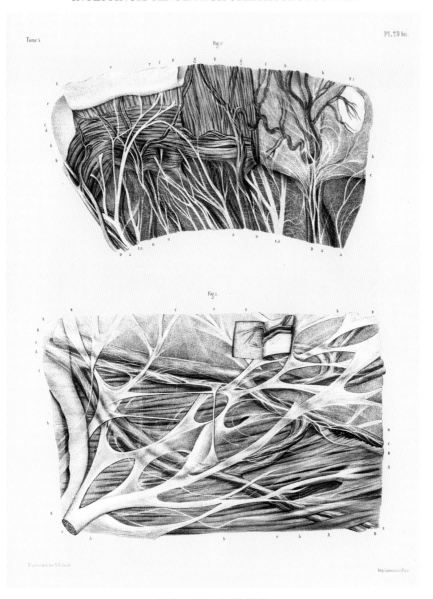

胃和小肠：显微结构
Stomach and small intestine: Microscopic anatomy
Estomac et intestin grêle : Anatomie microscopique

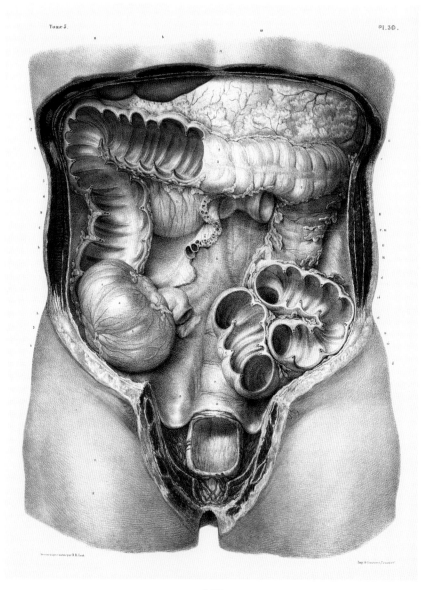

大肠
Large intestine / Gros intestin

Tome 5.

Pl. 31.

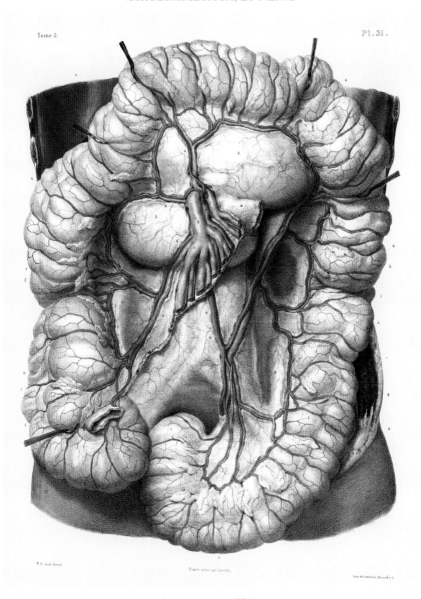

大肠：动脉和静脉

Large intestine: Arteries and veins / Gros intestin : Artères et veines

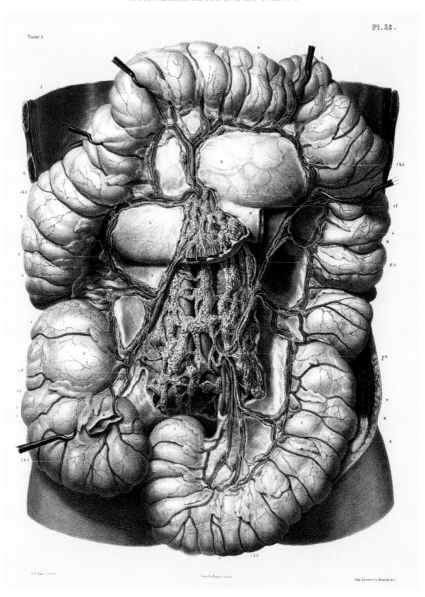

大肠：淋巴管

Large intestine: Lymph vessels / Gros intestin : Vaisseaux lymphatiques

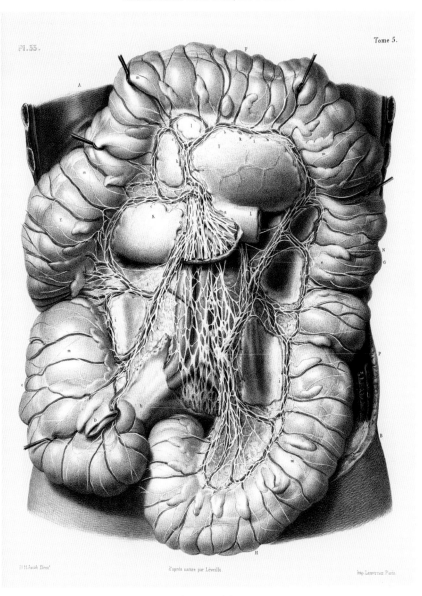

大肠：神经
Large intestine: Nerves / Gros intestin : Nerfs

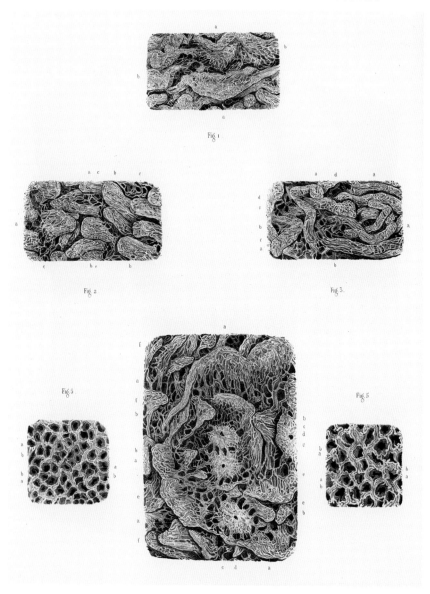

Fig 1.

Fig 2.

Fig 3.

Fig 5.

Fig 5.

小肠和大肠：显微结构
Small intestine and large intestine: Microscopic anatomy
Intestin grêle et gros intestin : Anatomie microscopique

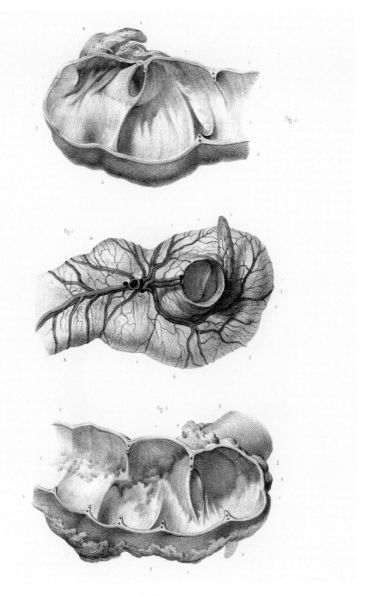

大肠
Large intestine / Gros intestin

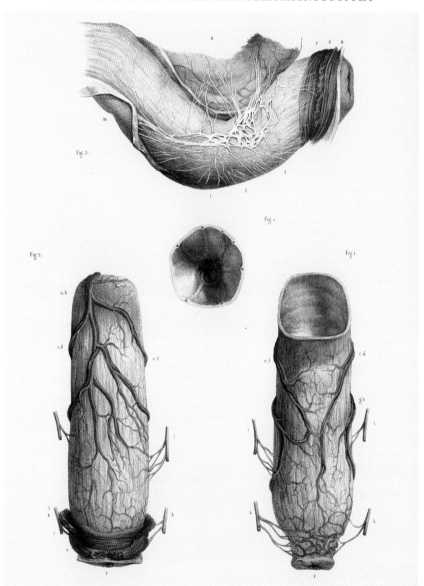

直肠、肛管和肛门
Rectum, anal canal, and anus / Rectum, canal anal et anus

INTESTINUM CRASSUM, RECTUM, CANALIS ANALIS, ET ANUS.
APPARATUS DIGESTORIUS: ANATOMIA MICROSCOPICA

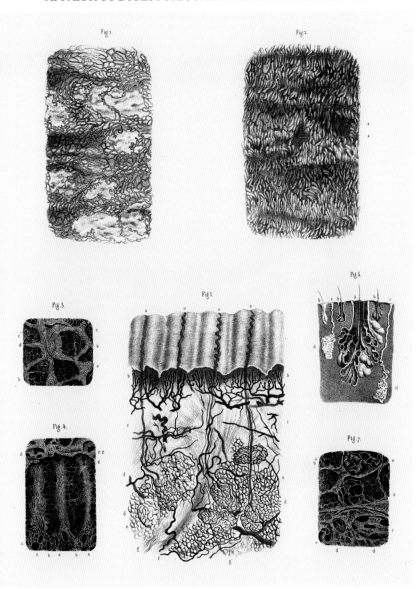

消化道：显微结构
Gastrointestinal tract: Microscopic anatomy
Appareil digestif : Anatomie microscopique

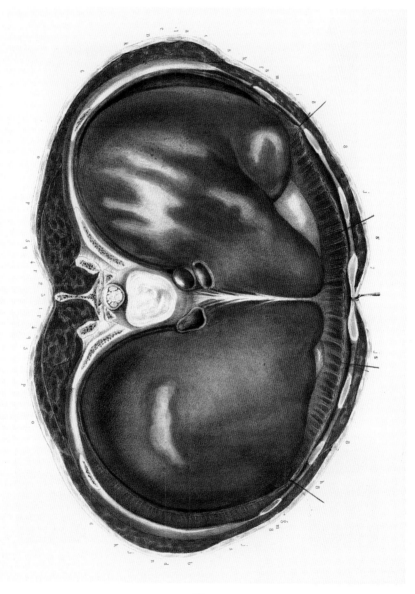

肝
Liver / Foie

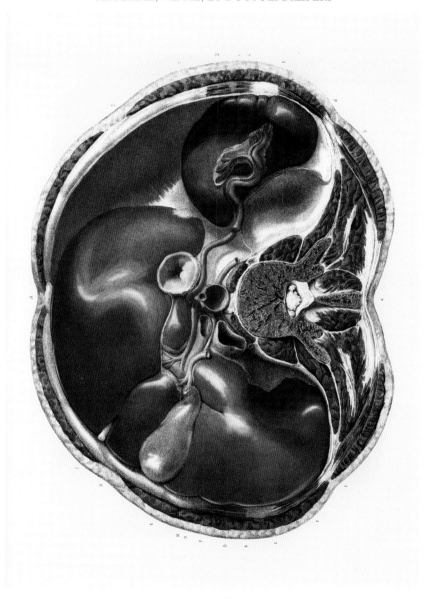

肝和胆囊
Liver and gallbladder / Foie et vésicule biliaire

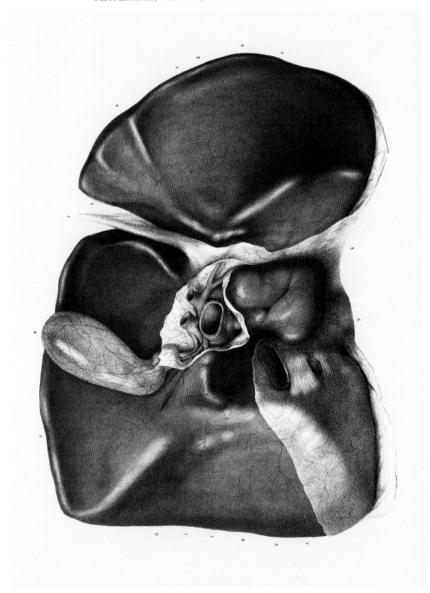

肝和胆囊
Liver and gallbladder / Foie et vésicule biliaire

HEPAR ET VESICA FELLEA. HEPAR:
ARTERIAE, VENAE, ET DUCTULI BILIFERI

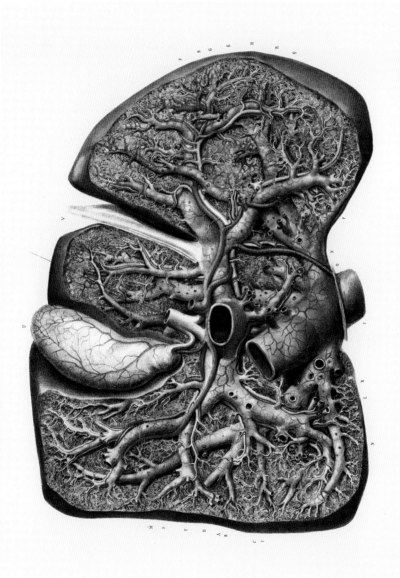

肝：动脉、静脉和胆小管
Liver: Arteries, veins, and bile canaliculi
Foie : Artères, veines et canalicules biliaires

HEPAR: ARTERIAE, VENAE, DUCTULI BILIFERI, VASA LYMPHATICA, ET ANATOMIA MICROSCOPICA. VESICA FELLEA, ET DUCTUS CHOLEDOCUS

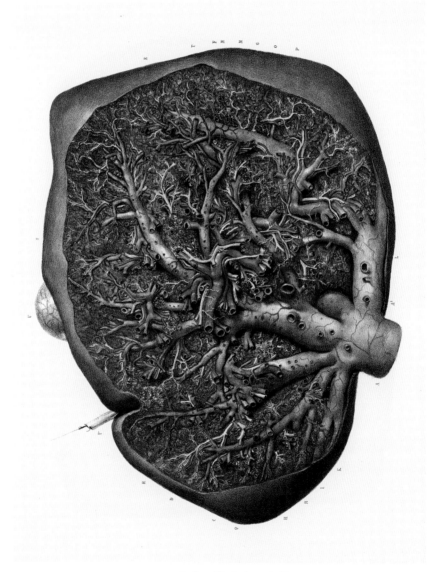

肝：动脉、静脉和胆小管
Liver: Arteries, veins, and bile canaliculi
Foie : Artères, veines et canalicules biliaires

HEPAR: ARTERIAE, VENAE, DUCTULI BILIFERI, VASA LYMPHATICA, ET ANATOMIA MICROSCOPICA. VESICA FELLEA, ET DUCTUS CHOLEDOCUS

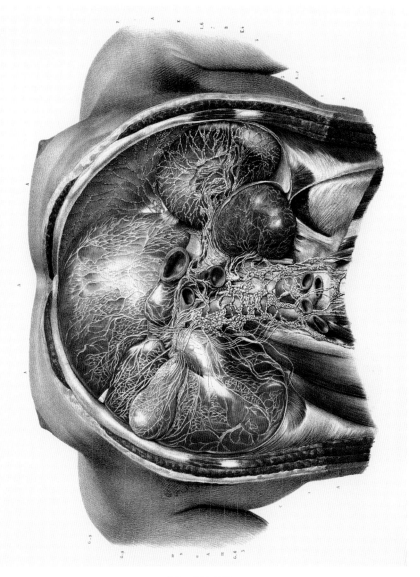

肝：淋巴管
Liver: Lymph vessels / Foie : Vaisseaux lymphatiques

HEPAR: ARTERIAE, VENAE, DUCTULI BILIFERI, VASA LYMPHATICA, ET ANATOMIA MICROSCOPICA. VESICA FELLEA, ET DUCTUS CHOLEDOCUS

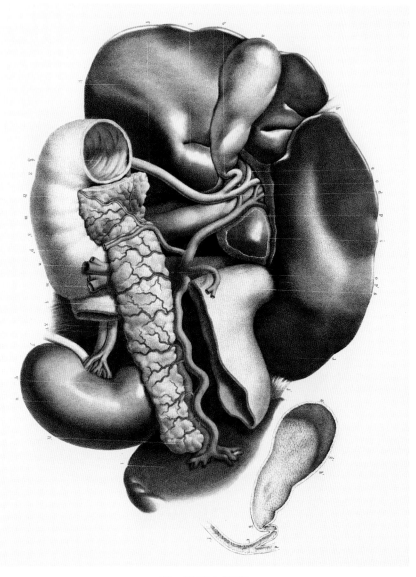

肝：胆囊和胆管
Liver: Gallbladder and bile duct / Foie : Vésicule biliaire et conduit cholédoque

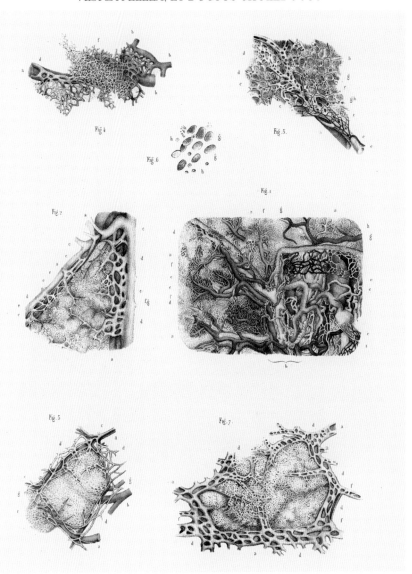

肝：显微结构

Liver: Microscopic Anatomy / Foie : Anatomie microscopique

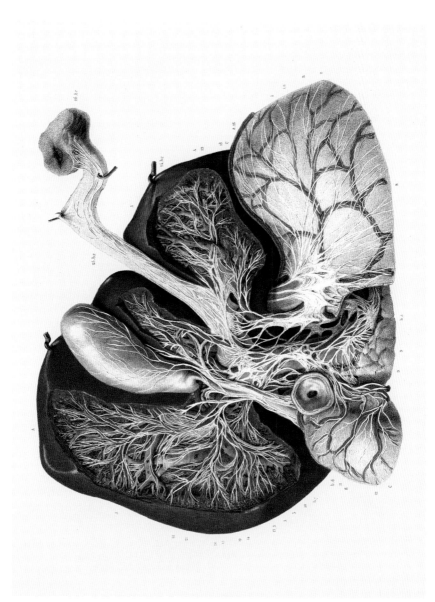

肝：神经
Liver: Nerves / Foie : Nerfs

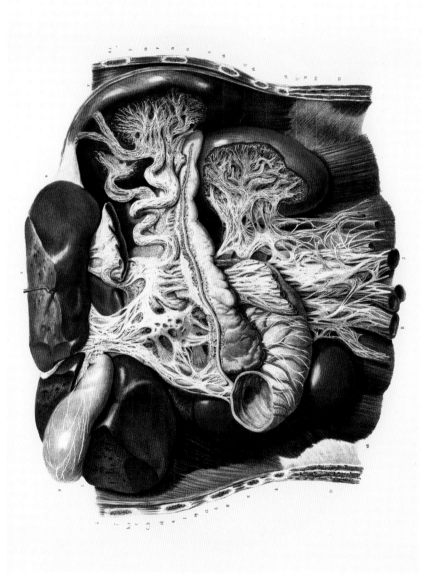

肝、脾、胰和肾：神经
Liver, spleen, pancreas, and kidneys: Nerves / Foie, rate, pancréas et reins : Nerfs

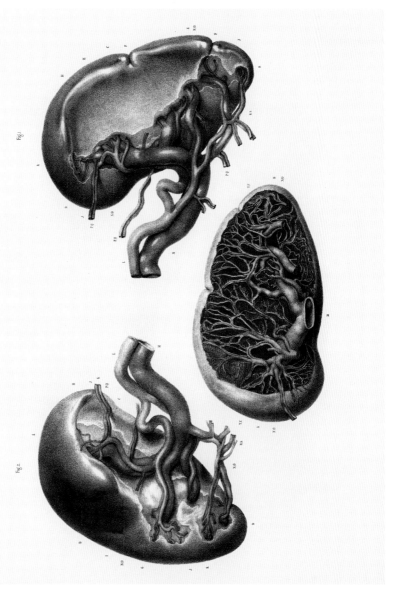

脾
Spleen / Rate

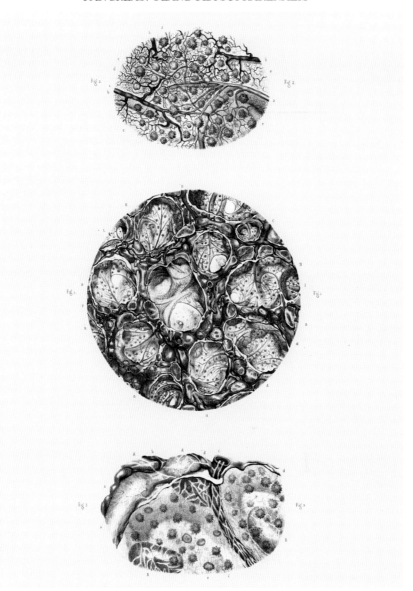

脾：显微结构

Spleen: Microscopic anatomy / Rate : Anatomie microscopique

LIEN. LIEN: ANATOMIA MICROSCOPICA.
PANCREAS. GLANDULA SUPRARENALIS

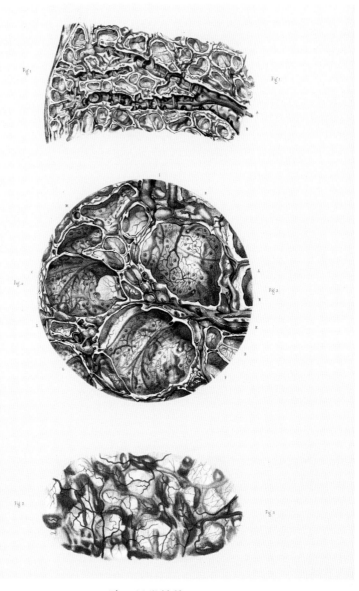

脾：显微结构
Spleen: Microscopic anatomy / Rate : Anatomie microscopique

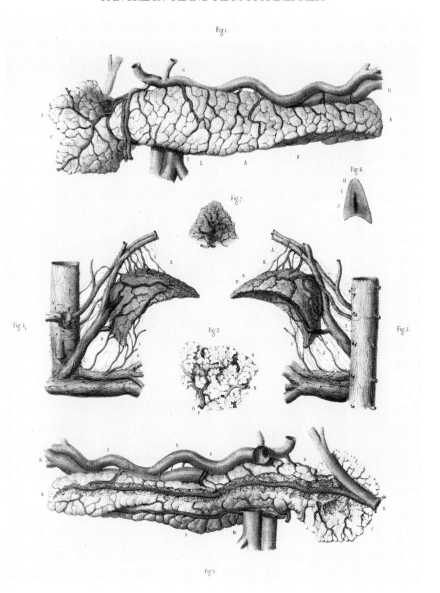

胰。肾上腺

Pancreas. Adrenal gland / Pancréas. Glande surrénale

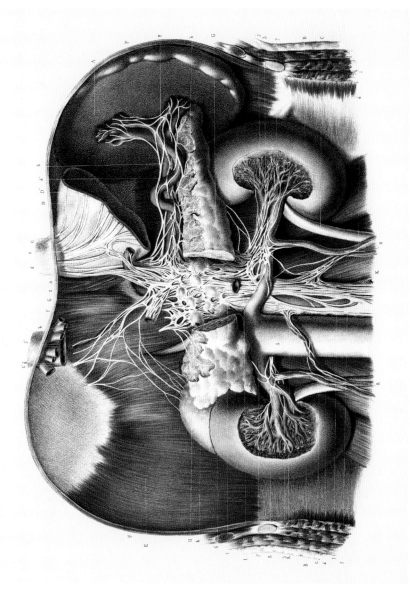

胰、脾和肾：神经
Pancreas, spleen, and kidneys: Nerves / Pancréas, rate et reins : Nerfs

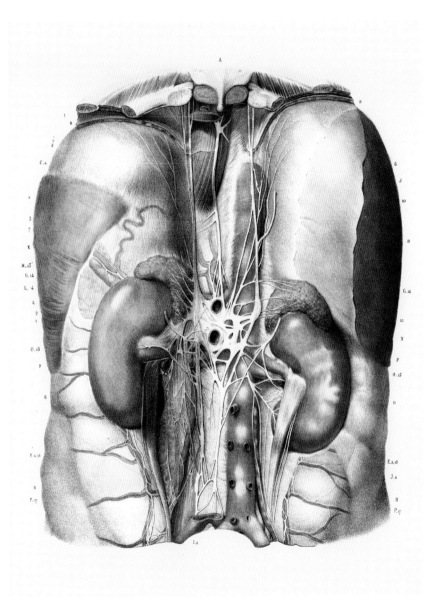

腹膜后脏器：神经
Retroperitoneal organs: Nerves / Viscères rétropéritonéaux : Nerfs

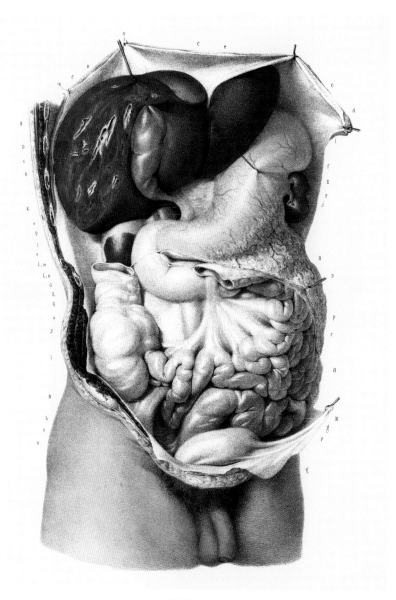

腹膜
Peritoneum / Péritoine

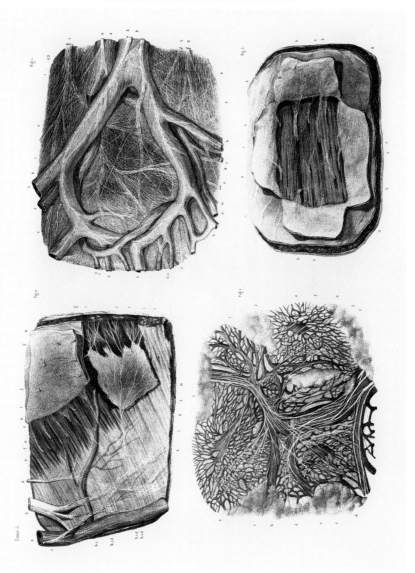

腹膜：神经显微结构
Peritoneum: Microscopic anatomy of the nerves
Péritoine : Anatomie microscopique des nerfs

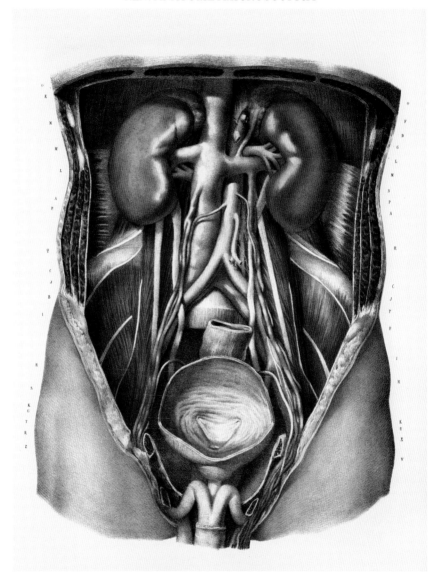

泌尿器官：肾、输尿管和膀胱
Urinary organs: Kidneys, ureters and bladder
Organes urinaires : Reins, uretères et vessie

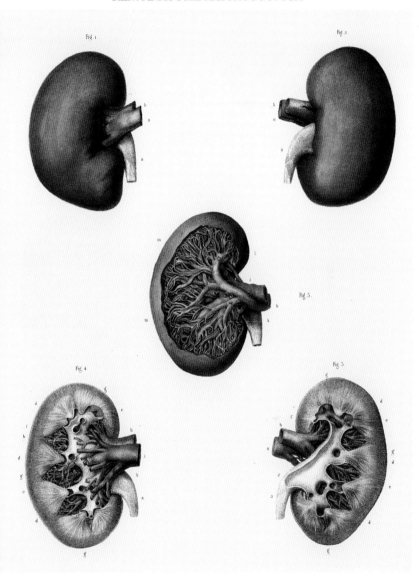

肾
Kidney / Rein

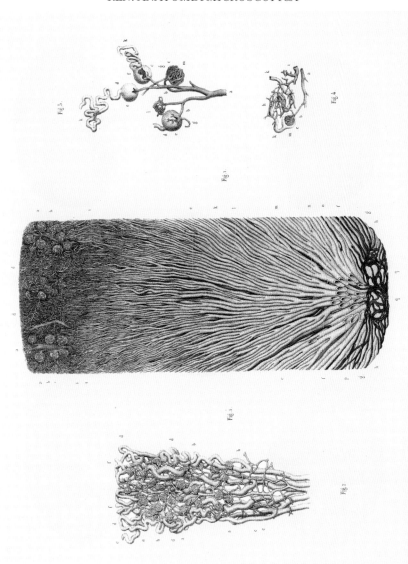

肾：显微结构

Kidney: Microscopic anatomy / Rein : Anatomie microscopique

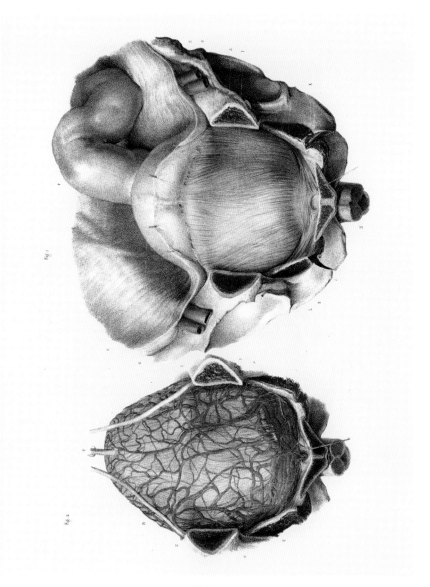

膀胱
Bladder / Vessie

VESICA URINARIA ET ORGANA GENITALIA MASCULINA.
VISCERA PELVIS MASCULINIS

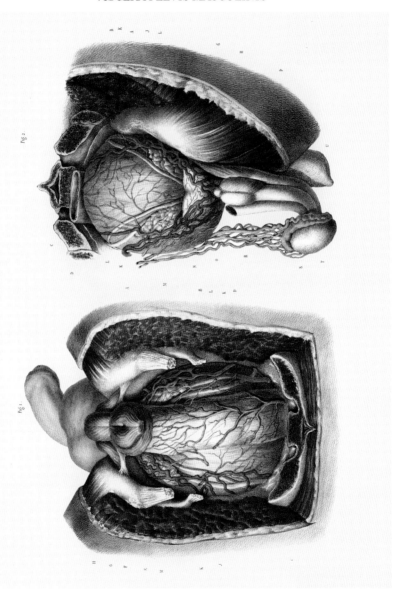

膀胱和男性生殖器官
Bladder and male genital organs / Vessie et organes génitaux masculins

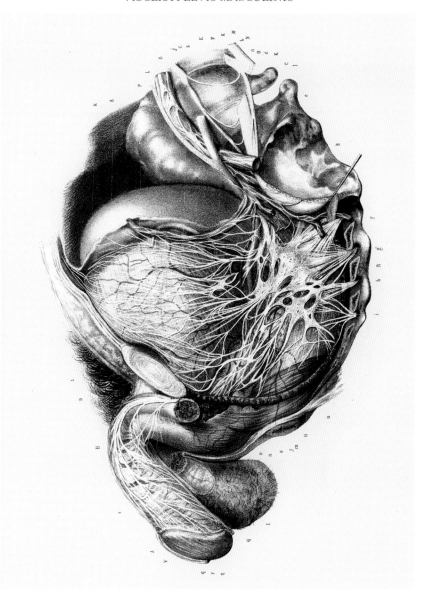

男性盆腔器官：神经

Organs of the male pelvis: Nerves / Viscères du bassin masculin : Nerfs

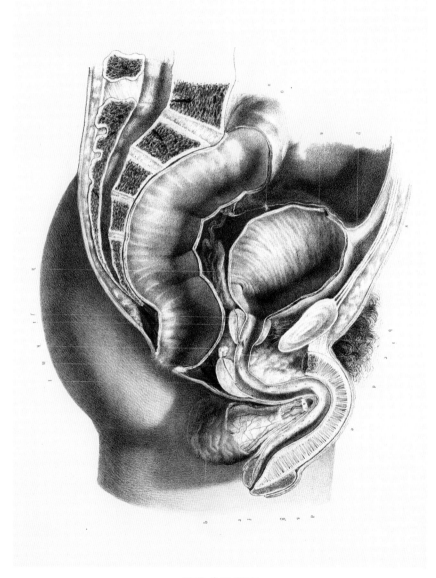

男性盆腔器官
Organs of the male pelvis / Viscères du bassin masculin

ORGANA GENITALIA MASCULINA EXTERNA
ET FEMININA EXTERNA

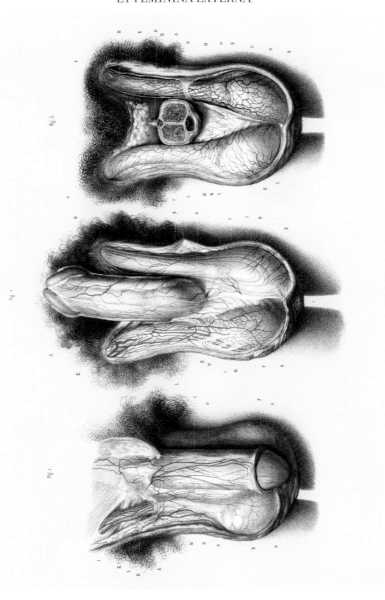

男性外生殖器
Male external genital organs / Organes génitaux externes masculins

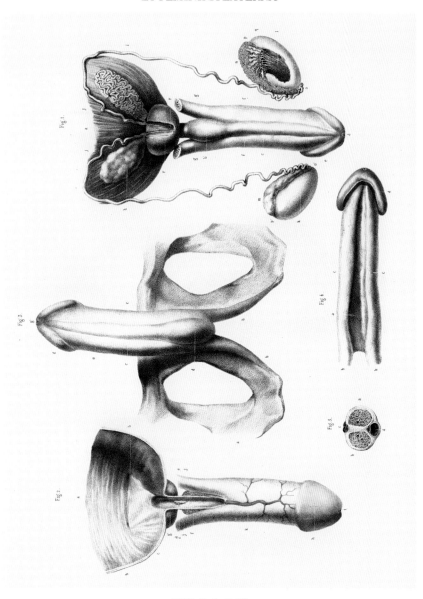

男性外生殖器
Male external genital organs / Organes génitaux externes masculins

ORGANA GENITALIA MASCULINA EXTERNA
ET FEMININA EXTERNA

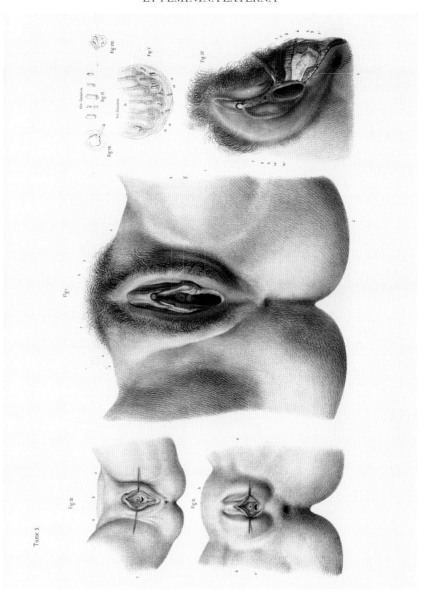

女性外生殖器
Female external genital organs / Organes génitaux externes féminins

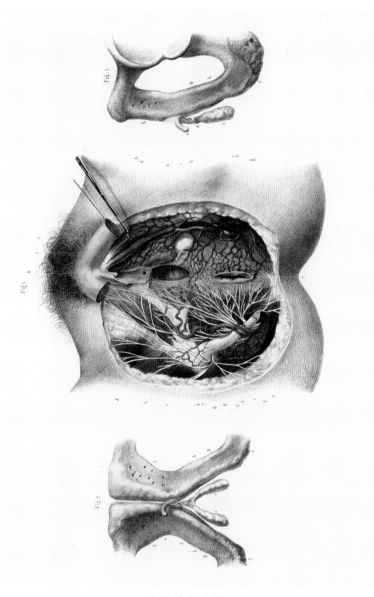

女性外生殖器
Female external genital organs / Organes génitaux externes féminins

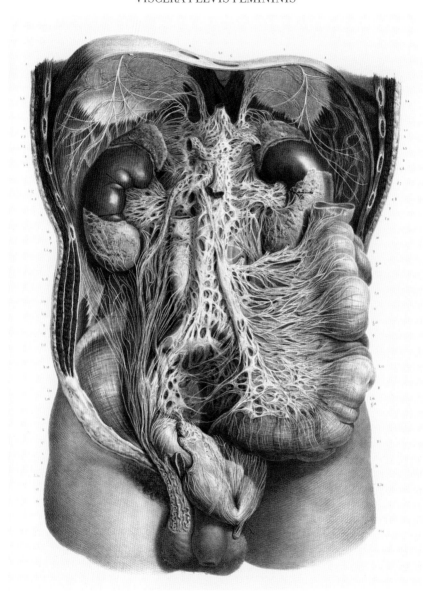

腹腔和盆腔脏器：神经
Abdominal and pelvic organs: Nerves / Viscères abdominaux et pelviens : Nerfs

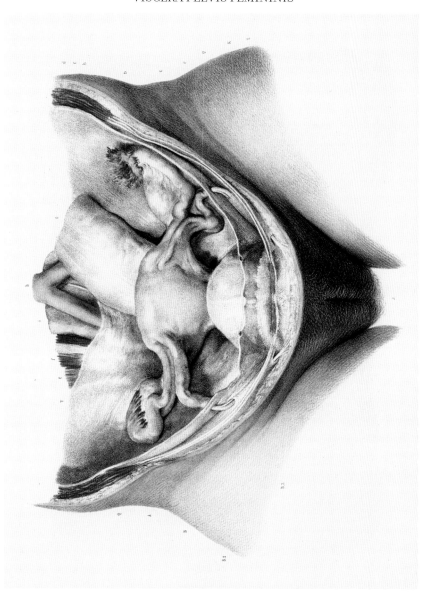

女性盆腔器官
Organs of the female pelvis / Viscères du bassin féminin

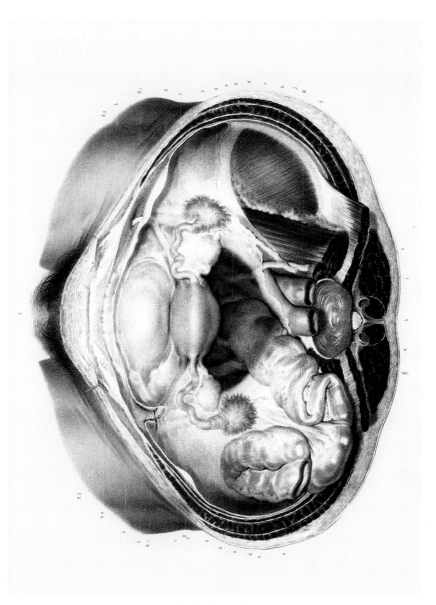

女性盆腔器官
Organs of the female pelvis / Viscères du bassin féminin

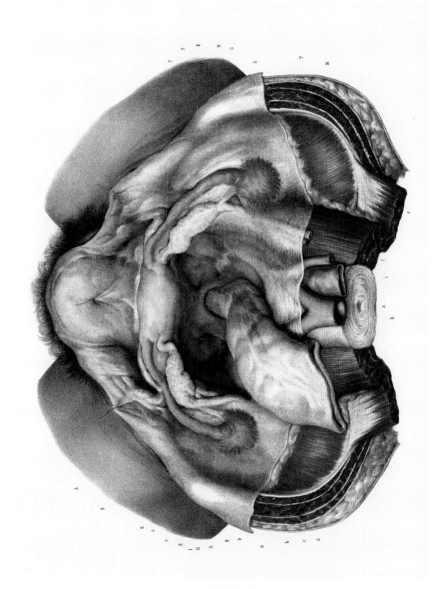

女性盆腔器官
Organs of the female pelvis / Viscères du bassin féminin

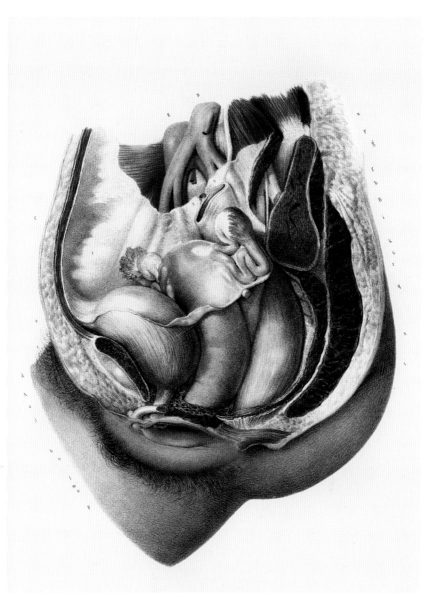

女性盆腔器官
Organs of the female pelvis / Viscères du bassin féminin

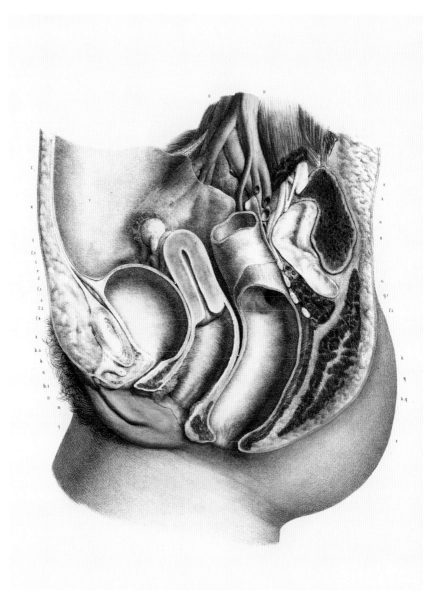

女性盆腔器官
Organs of the female pelvis / Viscères du bassin féminin

VISCERA PELVIS FEMININIS: ARTERIAE, VENAE, ET NERVI. ORGANA GENITALIA FEMININA

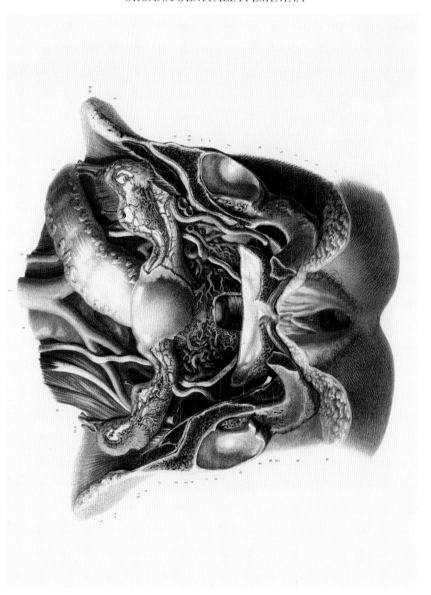

女性盆腔器官
Organs of the female pelvis: Arteries and veins
Viscères du bassin féminin : Artères et veines

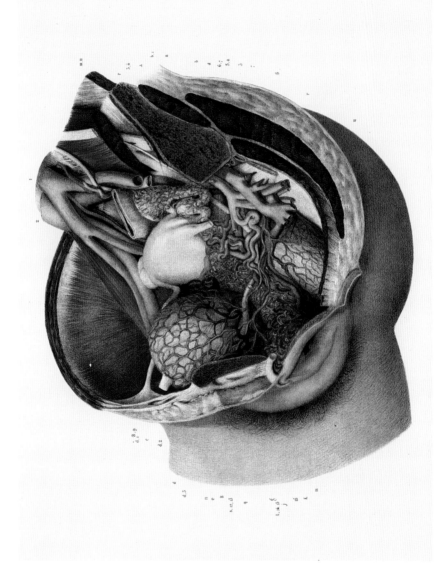

女性盆腔器官：动脉和静脉
Organs of the female pelvis: Arteries and veins
Viscères du bassin féminin : Artères et veines

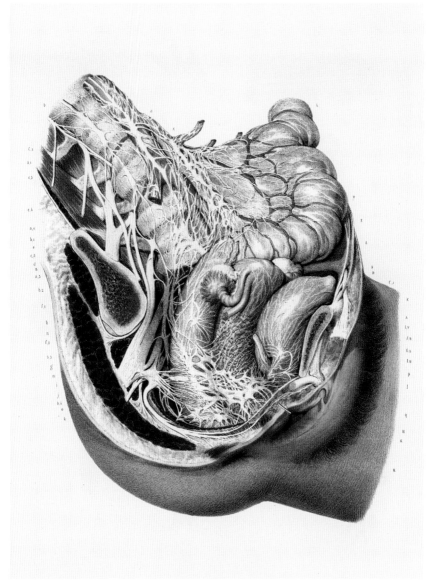

女性盆腔器官：神经
Organs of the female pelvis: Nerves / Viscères du bassin féminin : Nerfs

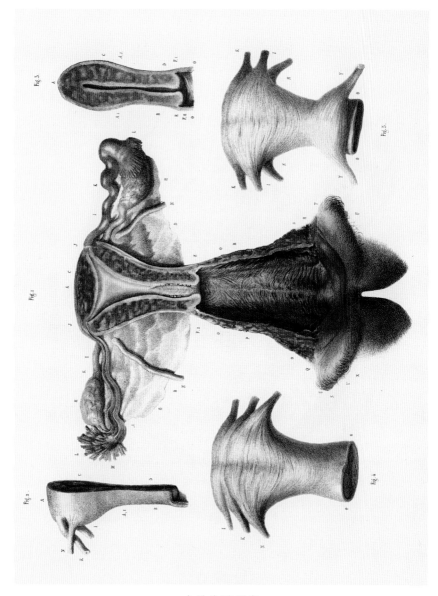

女性生殖器官
Female genital organs / Organes génitaux féminins

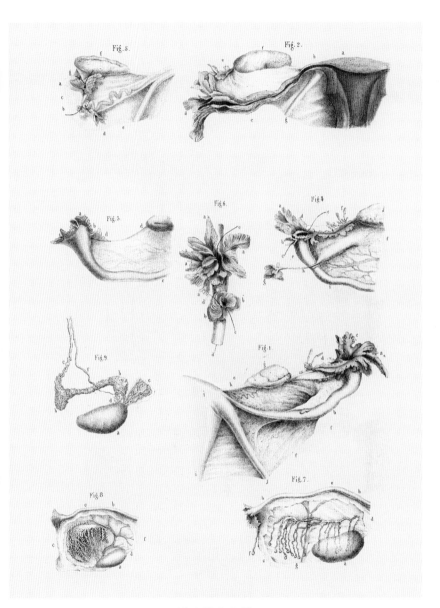

输卵管和卵巢
Uterine tube and ovary / Trompe utérine et ovaire

UTERUS

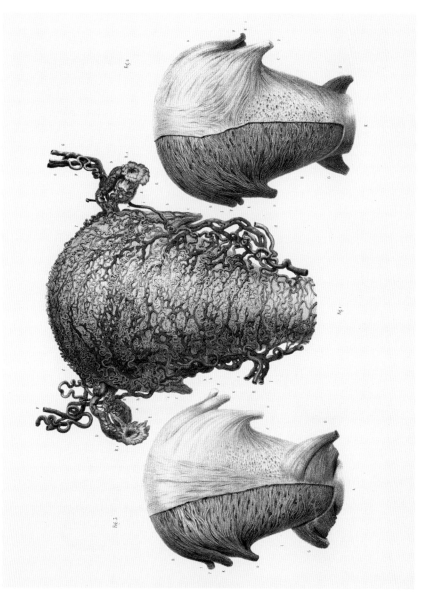

子宫
Uterus / Utérus

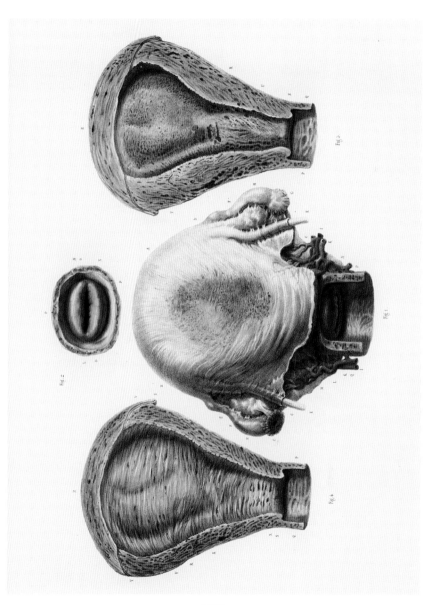

子宫

Uterus / Utérus

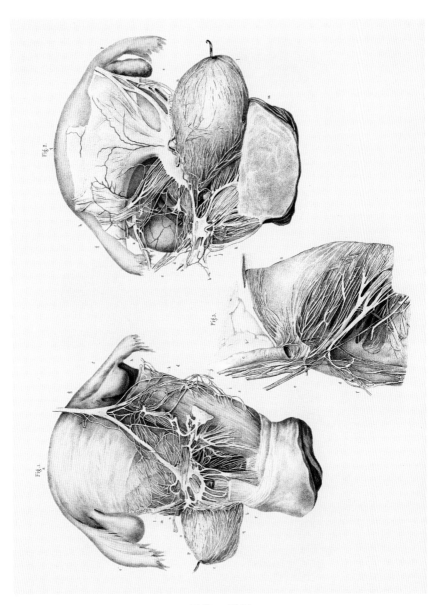

子宫：神经
Uterus: Nerves / Utérus : Nerfs

UTERUS

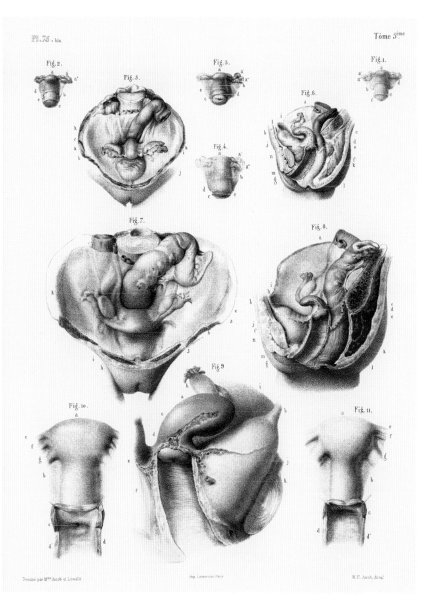

Fig.2. Fig.5. Fig.5. Fig.1.

Fig.6.

Fig.4.

Fig.7. Fig.8.

Fig.9.

Fig.10. Fig.11.

Dessiné par Mme Jacob et Léveillé   Imp. Lemercier, Paris   N. H. Jacob, dirext

子宫
Uterus / Utérus

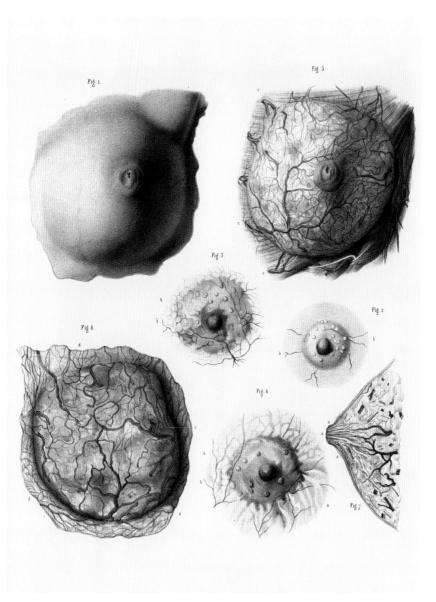

乳房和乳腺
Breast and mammary gland / Sein et glande mammaire

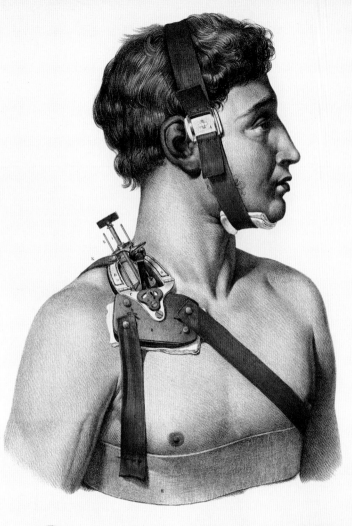

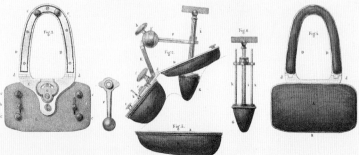

第 六 章

外科解剖学
外科技术
手术学
（上）

ANATOMIA CHIRURGICA,
ARTES CHIRURGICAE

SURGICAL ANATOMY,
SURGICAL TECHNIQUES
(OPERATIVE MEDICINE)

ANATOMIE CHIRURGICALE,
TECHNIQUES CHIRURGICALES
(MEDECINE OPERATOIRE)

左页
头颈部动脉压迫

Left page / Ci-contre
Compression of the arteries of the head and neck
Compressions des artères de la tête et du cou

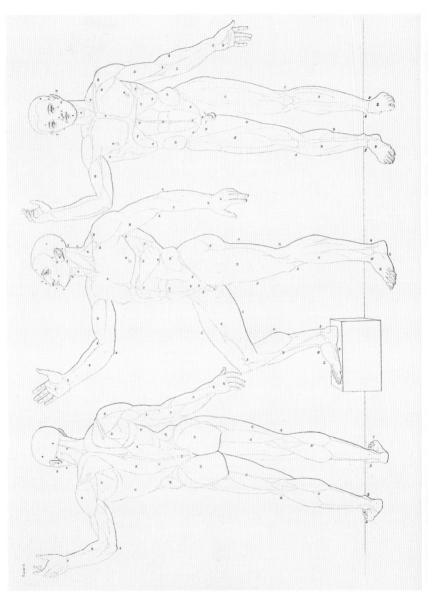

人体分区
Regions and parts of the human body
Régions et parties du corps humain

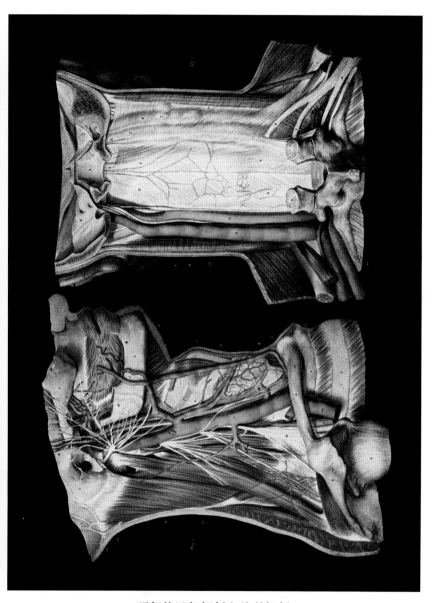

颈部的局部解剖和外科解剖
Topographical and surgical anatomy of the neck
Anatomie topographique et chirurgicale du cou

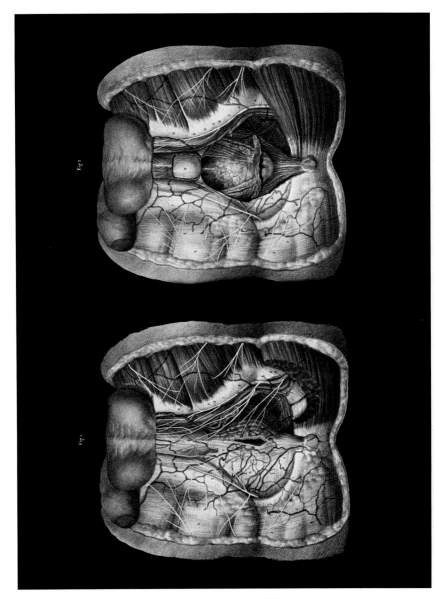

会阴的局部解剖和外科解剖
Topographical and surgical anatomy of the perineum
Anatomie topographique et chirurgicale du périnée

ANATOMIA TOPOGRAPHICA ET CHIRURGICA PELVIS

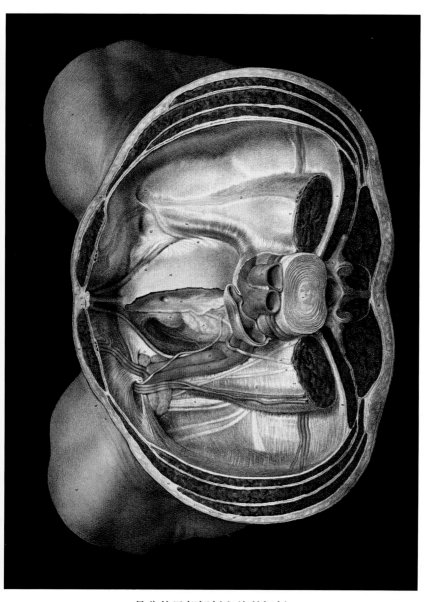

骨盆的局部解剖和外科解剖
Topographical and surgical anatomy of the pelvis
Anatomie topographique et chirurgicale du pelvis

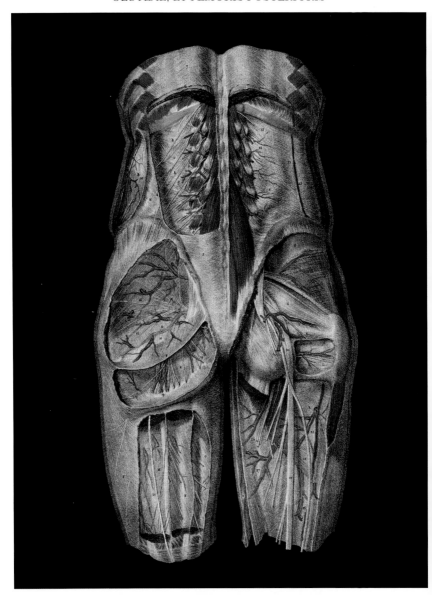

局部解剖和外科解剖：腰区、臀部和股后区
Topographical and surgical anatomy: Lumbar region, buttocks, and posterior femoral region
Anatomie topographique et chirurgicale : Régions lombaire, fessière et fémorale postérieure

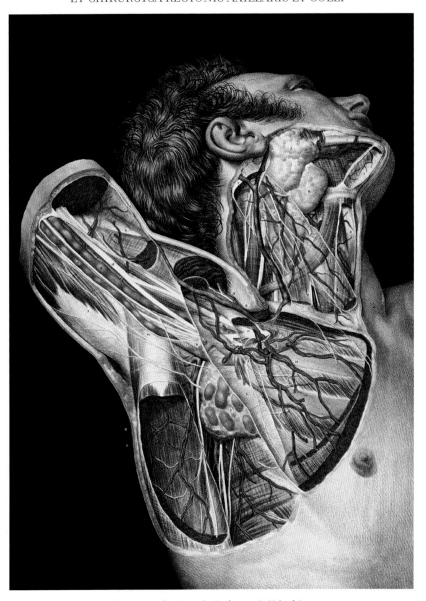

腋区和颈部的局部解剖和外科解剖
Topographical and surgical anatomy of the axillary region and the neck
Anatomie topographique et chirurgicale de la région axillaire et du cou

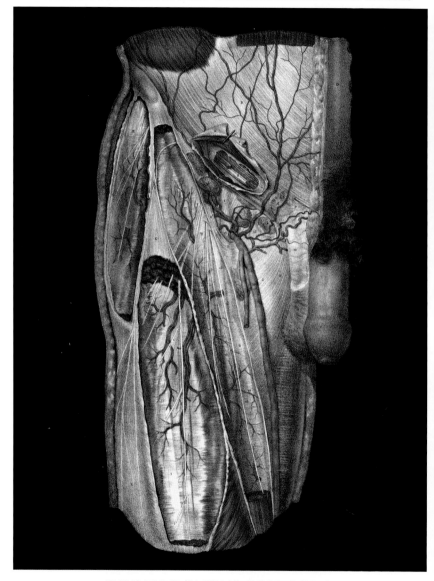

腹股沟区和股前区的局部解剖和外科解剖
Topographical and surgical anatomy of the inguinal and anterior femoral regions
Anatomie topographique et chirurgicale des régions inguinale et fémorale antérieure

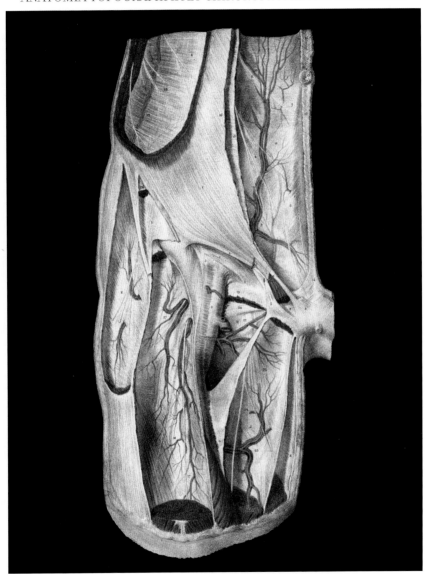

腹股沟区和股前区的局部解剖和外科解剖
Topographical and surgical anatomy of the inguinal and anterior femoral regions
Anatomie topographique et chirurgicale des régions inguinale et fémorale antérieure

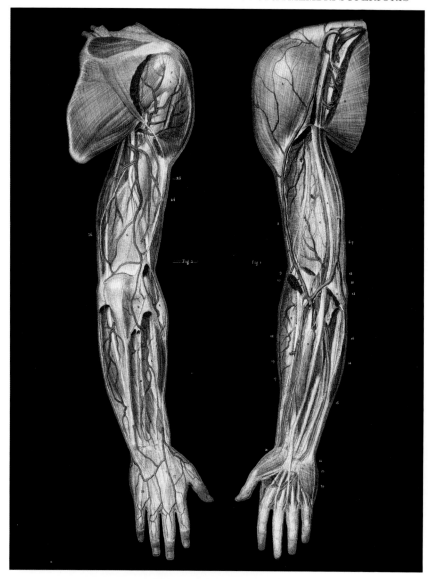

上肢的局部解剖和外科解剖
Topographical and surgical anatomy of the upper limb
Anatomie topographique et chirurgicale du membre supérieur

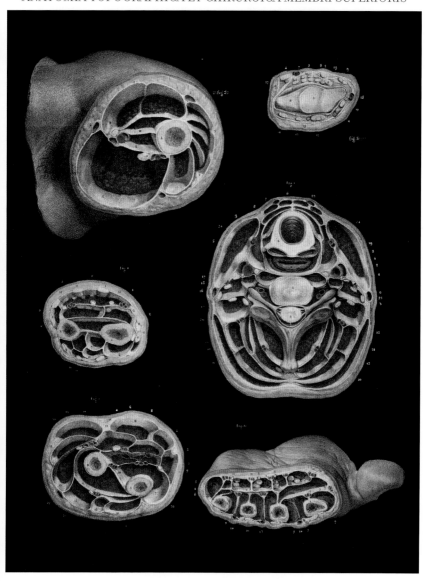

上肢（和颈部）的局部解剖和外科解剖
Topographical and surgical anatomy of the upper limb (and the neck)
Anatomie topographique et chirurgicale du membre supérieur (et du cou)

ANATOMIA TOPOGRAPHICA
ET CHIRURGICA MEMBRI INFERIORIS

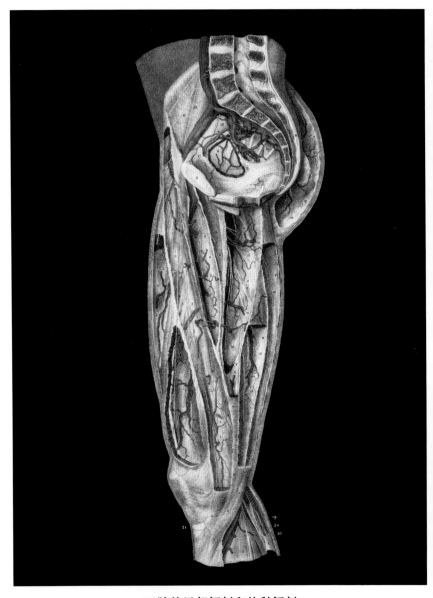

下肢的局部解剖和外科解剖
Topographical and surgical anatomy of the lower limb
Anatomie topographique et chirurgicale du membre inférieur

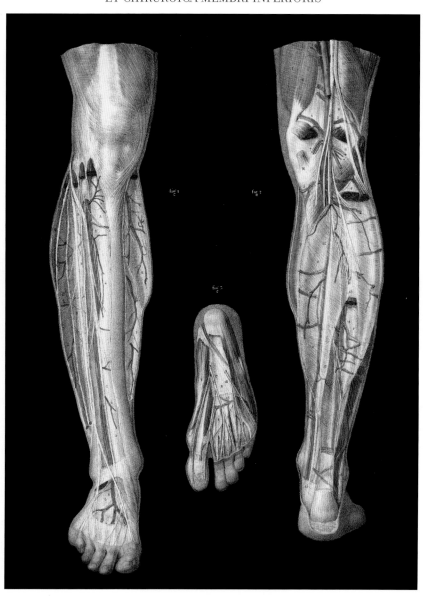

下肢的局部解剖和外科解剖
Topographical and surgical anatomy of the lower limb
Anatomie topographique et chirurgicale du membre inférieur

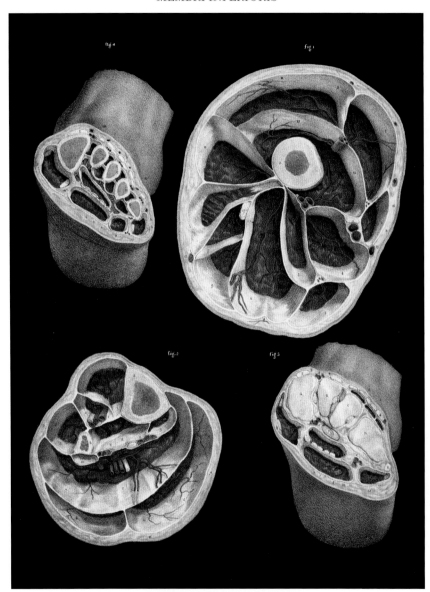

下肢的局部解剖和外科解剖
Topographical and surgical anatomy of the lower limb
Anatomie topographique et chirurgicale du membre inférieur

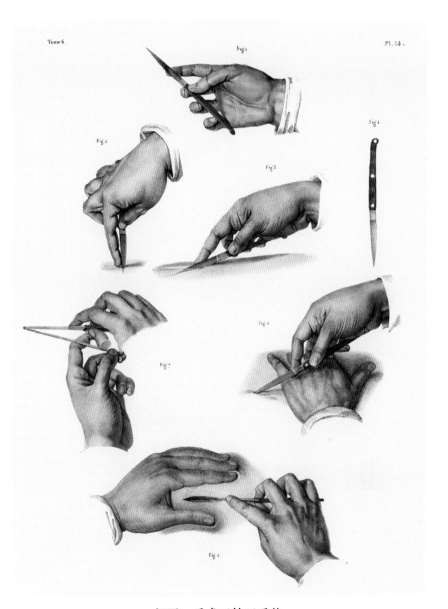

切开：手术刀持刀手势

Incisions: Scalpel positions / Incisions : Positions du bistouri

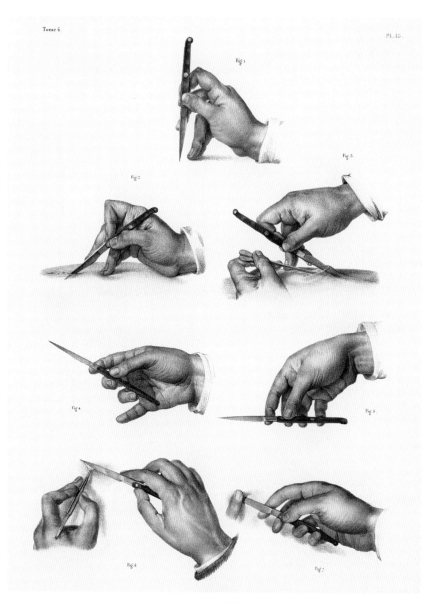

Tome 6.

Pl. 15.

Fig. 1.

Fig. 2.

Fig. 3.

Fig. 4.

Fig. 5.

Fig. 6.

Fig. 7.

切开：手术刀持刀手势
Incisions: Scalpel positions / Incisions : Positions du bistouri

INCISIONES: POSITIONES SCALPELLI ET FORFICIORUM

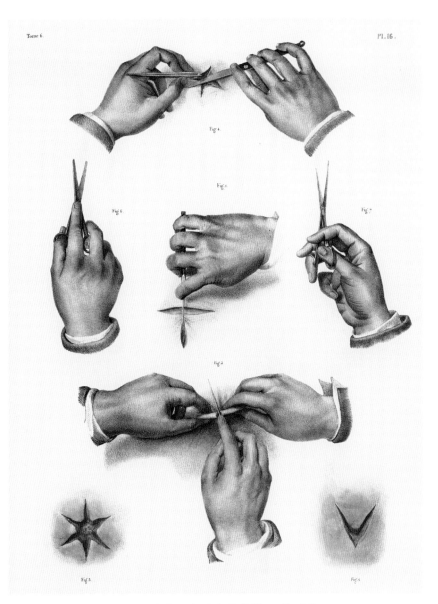

切开：手术刀和手术剪的持刀/剪手势
Incisions: Positions of scalpel and scissors
Incisions : Positions du bistouri et des ciseaux

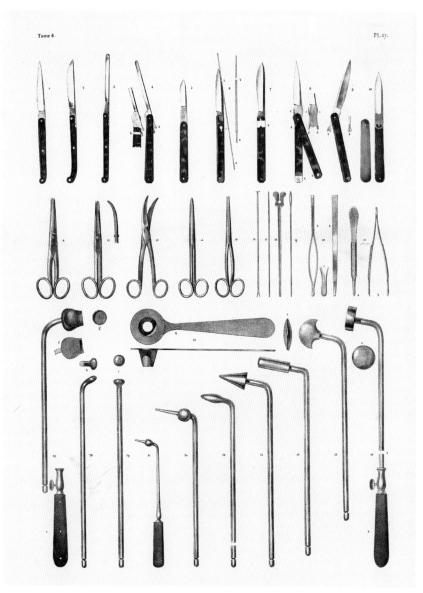

切开、伤口处置和烧灼：外科手术器械
Incisions, treatment of wounds, and cauterisations: Surgical instruments
Incisions, traitements des plaies et cautérisations : Instruments chirurgicaux

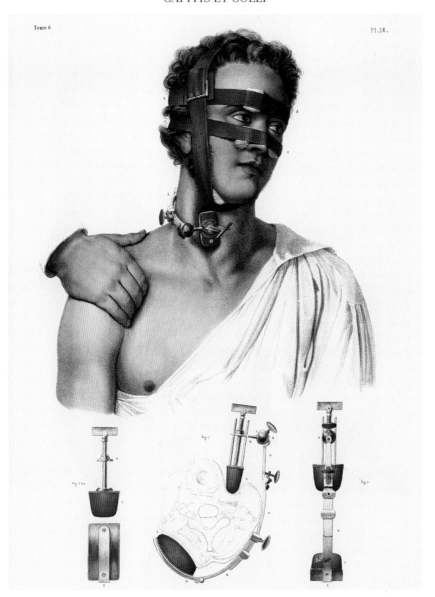

Pl.18.

头颈部动脉压迫
Compression of the arteries of the head and neck
Compressions des artères de la tête et du cou

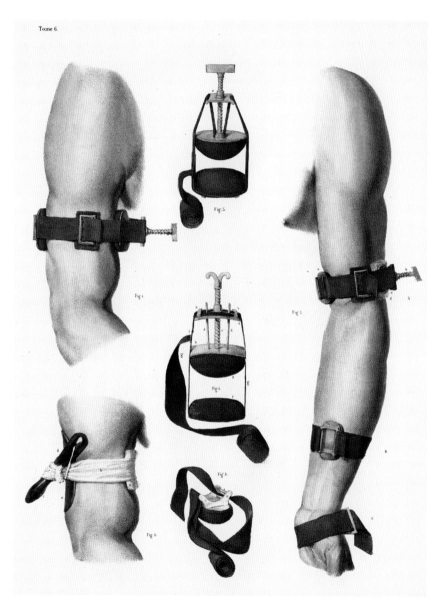

Tome 6.

上肢动脉压迫
Compression of the arteries of the upper limb
Compressions des artères du membre supérieur

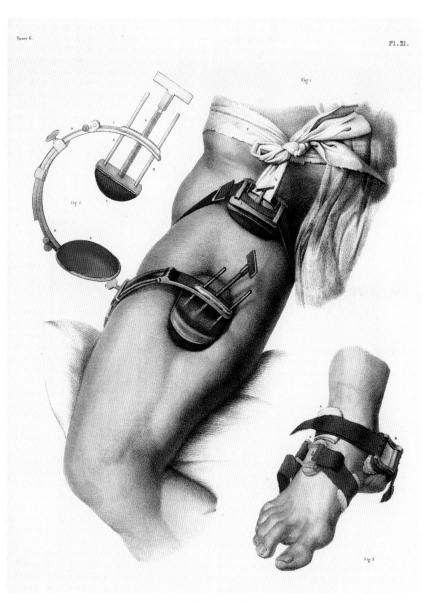

下肢动脉压迫
Compression of the arteries of the lower limb
Compressions des artères du membre inférieur

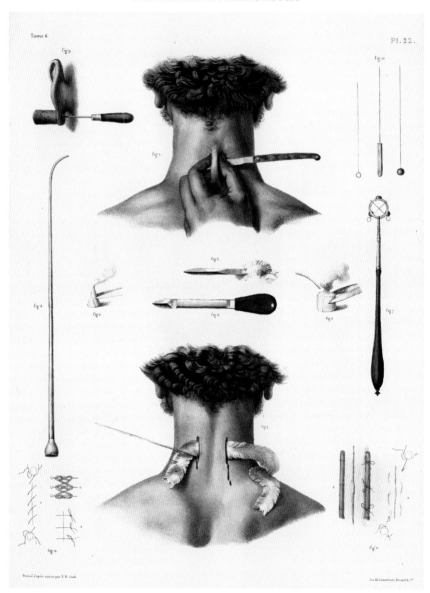

各类外科技术。外科手术器械
Various surgical techniques. Surgical instruments
Techniques chirurgicales diverses. Instruments chirurgicaux

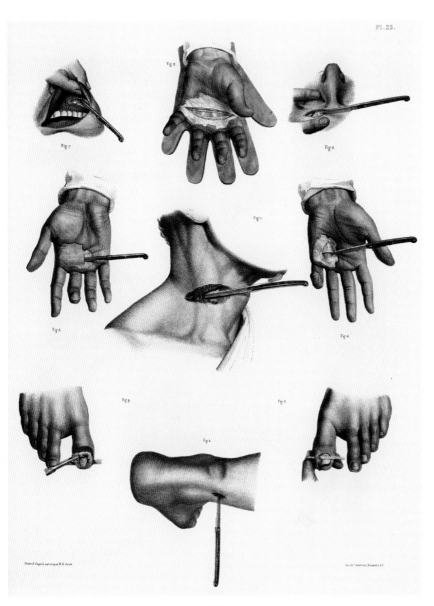

各类外科技术
Various surgical techniques / Techniques chirurgicales diverses

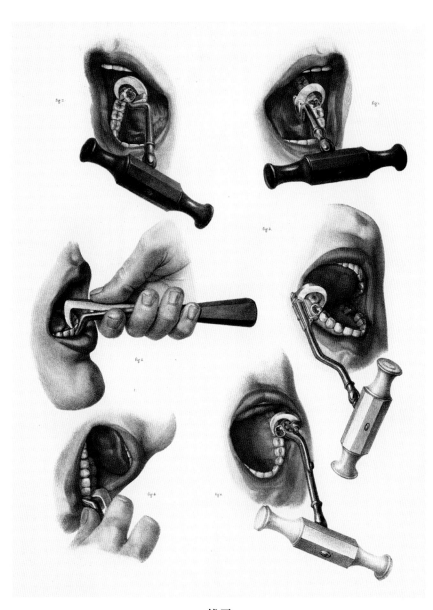

拔牙
Tooth extraction / Avulsions de dents

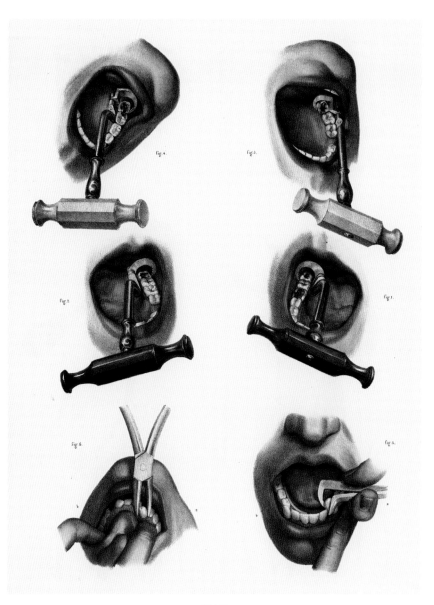

拔牙
Tooth extraction / Avulsions de dents

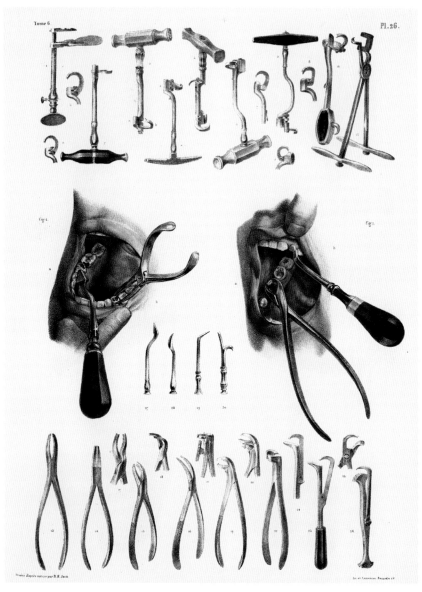

拔牙。牙科手术器械
Tooth extraction. Dental surgical instruments
Avulsions de dents. Instruments chirurgicaux dentaires

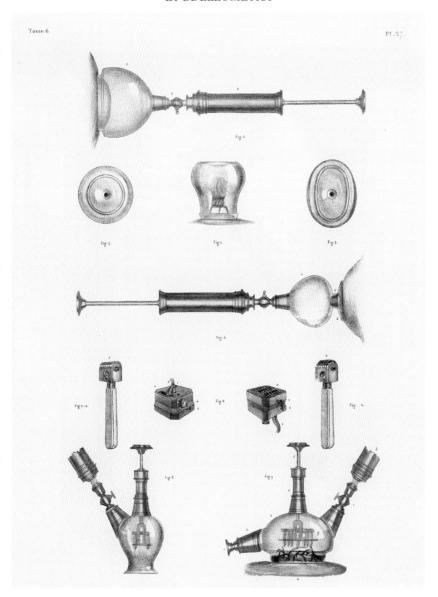

Tome 6

Pl. 27.

Fig. 4

Fig. 2   Fig. 1   Fig. 3

Fig. 5

Fig. 7 bis   Fig. 6   Fig. 7 bis

Fig. 8   Fig. 9

拔罐、划痕器和吸血器
Ventouses, scarificators, and bdellometers
Ventouses, scarificateurs et bdellomètres

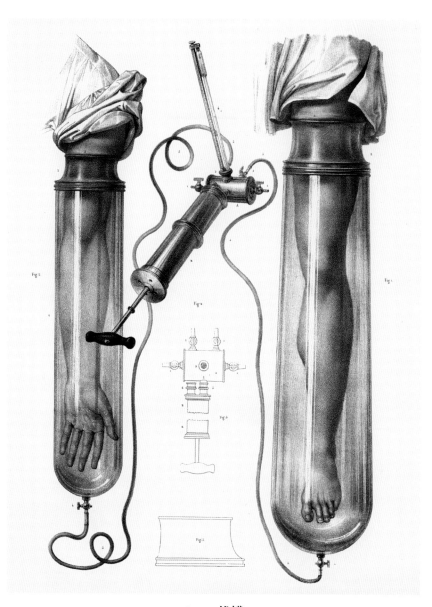

Junod拔罐
Junod's ventouse / Ventouses de Junod

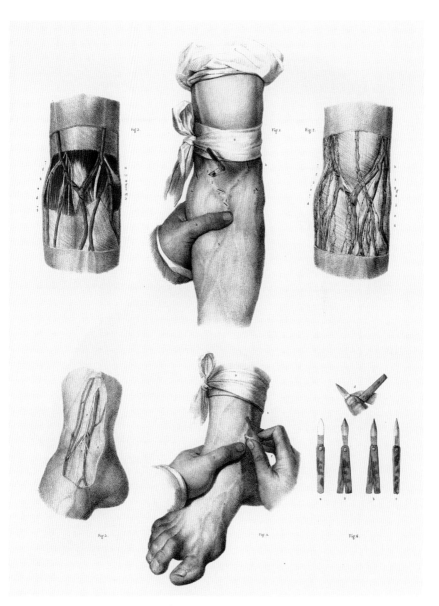

静脉切开（放血）
Phlebotomies (bloodletting) / Phlébotomies (saignées)

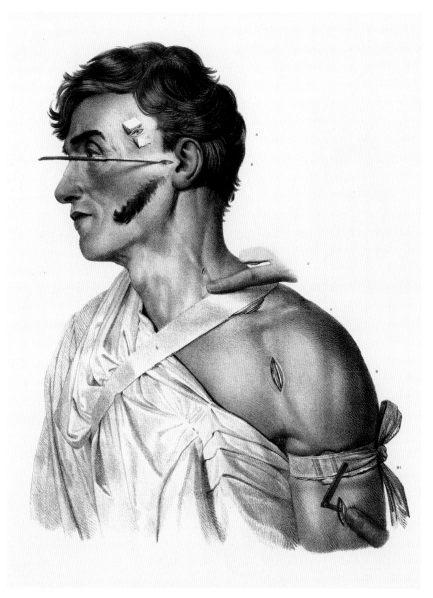

静脉切开和动脉切开（放血）
Phlebotomies and arteriotomies (bloodletting)
Phlébotomies et artériotomies (saignées)

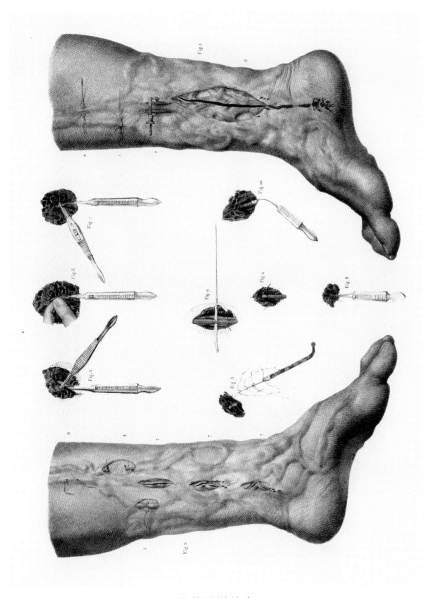

血管外科技术
Vascular surgical techniques / Techniques chirurgicales vasculaires

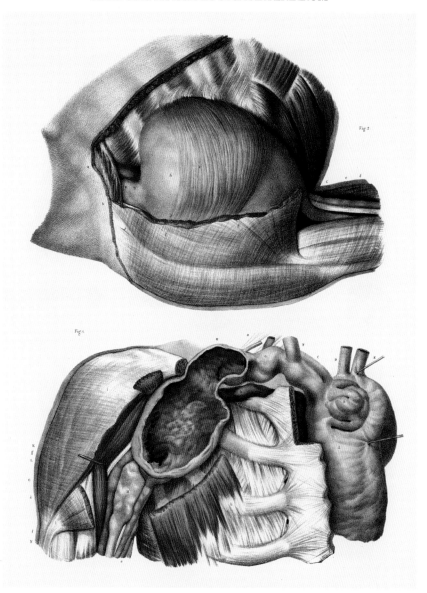

动脉的病理解剖：动脉瘤
Pathological anatomy of the arteries: Aneurysms
Anatomie pathologique des artères : Anévrismes

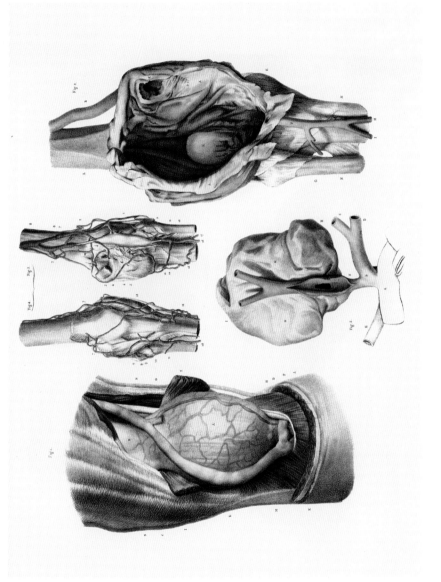

动脉的病理解剖：动脉瘤
Pathological anatomy of the arteries: Aneurysms
Anatomie pathologique des artères : Anévrismes

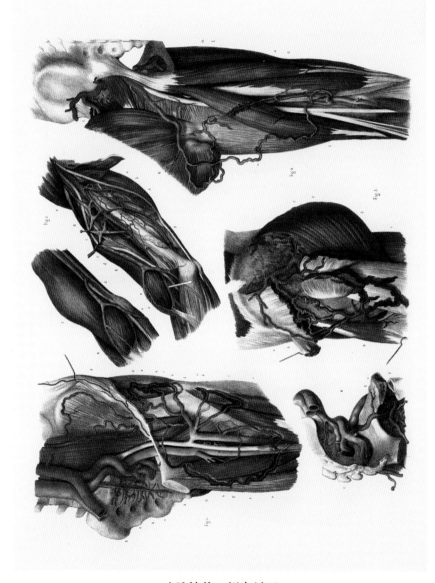

动脉结扎：侧支循环
Ligations of arteries: Collateral circulations
Ligatures des artères : Circulations collatérales

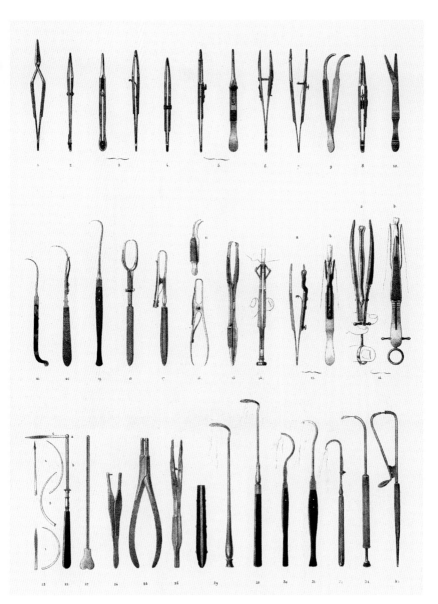

动脉结扎：手术器械
Ligations of arteries: Surgical instruments
Ligatures des artères : Instruments chirurgicaux

LIGATURAE ARTERIARUM: ARTES CHIRURGICAE

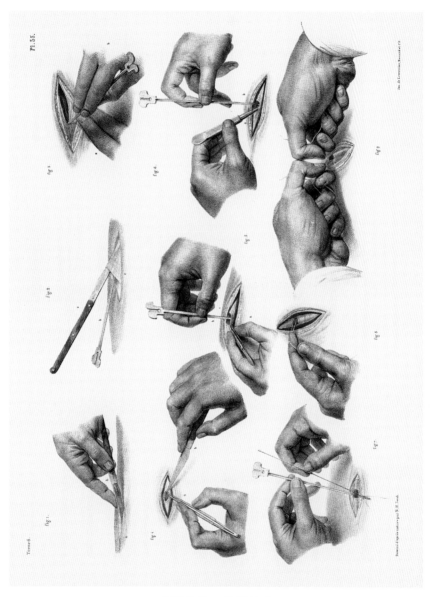

动脉结扎：外科技术
Ligation of arteries: Surgical techniques
Ligatures des artères : Techniques chirurgicales

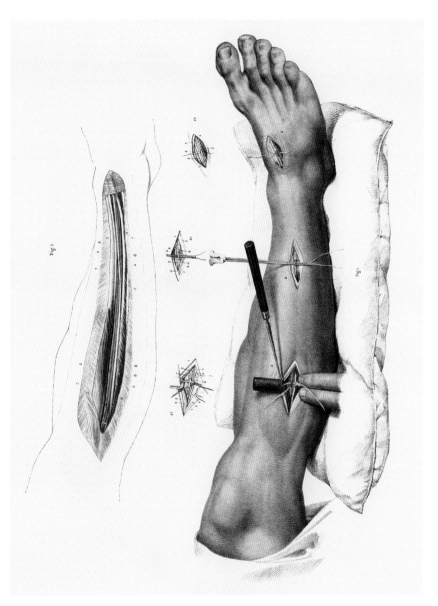

下肢动脉结扎
Ligation of arteries of the lower limb
Ligatures des artères du membre inférieur

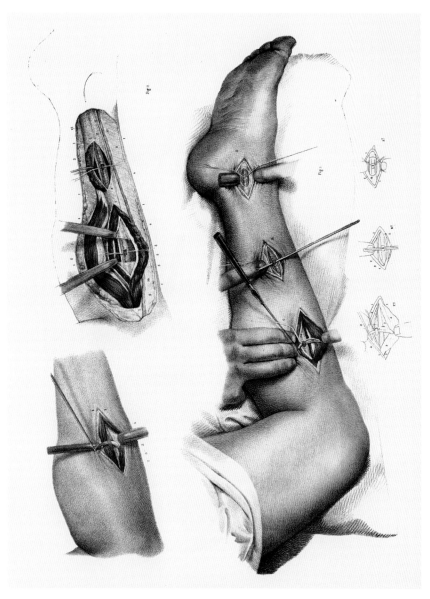

下肢动脉结扎
Ligation of arteries of the lower limb / Ligatures des artères du membre inférieur

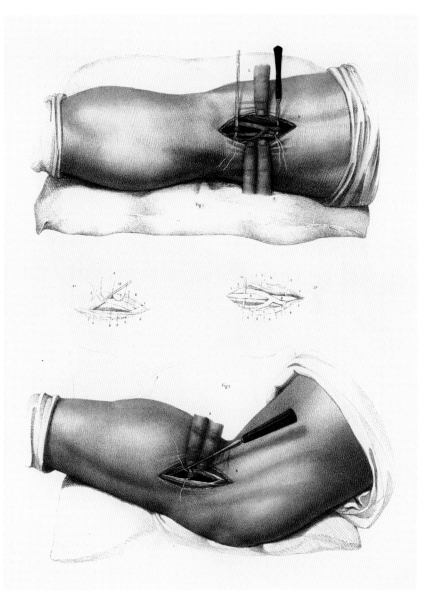

下肢动脉结扎
Ligation of arteries of the lower limb / Ligatures des artères du membre inférieur

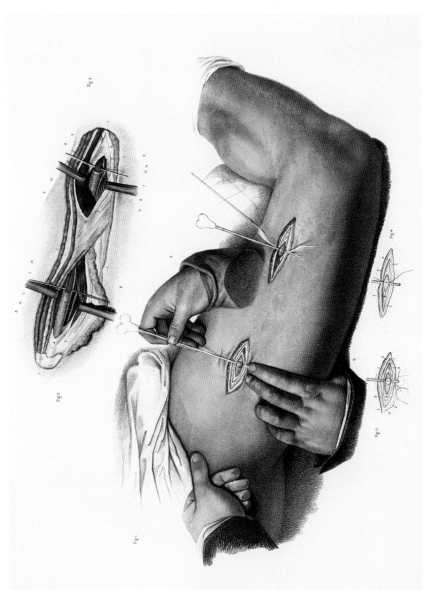

下肢动脉结扎
Ligation of arteries of the lower limb / Ligatures des artères du membre inférieur

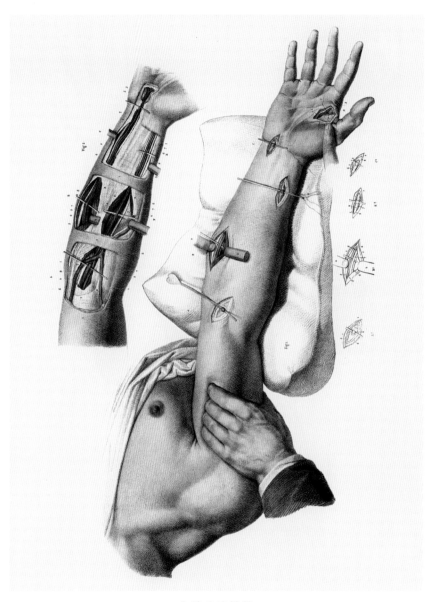

上肢动脉结扎
Ligation of arteries of the upper limb / Ligatures des artères du membre supérieur

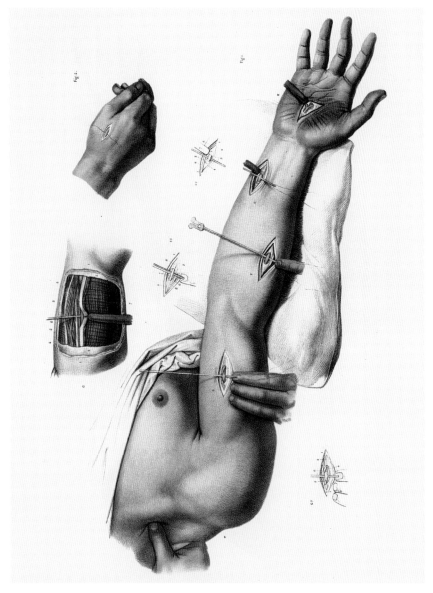

上肢动脉结扎

Ligation of arteries of the upper limb / Ligatures des artères du membre supérieur

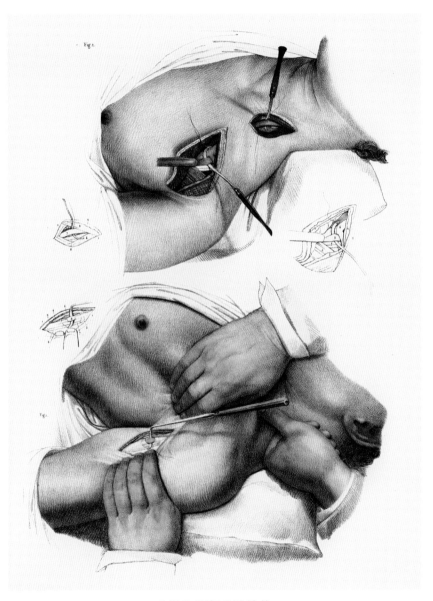

上肢和颈部动脉结扎
Ligation of arteries of the upper limb and neck
Ligatures des artères du membre supérieur et du cou

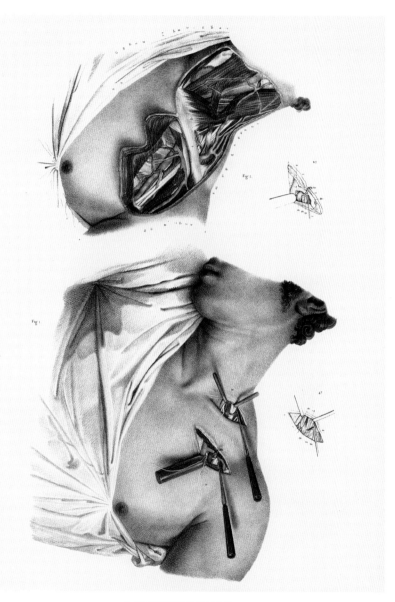

上肢和颈部动脉结扎
Ligation of arteries of the upper limb and neck
Ligatures des artères du membre supérieur et du cou

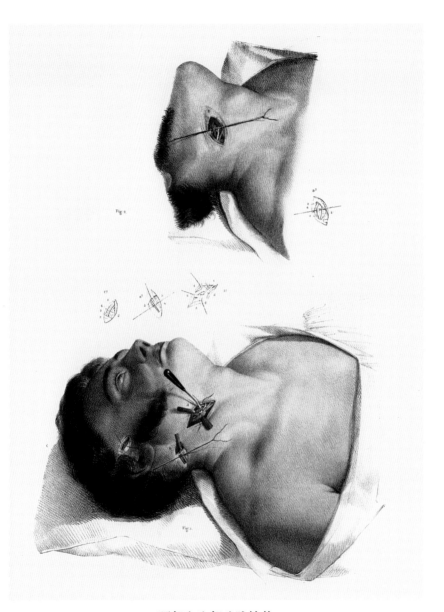

颈部和头部动脉结扎
Ligation of arteries of the neck and head / Ligatures des artères du cou et de la tête

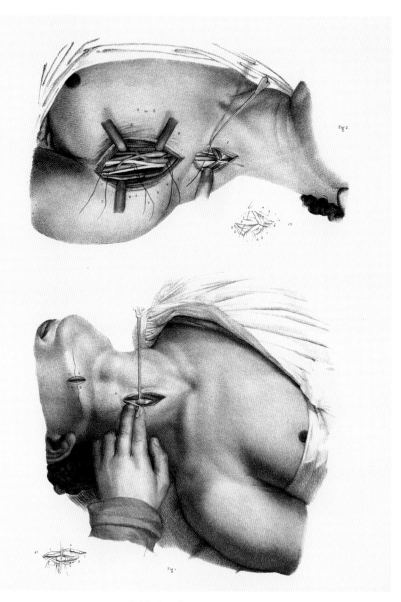

上肢和颈部动脉结扎
Ligation of arteries of the upper limb and neck
Ligatures des artères du membre supérieur et du cou

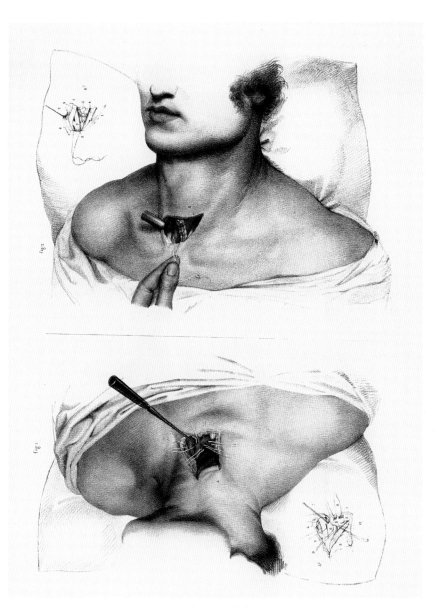

颈部动脉结扎
Ligation of arteries of the neck / Ligatures des artères du cou

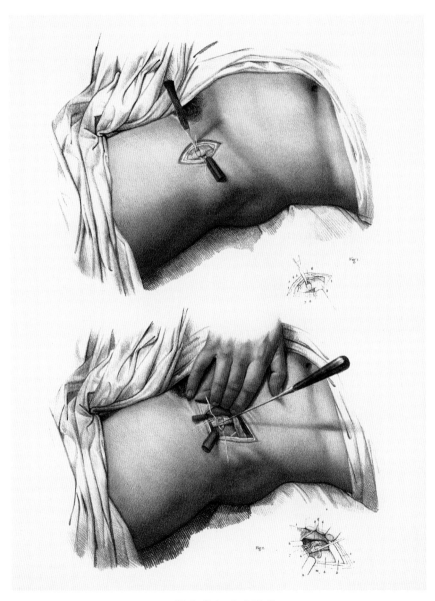

下肢和盆部动脉结扎
Ligation of arteries of the lower limb and pelvis
Ligatures des artères du membre inférieur et du pelvis

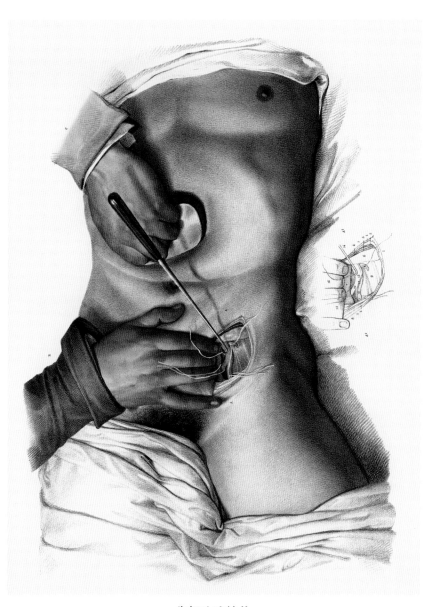

盆部动脉结扎
Ligation of arteries of the pelvis / Ligatures des artères du pelvis

ARTES CHIRURGICAE VARIAE OSSIUM.
ABLATIONES FRAGMENTORUM OSSIUM

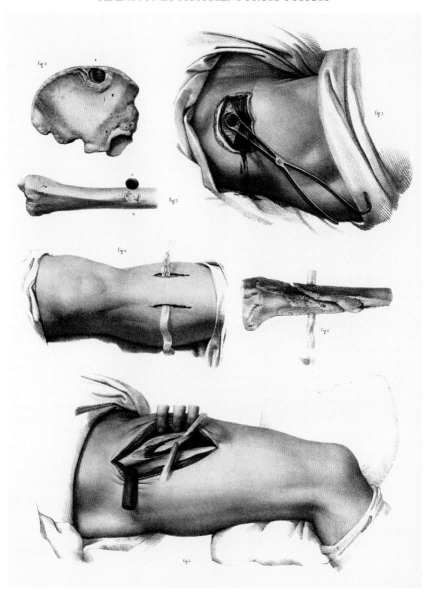

骨外科各类技术
Various surgical techniques for the bones
Diverses techniques chirurgicales osseuses

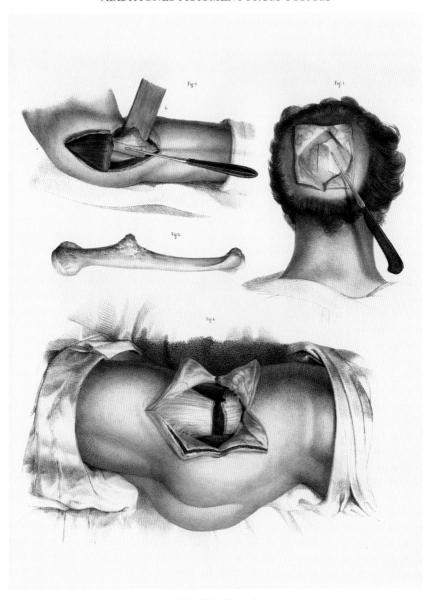

骨外科各类技术
Various surgical techniques for the bones
Diverses techniques chirurgicales osseuses

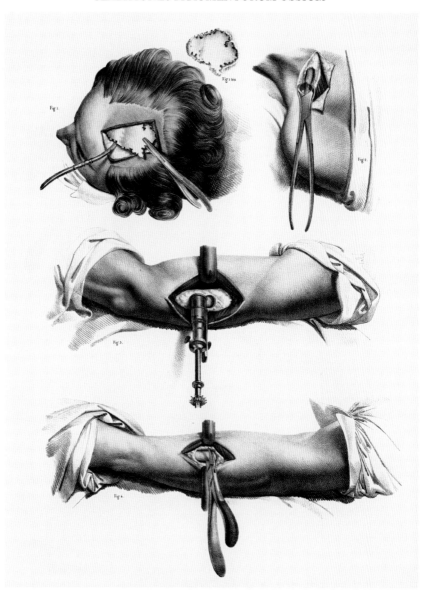

骨片切除
Ablation of bone fragments / Ablations de fragments osseux

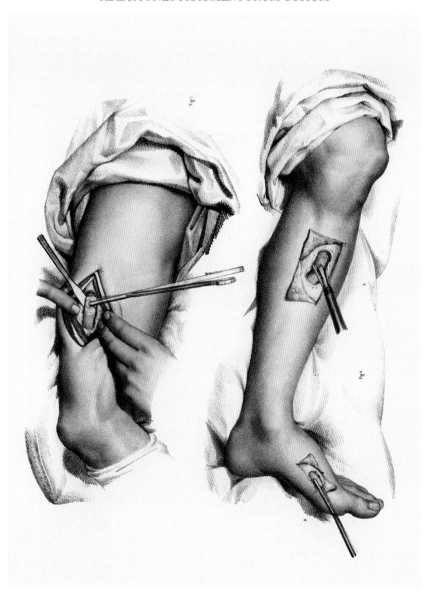

骨片切除
Ablation of bone fragments / Ablations de fragments osseux

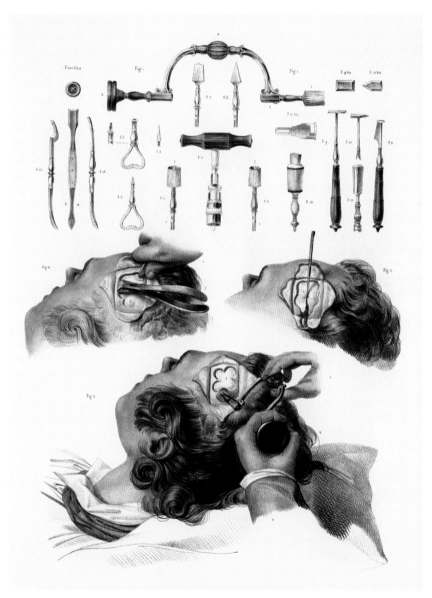

颅骨环钻术和手术器械
Skull trepanation and surgical instruments
Trépanation du crâne et instruments chirurgicaux

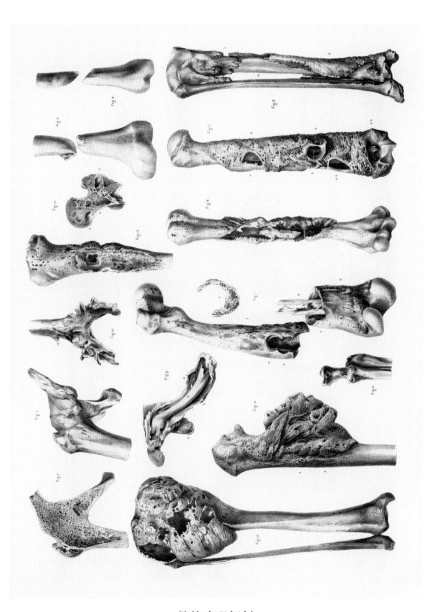

骨的病理解剖
Pathological anatomy of the bones / Anatomie pathologique des os

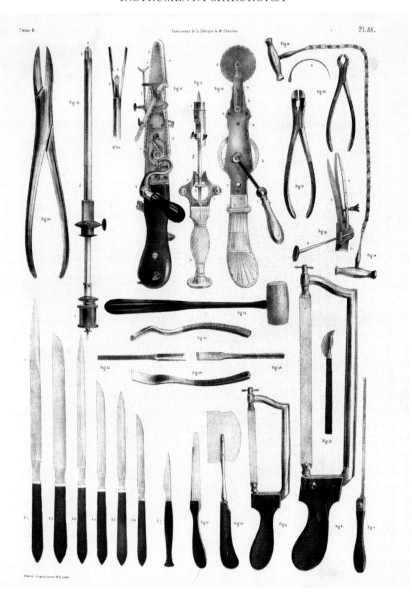

骨外科技术：手术器械
Surgical techniques for the bones: Surgical instruments
Techniques chirurgicales osseuses : Instruments chirurgicaux

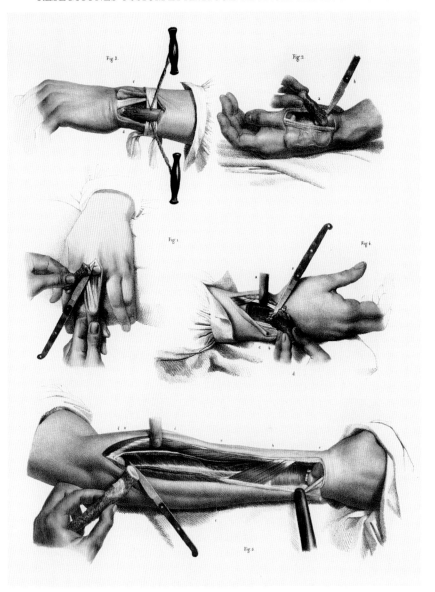

手和前臂的骨与关节切除术

Resections of bones and joints of the hand and forearm

Résections osseuses et articulaires de la main et de l'avant-bras

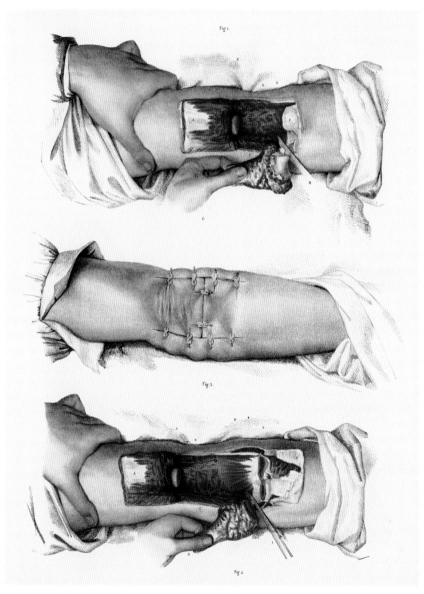

肘关节切除术

Resections of the elbow joint / Résections articulaires du coude

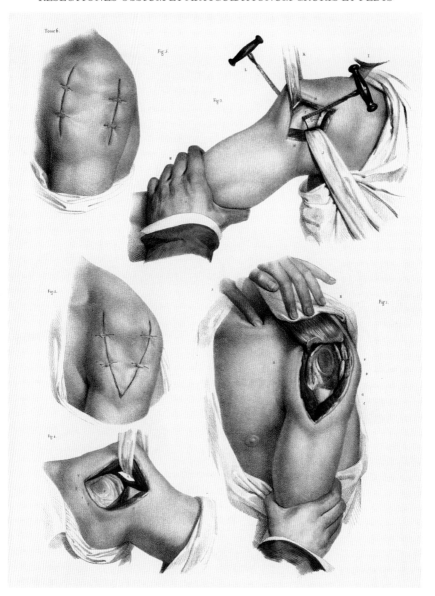

肱骨切除术
Resections of the humerus / Résections de l'humérus

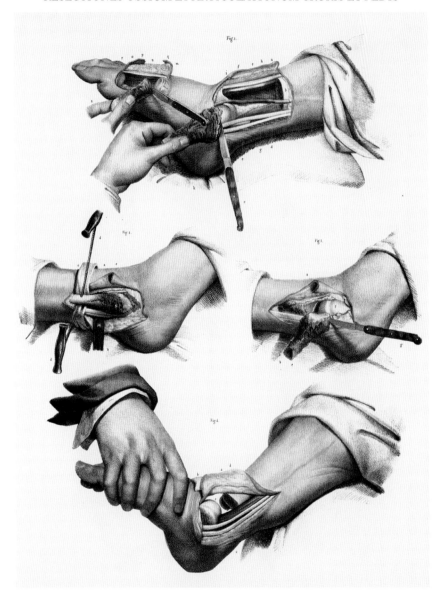

小腿和足的骨与关节切除术
Resections of bones and joints of the lower leg and foot
Résections osseuses et articulaires de la jambe et du pied

RESECTIONES ARTICULATIONIS RADIOCARPEAE ET ARTICULATIONIS TALOCRURALIS. RESECTIONES OSSIUM CRURIS ET PEDIS. RESECTIO ARTICULATIONIS GENUS. RESECTIONES COSTARUM, SCAPULAE, ET CLAVICULAE

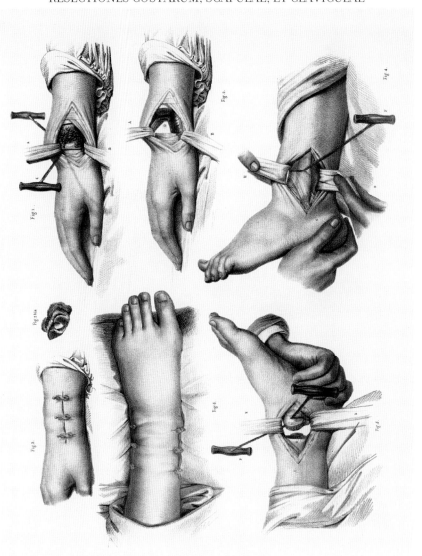

腕关节和踝关节切除术
Resections of the wrist and ankle joint
Résections articulaires du poignet et de la cheville

RESECTIONES ARTICULATIONIS RADIOCARPEAE ET ARTICULATIONIS TALOCRURALIS. RESECTIONES OSSIUM CRURIS ET PEDIS. RESECTIO ARTICULATIONIS GENUS. RESECTIONES COSTARUM, SCAPULAE, ET CLAVICULAE

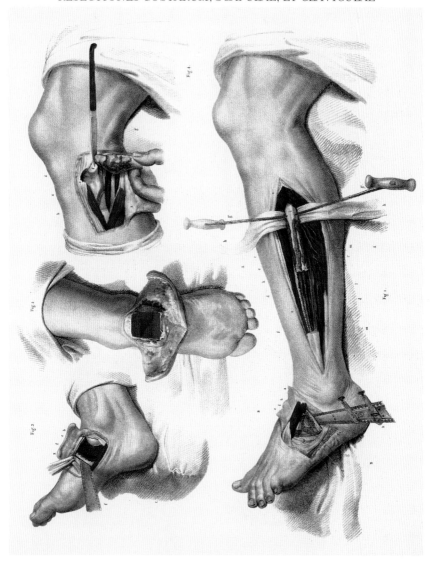

小腿和足的骨与关节切除术
Resections of the bones of the lower leg and foot
Résections osseuses de la jambe et du pied

604

RESECTIONES ARTICULATIONIS RADIOCARPEAE ET ARTICULATIONIS TALOCRURALIS. RESECTIONES OSSIUM CRURIS ET PEDIS. RESECTIO ARTICULATIONIS GENUS. RESECTIONES COSTARUM, SCAPULAE, ET CLAVICULAE

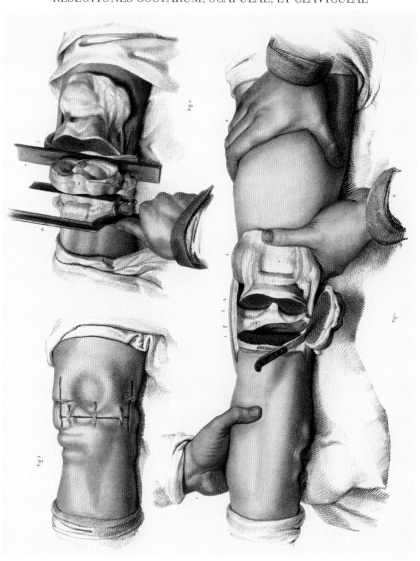

膝关节切除术
Resection of the knee joint / Résection articulaire du genou

RESECTIONES ARTICULATIONIS RADIOCARPEAE ET ARTICULATIONIS TALOCRURALIS. RESECTIONES OSSIUM CRURIS ET PEDIS. RESECTIO ARTICULATIONIS GENUS. RESECTIONES COSTARUM, SCAPULAE, ET CLAVICULAE

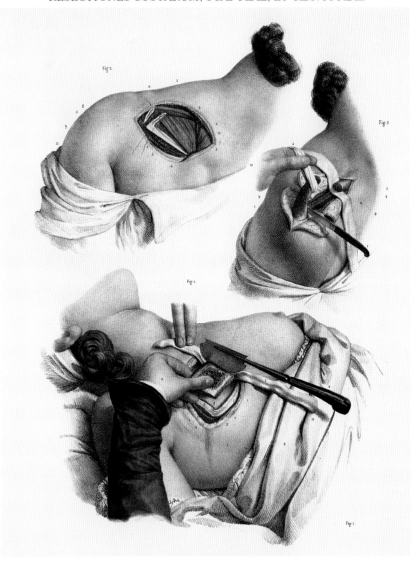

肋骨、肩胛骨和锁骨切除术
Resections of the ribs, the shoulder blade, and the collarbone
Résections de côtes, de la scapula et de la clavicule

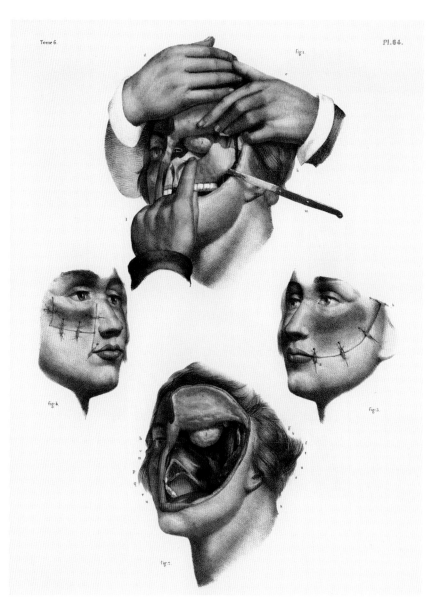

上颌骨切除术
Resection of the maxillary bone / Résection de l'os maxillaire

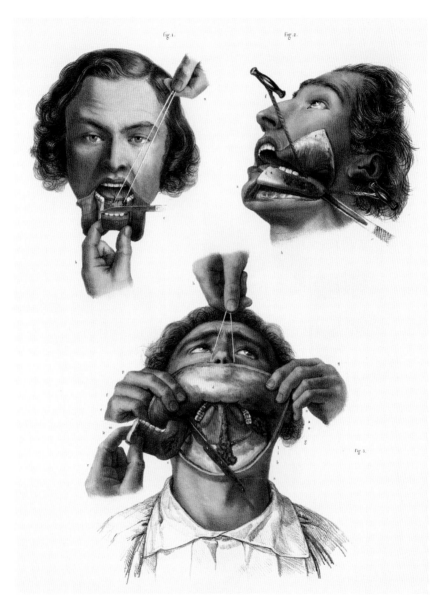

下颌骨切除术
Resections of the mandibular bone / Résections de la mandibule

AMPUTATIONES: ANATOMIA CHIRURGICA ET PATHOLOGICA

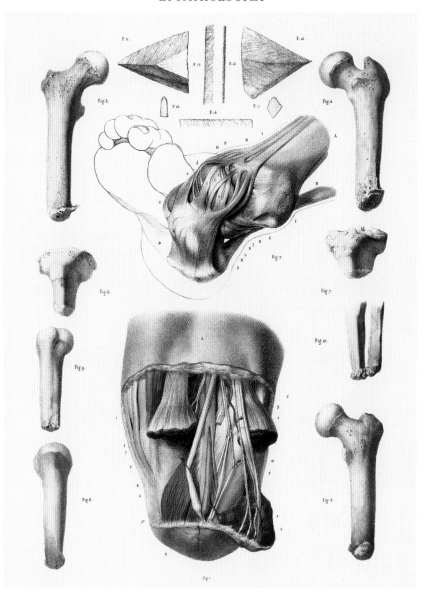

截肢：外科和病理解剖
Amputations: Surgical and pathological anatomy
Amputations : Anatomie chirurgicale et pathologique

AMPUTATIONES ET DESARTICULATIONES
PHALANGUM DIGITORUM MANUS

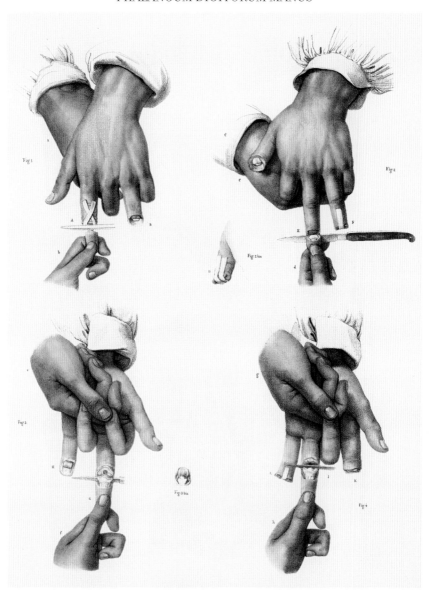

指骨截肢术和关节离断术
Amputations and disarticulations of phalanges of the fingers of the hand
Amputations et désarticulations de phalanges de doigts de la main

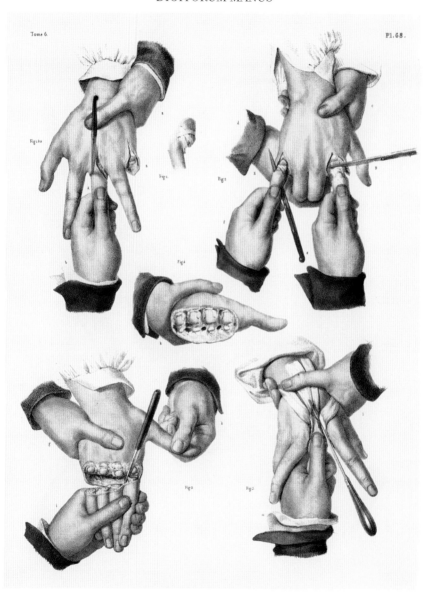

指骨截肢术和关节离断术

Amputations and disarticulations of the fingers of the hand

Amputations et désarticulations de doigts de la main

AMPUTATIONES ET DESARTICULATIONES METACARPII

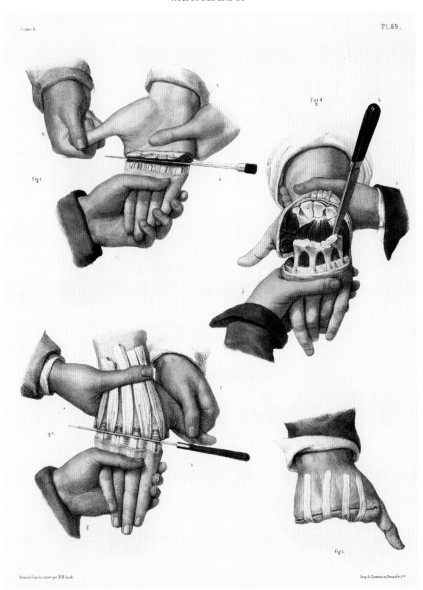

掌骨截肢术和关节离断术
Amputations and disarticulations of the metacarpals
Amputations et désarticulations du métacarpe

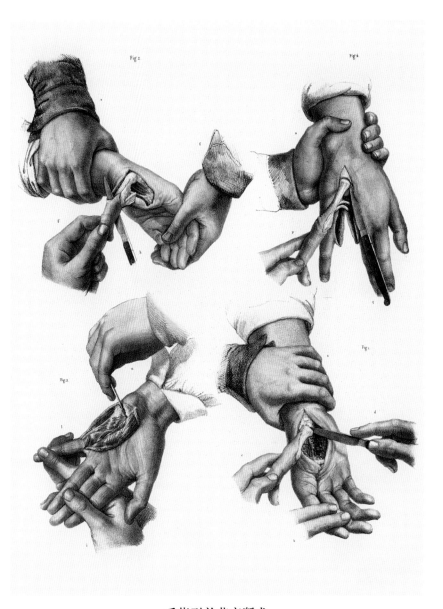

手指列关节离断术
Disarticulations of the rays of the hand / Désarticulations de rayons de la main

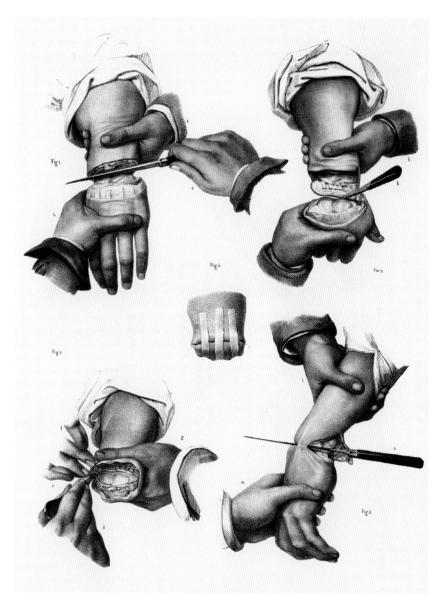

腕关节离断术
Disarticulations of the wrist / Désarticulations du poignet

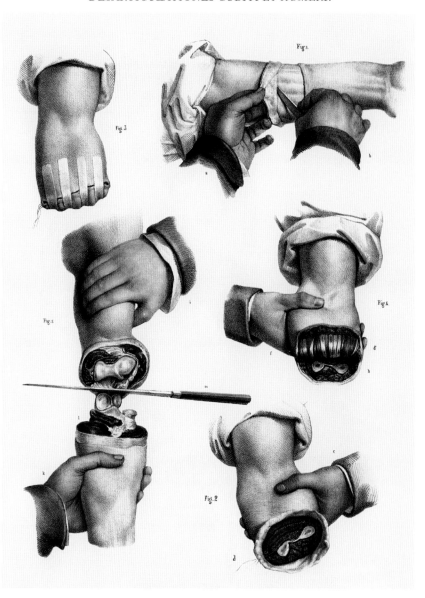

前臂截肢术和肘关节离断术
Amputations of the forearm and disarticulations of the elbow
Amputations de l'avant-bras et désarticulations du coude

AMPUTATIONES ANTEBRACHII ET BRACHII.
DESARTICULATIONES CUBITI ET HUMERI.

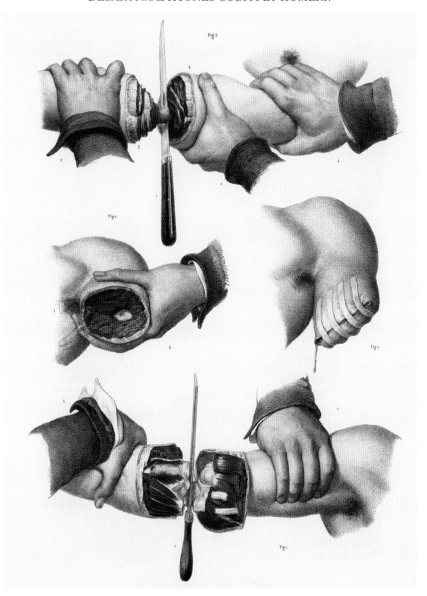

肘关节离断术和上臂截肢术
Disarticulations of the elbow and amputations of the arm
Désarticulations du coude et amputations du bras

616

AMPUTATIONES ANTEBRACHII ET BRACHII.
DESARTICULATIONES CUBITI ET HUMERI.

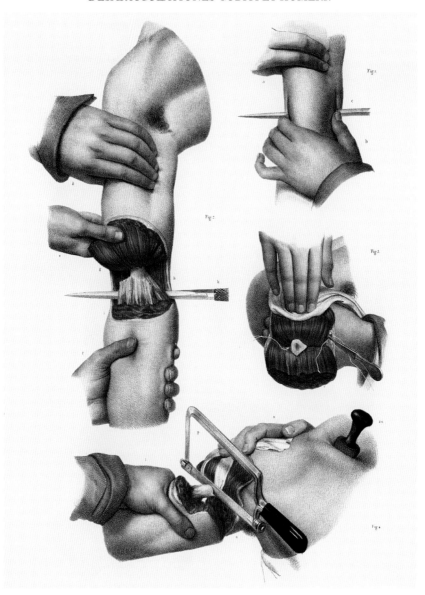

上臂截肢术
Amputations of the arm / Amputations du bras

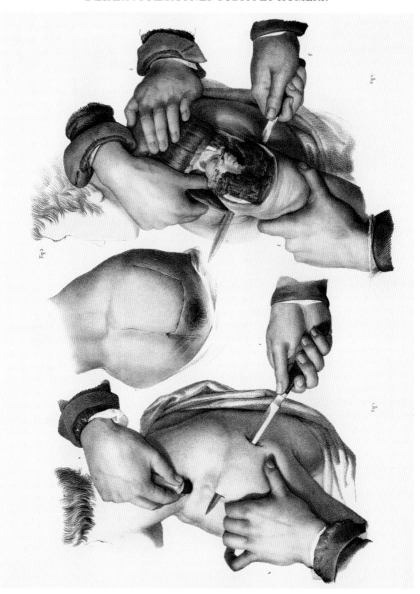

肩关节离断术
Disarticulations of the shoulder / Désarticulations de l'épaule

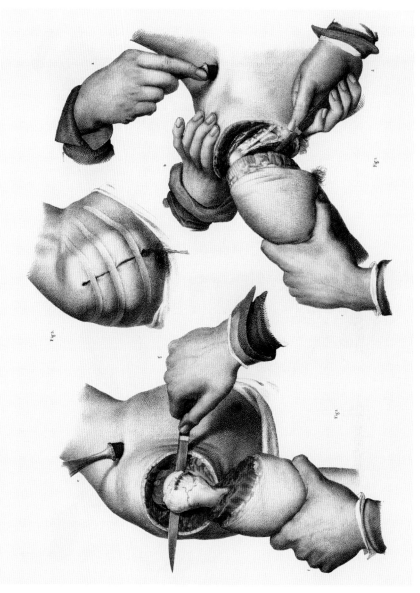

肩关节离断术
Disarticulations of the shoulder / Désarticulations de l'épaule

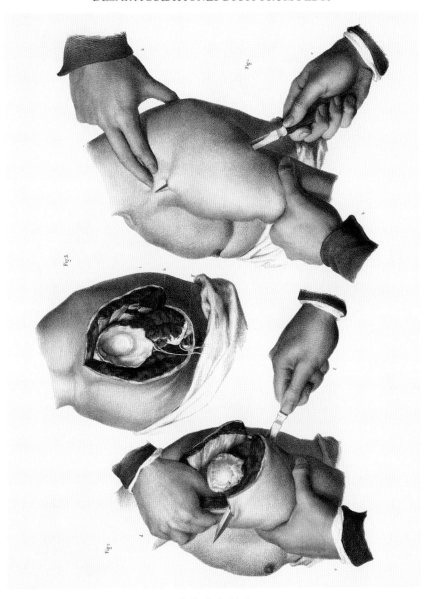

肩关节离断术
Disarticulations of the shoulder / Désarticulations de l'épaule

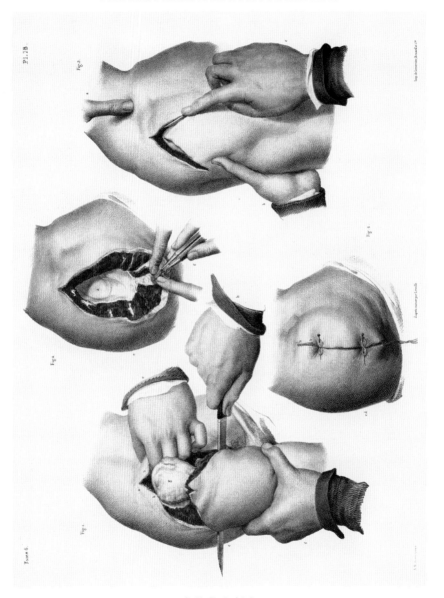

肩关节离断术
Disarticulations of the shoulder / Désarticulations de l'épaule

DESARTICULATIONES HUMERI.
DESARTICULATIONES DIGITORUM PEDIS

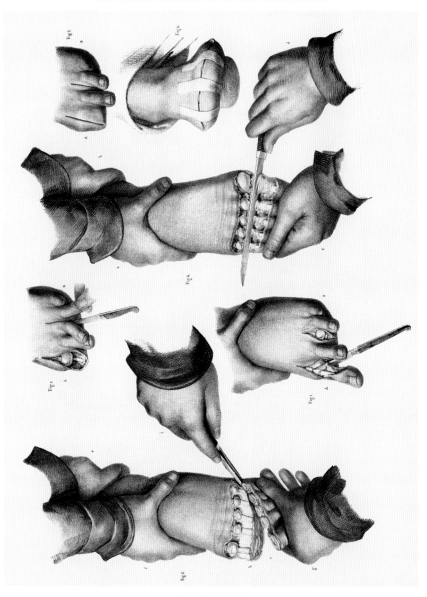

趾关节离断术
Disarticulations of the toes / Désarticulations d'orteils

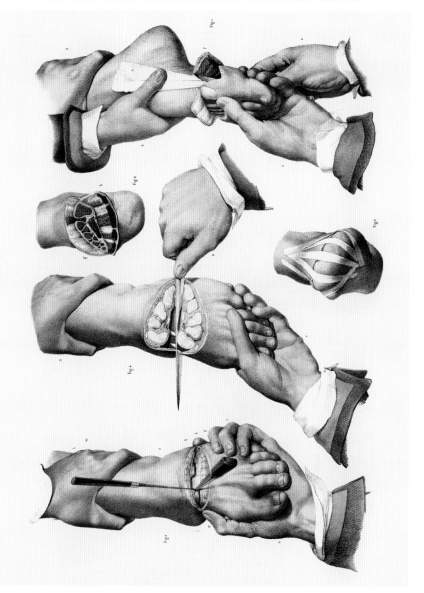

跖骨截肢术和关节离断术
Amputation and disarticulation of the metatarsus
Amputation et désarticulation du métatarse

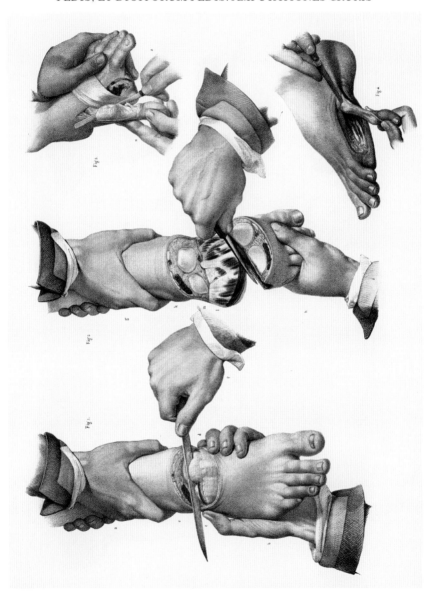

足和趾列截肢术和关节离断术
Amputations and disarticulations of the foot and rays of the foot
Amputations et désarticulations du pied et de rayons du pied

AMPUTATIONES ET DESARTICULATIONES METATARSII, PEDIS, ET DIGITORUM PEDIS. AMPUTATIONES CRURIS

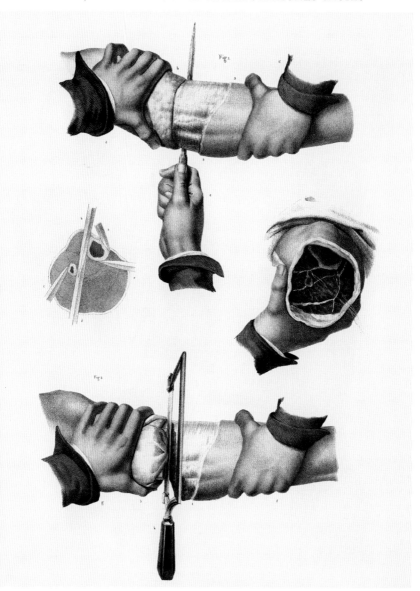

小腿截肢术
Amputations of the lower leg / Amputations de la jambe

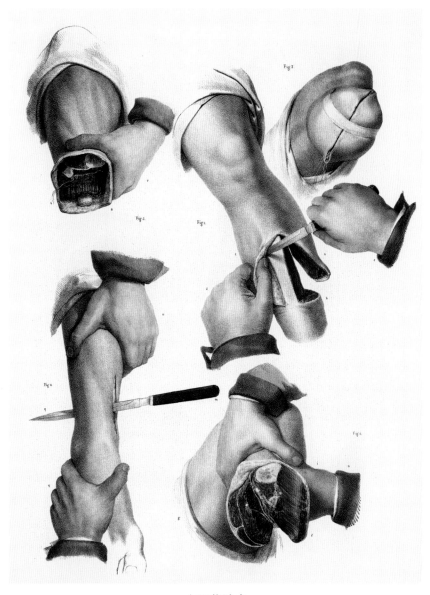

小腿截肢术
Amputations of the lower leg / Amputations de la jambe

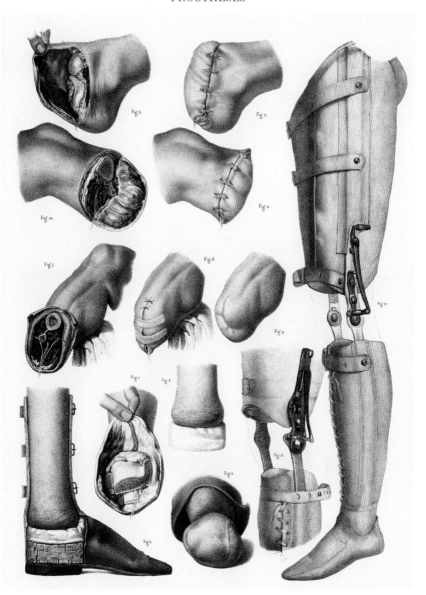

足部关节离断术和小腿截肢术。假肢

Disarticulations of the foot and amputations of the lower leg. Prostheses

Désarticulations du pied et amputations de la jambe. Prothèses

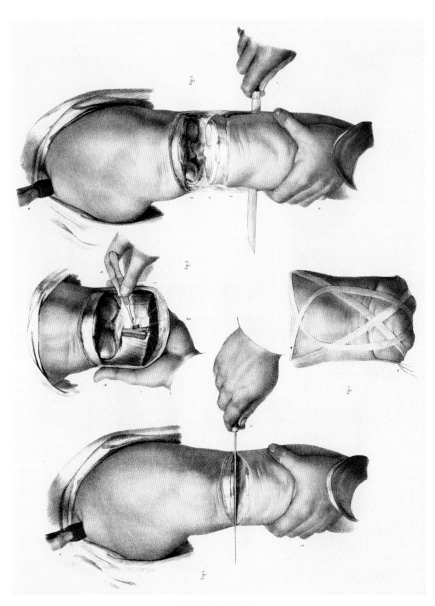

膝关节离断术
Disarticulation of the knee / Désarticulation du genou

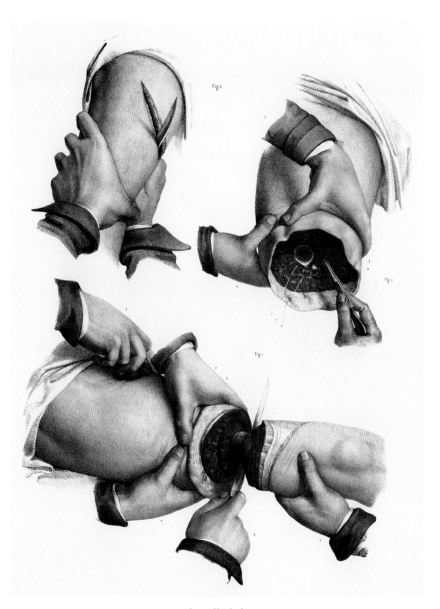

大腿截肢术
Amputations of the thigh / Amputations de la cuisse

AMPUTATIONES FEMORIS

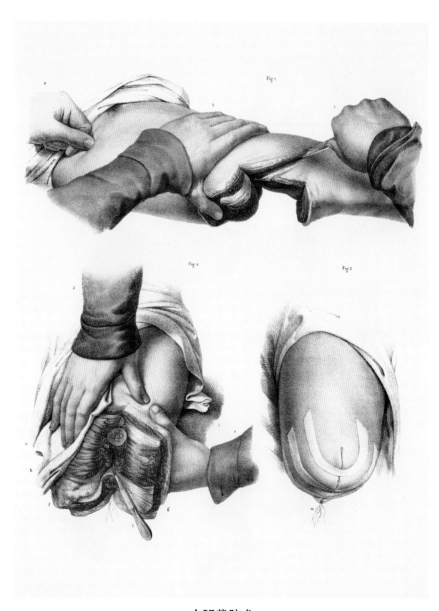

大腿截肢术
Amputations of the thigh / Amputations de la cuisse

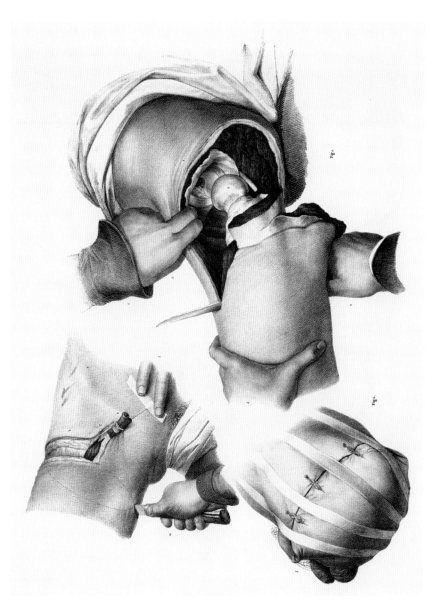

髋关节离断术
Disarticulations of the hip / Désarticulations de la hanche

DESARTICULATIONES COXAE

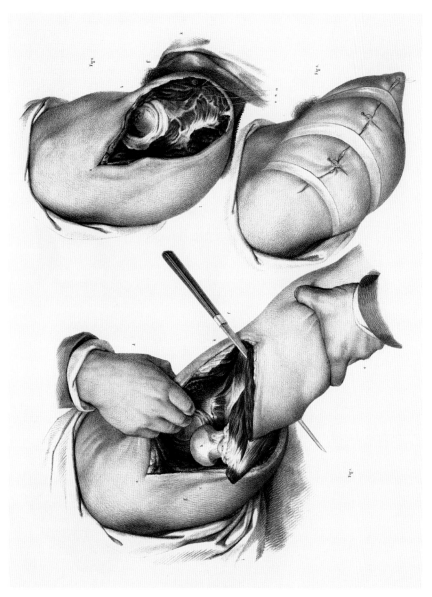

髋关节离断术
Disarticulations of the hip / Désarticulations de la hanche

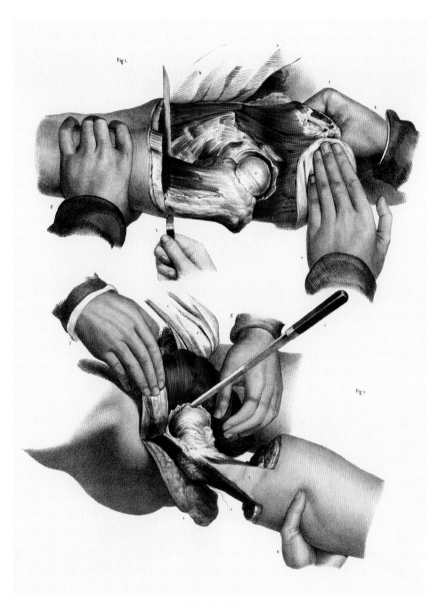

髋关节离断术
Disarticulations of the hip / Désarticulations de la hanche

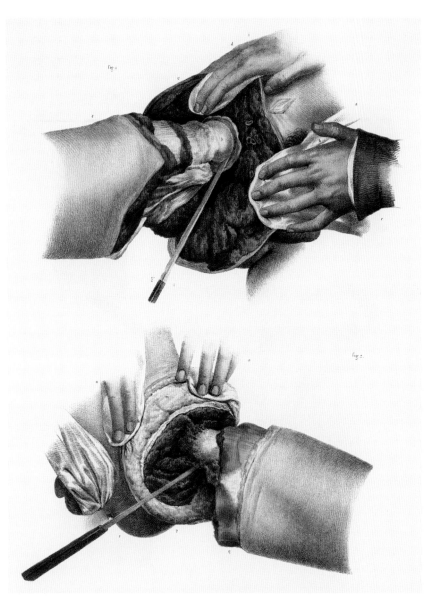

髋关节离断术
Disarticulations of the hip / Désarticulations de la hanche

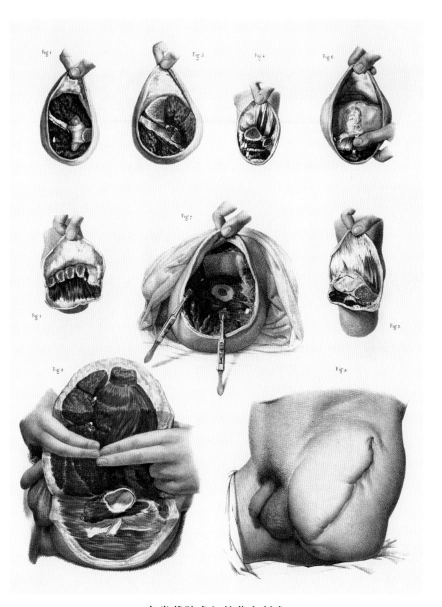

各类截肢术与关节离断术
Various amputations and disarticulations / Amputations et désarticulations diverses

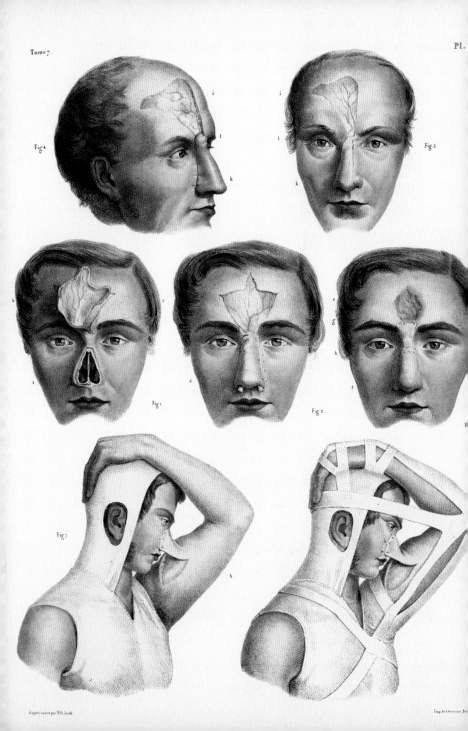

Fig 4.

Fig 5.

Fig 1.

Fig 2.

Fig 7.

第 七 章

✝

外科解剖学
外科技术
手术学
（下）

ANATOMIA CHIRURGICA,
ARTES CHIRURGICAE

SURGICAL ANATOMY,
SURGICAL TECHNIQUES
(OPERATIVE MEDICINE)

ANATOMIE CHIRURGICALE,
TECHNIQUES CHIRURGICALES
(MÉDECINE OPÉRATOIRE)

左页
鼻的手术

Left page / Ci-contre
Surgery of the nose / Chirurgie du nez

CATHETERISMI CAVITATUM CAPITIS:
ANATOMIA CHIRURGICA

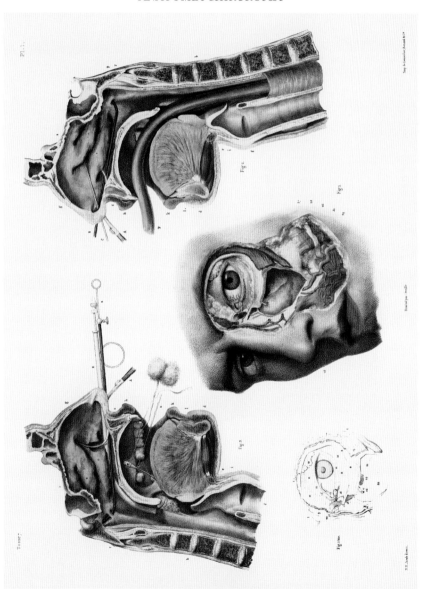

头部空腔与导管的插管
Catheterisations of the cavities and ducts of the head
Cathétérismes des cavités et conduits de la tête

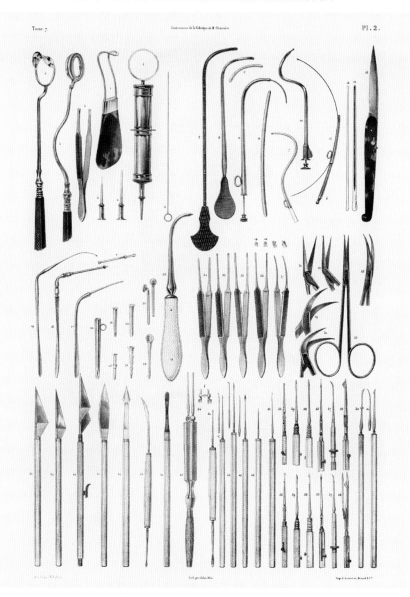

眼睑、泪道和眼的手术：手术器械
Surgery of the eyelids, the lacrimal pathways, and the eye: Surgical instruments
Chirurgie des paupières, des voies lacrymales et de l'œil : Instruments chirurgicaux

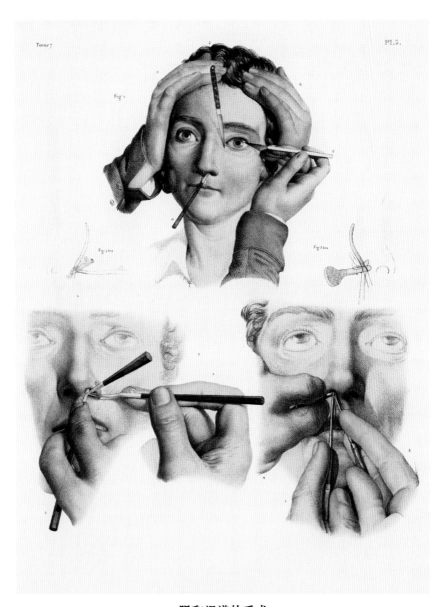

眼和泪道的手术
Surgery of the eye and the lacrimal pathways / Chirurgie de l'œil et des voies lacrymales

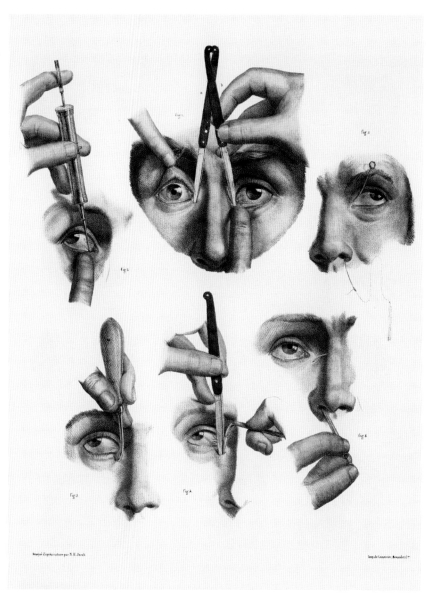

泪道手术
Surgery of the lacrimal pathways / Chirurgie des voies lacrymales

CHIRURGIA PALPEBRARUM

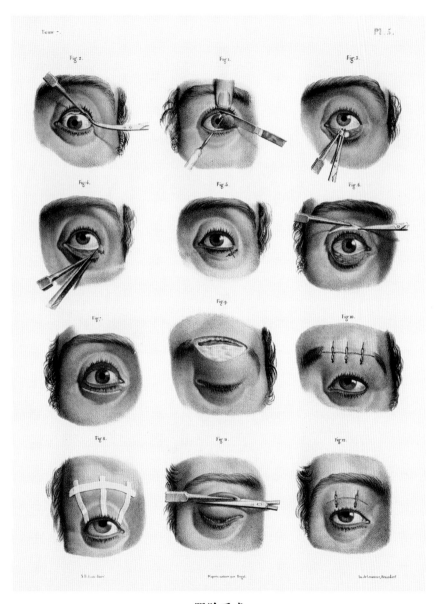

眼睑手术
Surgery of the eyelids / Chirurgie des paupières

CHIRURGIA PALPEBRARUM

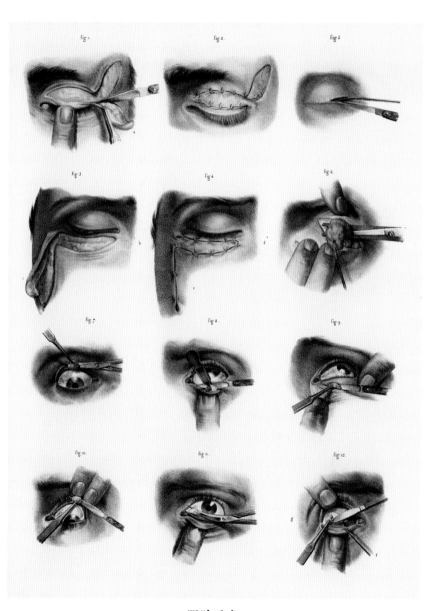

眼睑手术
Surgery of the eyelids / Chirurgie des paupières

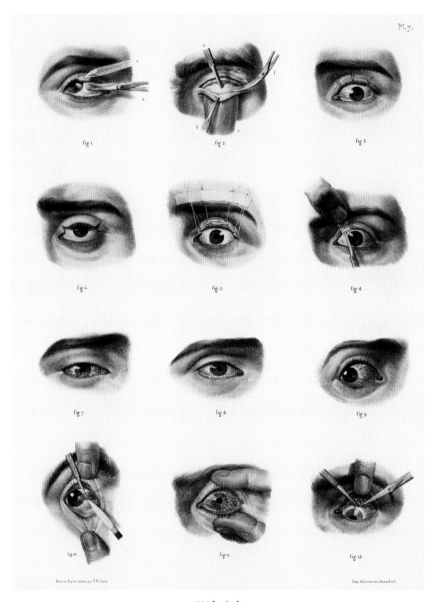

眼睑手术
Surgery of the eyelids / Chirurgie des paupières

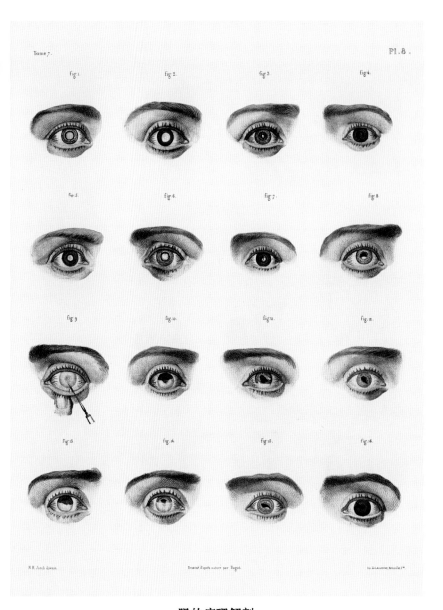

眼的病理解剖
Pathological anatomy of the eye / Anatomie pathologique de l'œil

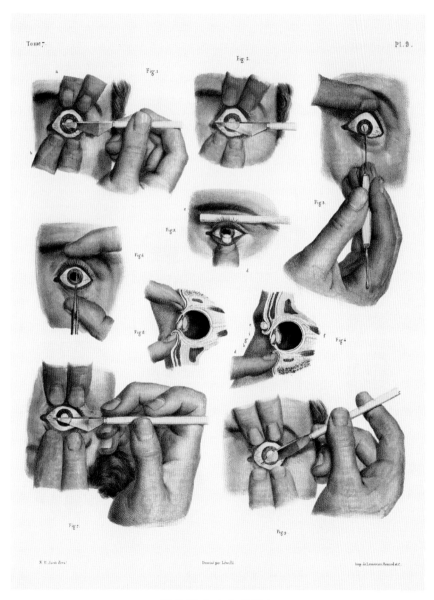

眼的手术（白内障）
Surgery of the eye (cataract) / Chirurgie de l'œil (cataracte)

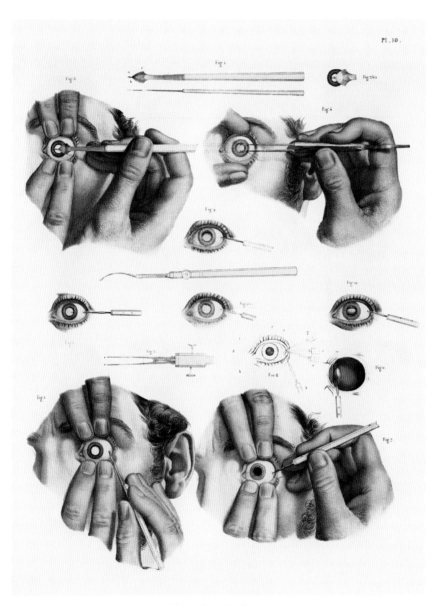

眼的手术（白内障）
Surgery of the eye (cataract) / Chirurgie de l'œil (cataracte)

CHIRURGIA OCULI: IRIS ET PUPILLA
(IRIDOTOMIA)

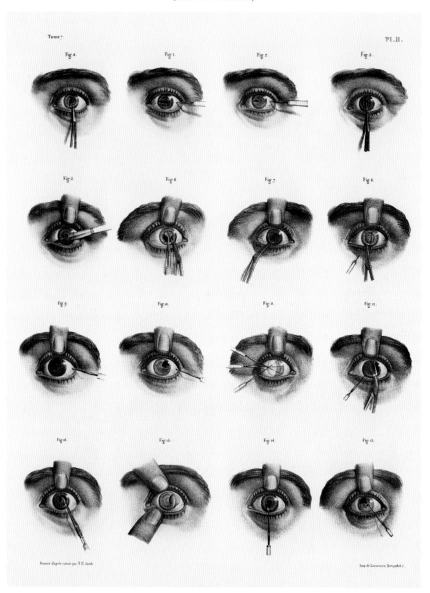

眼的手术
Surgery of the eye / Chirurgie de l'œil

CHIRURGIA AURIS

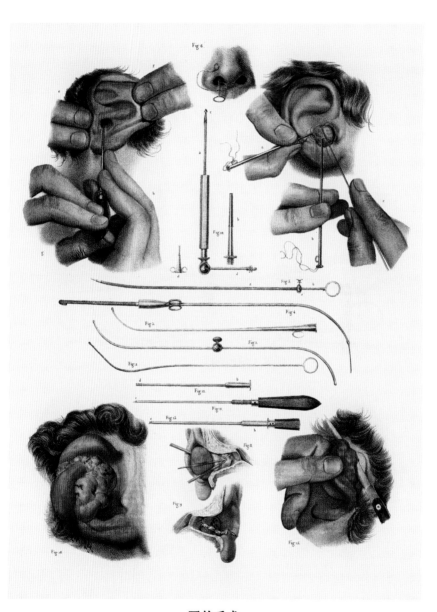

耳的手术
Surgery of the ear / Chirurgie de l'oreille

649

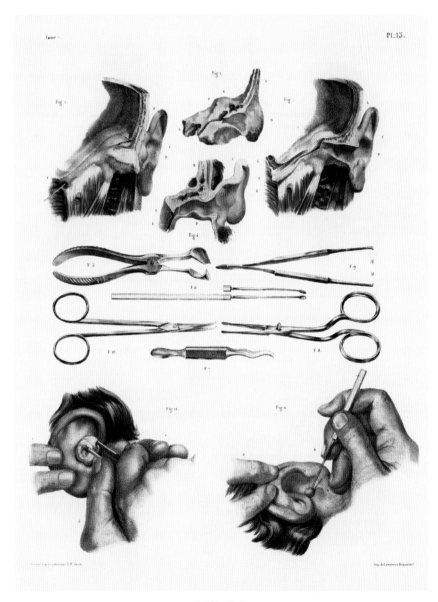

耳的手术
Surgery of the ear / Chirurgie de l'oreille

CHIRURGIA NASI: ABLATIO POLYPORUM

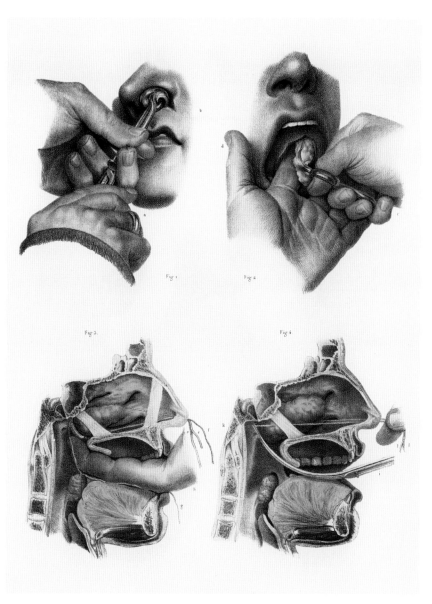

Fig 1.   Fig 2.

Fig 3.   Fig 4.

鼻的手术
Surgery of the nose / Chirurgie du nez

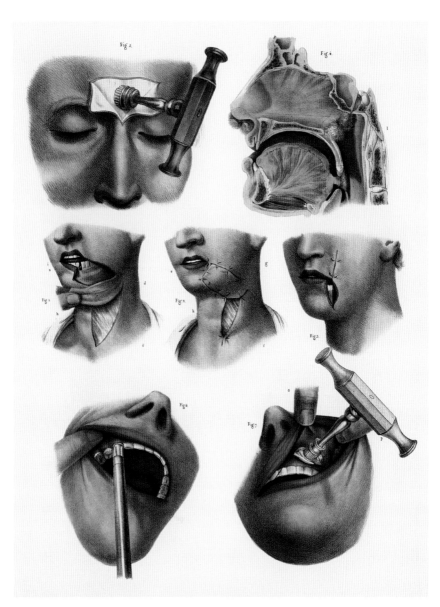

下颌、鼻和鼻窦的手术
Surgery of the chin, nose, and sinuses / Chirurgie du menton, du nez et des sinus

CHIRURGIA LABIORUM

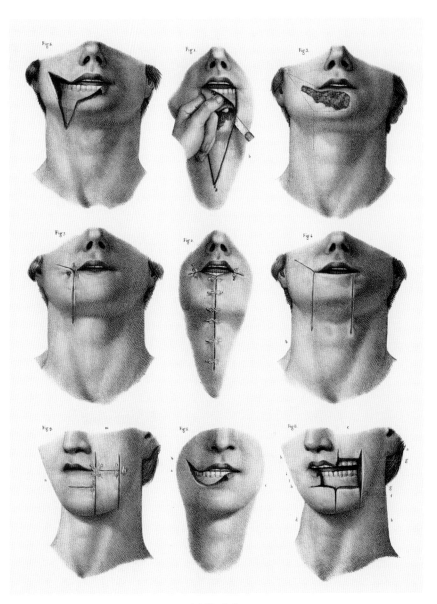

唇的手术
Surgery of the lips / Chirurgie des lèvres

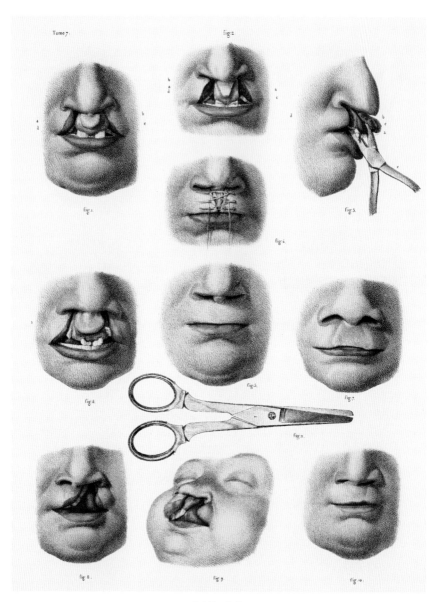

唇的手术
Surgery of the lips / Chirurgie des lèvres

CHIRURGIA NASI ET TONSILLARUM:
INSTRUMENTA CHIRURGICA

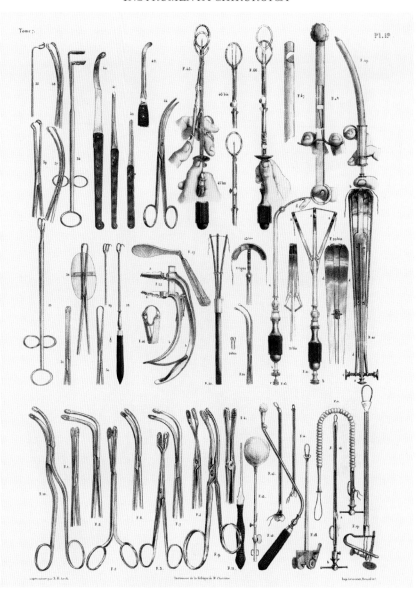

鼻和扁桃体的手术：手术器械
Surgery of the nose and tonsils: Surgical instruments
Chirurgie du nez et des amygdales : Instruments chirurgicaux

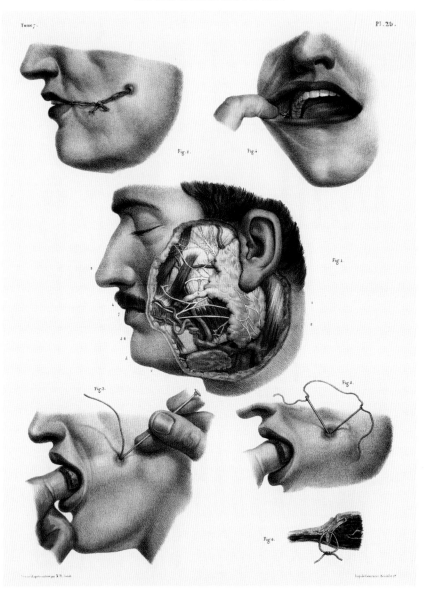

腮腺手术
Surgery of the parotid gland / Chirurgie de la glande parotide

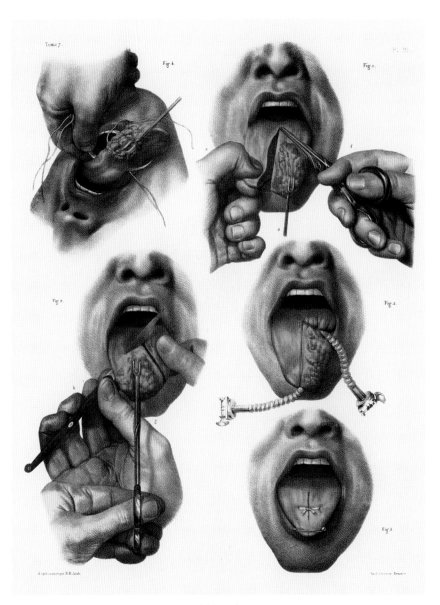

舌的手术

Surgery of the tongue / Chirurgie de la langue

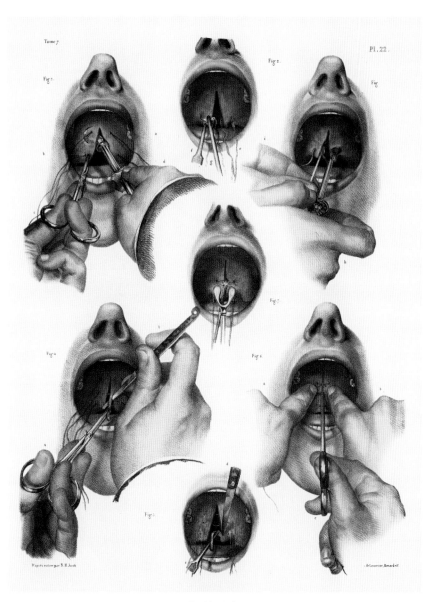

腭的手术
Surgery of the palate / Chirurgie du palais

CHIRURGIA PALATI:
INSTRUMENTA CHIRURGICA

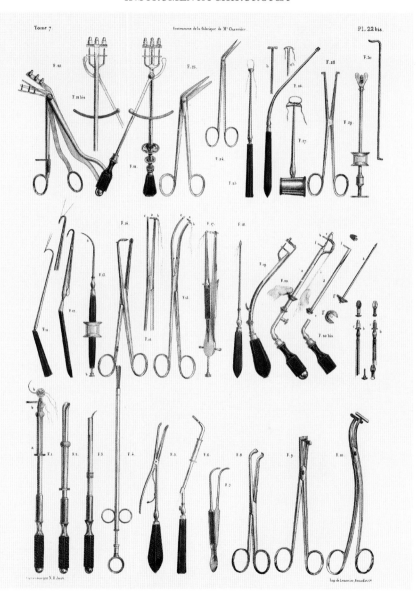

腭的手术：手术器械
Surgery of the palate: Surgical instruments
Chirurgie du palais : Instruments chirurgicaux

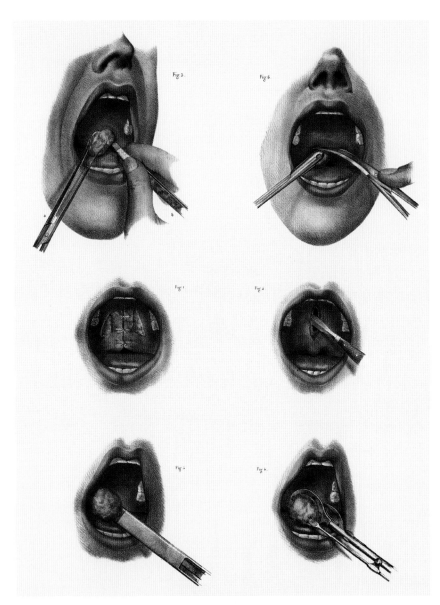

腭和扁桃体的手术
Surgery of the palate and tonsils / Chirurgie du palais et des amygdales

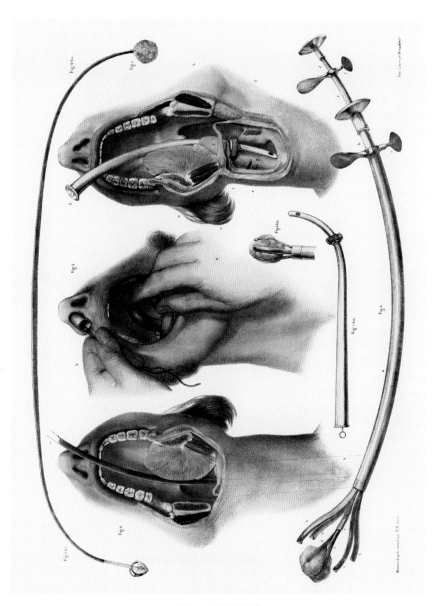

喉和食管的插管
Catheterisations of the larynx and oesophagus
Cathétérismes du larynx et de l'œsophage

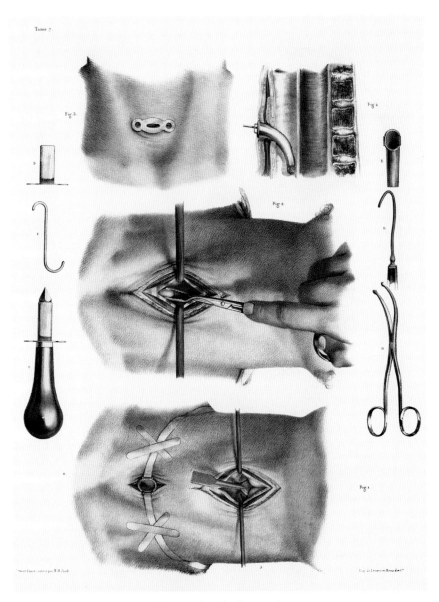

喉切开术。气管切开术
Laryngotomy. Tracheotomy / Laryngotomie. Trachéotomie

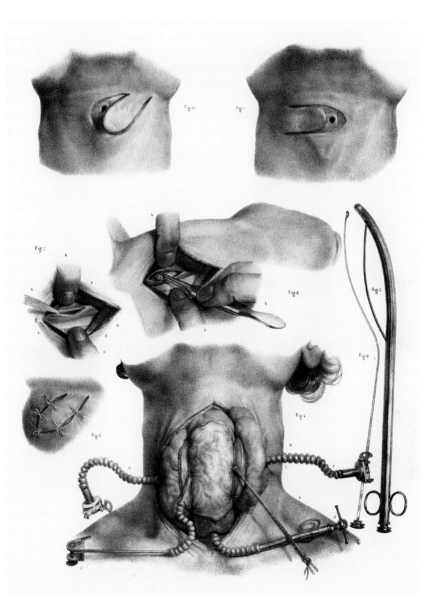

颈部手术
Surgery of the neck / Chirurgie du cou

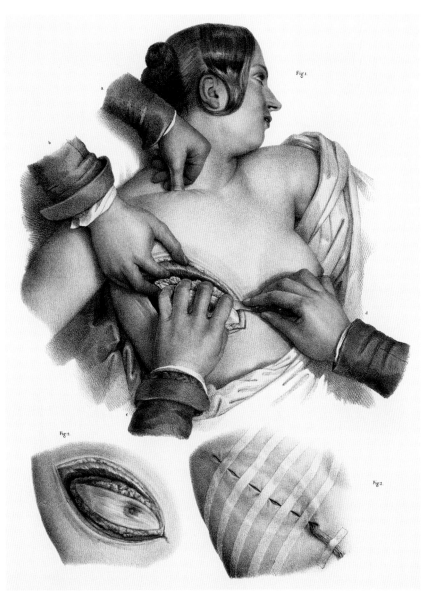

乳房手术
Surgery of the breast / Chirurgie du sein

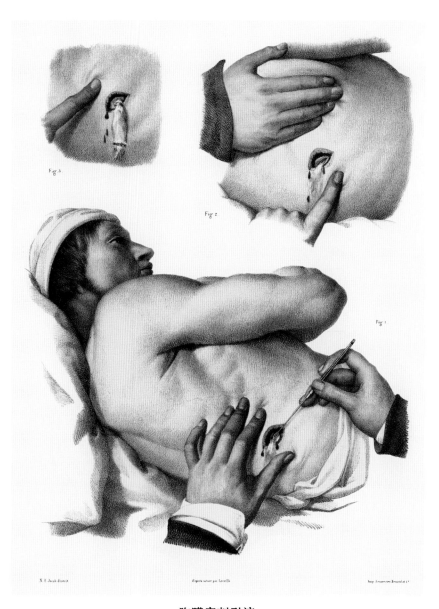

Fig. 3

Fig. 2

Fig. 1

N. H. Jacob direxit   D'après nature par Leveillé   Imp. Lemercier, Bénard et C.ie

胸膜穿刺引流
Pleural tap / Ponctions de la plèvre

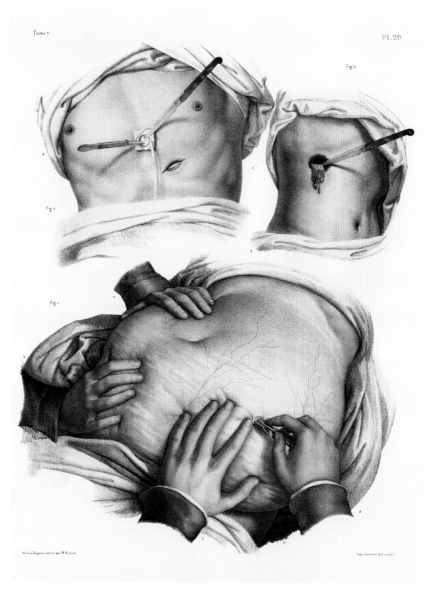

腹膜和心包穿刺引流。肝脓肿穿刺引流
Peritoneal and pericardial taps. Liver abscess tap
Ponctions du péritoine et du péricarde. Ponction d'abcès du foie

CHIRURGIA INTESTINI

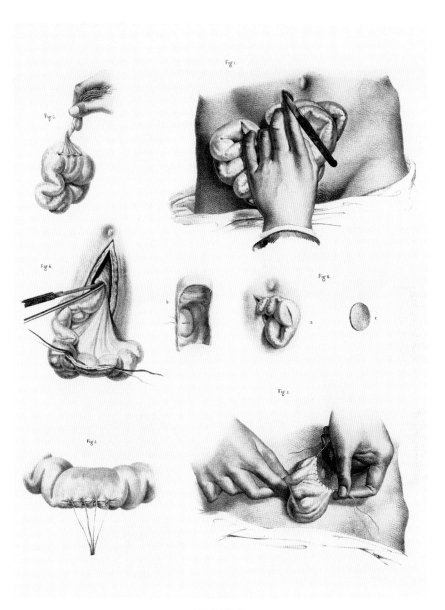

肠道手术
Bowel surgery / Chirurgie de l'intestin

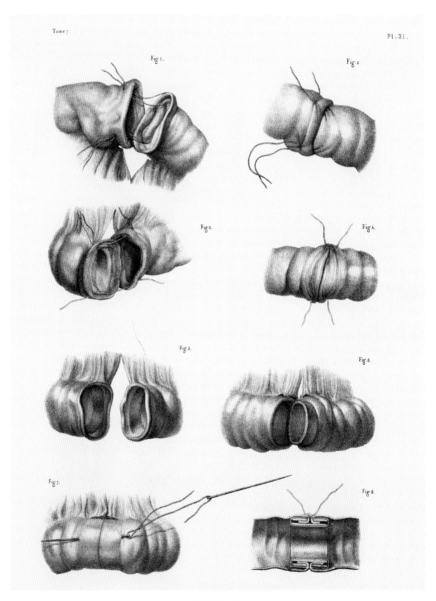

肠道手术
Bowel surgery / Chirurgie de l'intestin

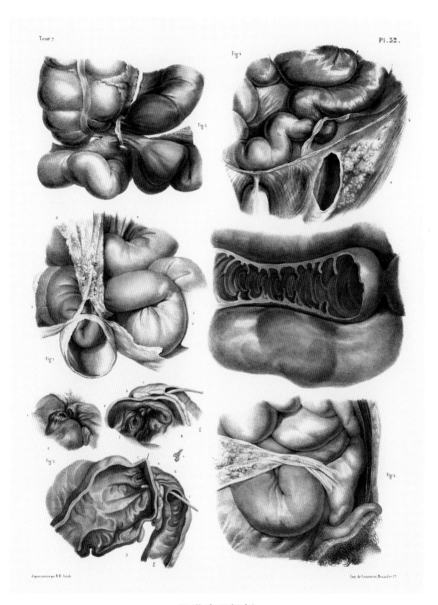

肠道病理解剖
Pathological anatomy of the bowel / Anatomie pathologique de l'intestin

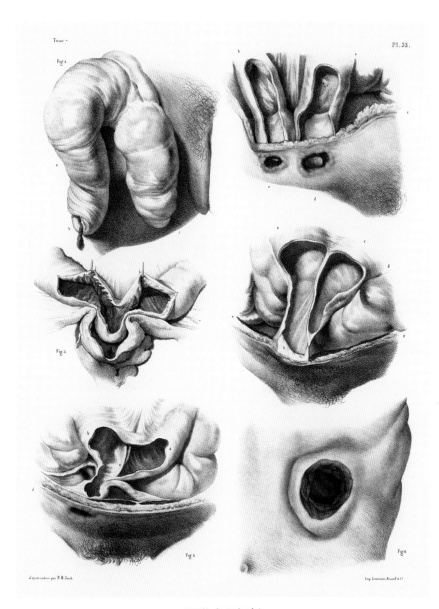

肠道病理解剖
Pathological anatomy of the bowel / Anatomie pathologique de l'intestin

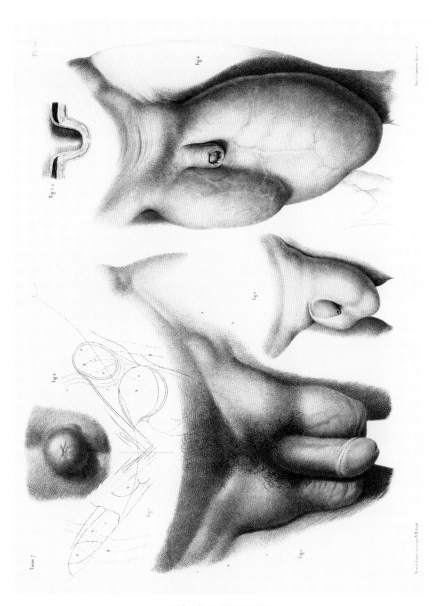

腹部疝的病理解剖
Pathological anatomy of abdominal hernias
Anatomie pathologique des hernies abdominales

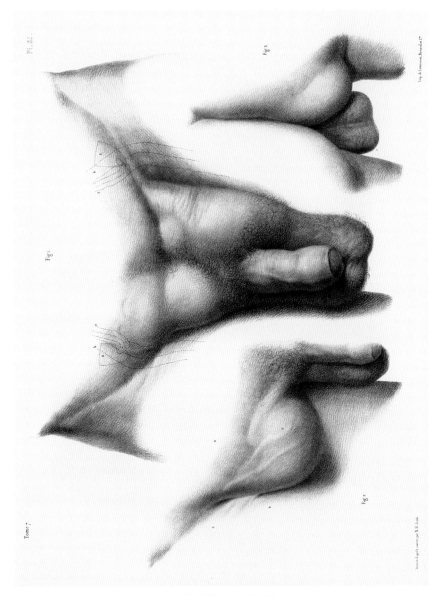

腹部疝的病理解剖
Pathological anatomy of abdominal hernias
Anatomie pathologique des hernies abdominales

ANATOMIA PATHOLOGICA HERNIARUM ABDOMINIS

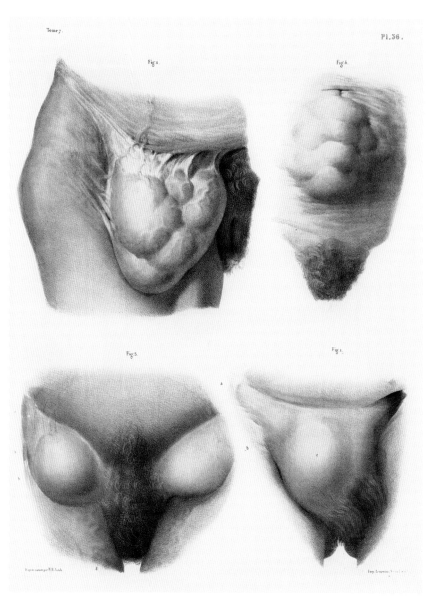

腹部疝的病理解剖
Pathological anatomy of abdominal hernias
Anatomie pathologique des hernies abdominales

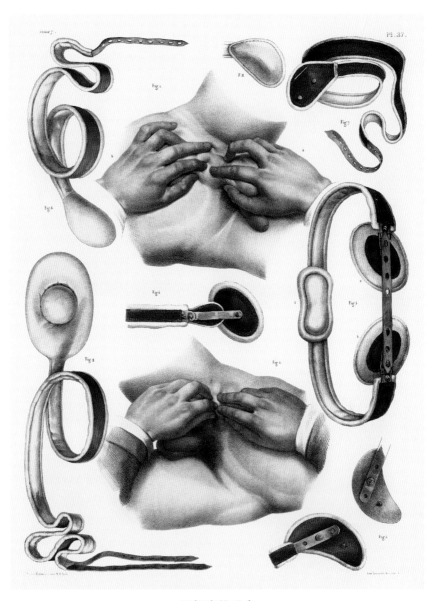

腹部疝的手术
Surgery of abdominal hernias / Chirurgie des hernies abdominales

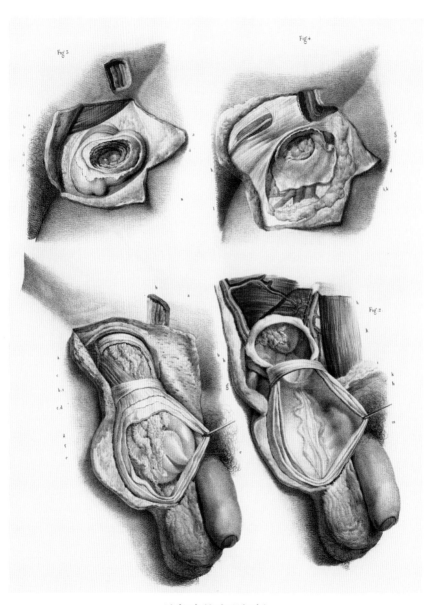

腹部疝的病理解剖
Pathological anatomy of abdominal hernias
Anatomie pathologique des hernies abdominales

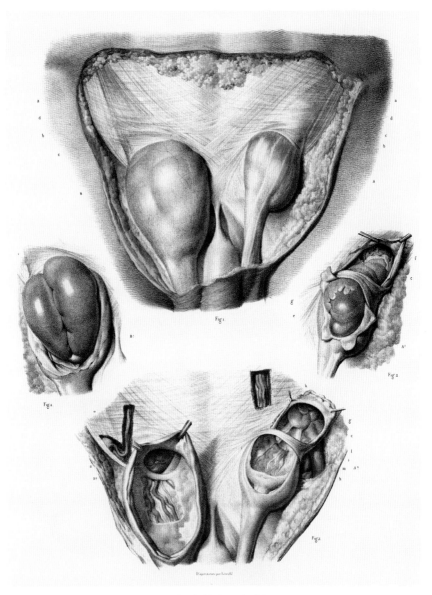

Fig. 1

Fig. 2

Fig. 3

Fig. 4

D'après nature par Lowelié

腹部疝的病理解剖
Pathological anatomy of abdominal hernias
Anatomie pathologique des hernies abdominales

ANATOMIA PATHOLOGICA HERNIARUM ABDOMINIS

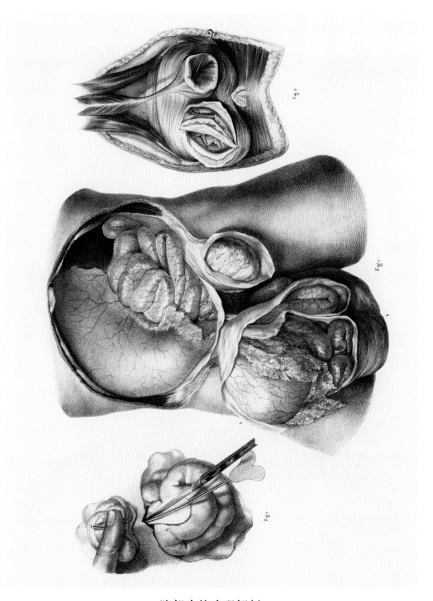

腹部疝的病理解剖
Pathological anatomy of abdominal hernias
Anatomie pathologique des hernies abdominales

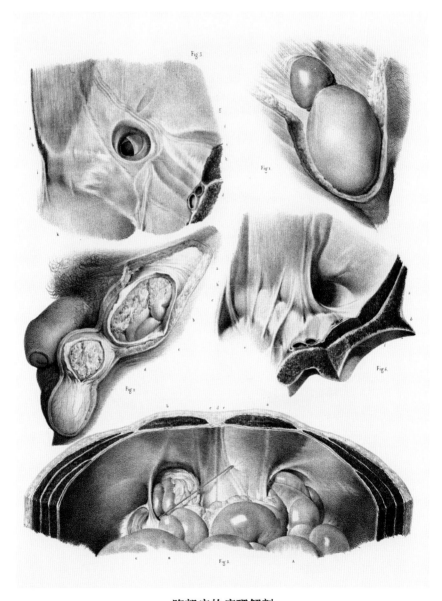

腹部疝的病理解剖
Pathological anatomy of abdominal hernias
Anatomie pathologique des hernies abdominales

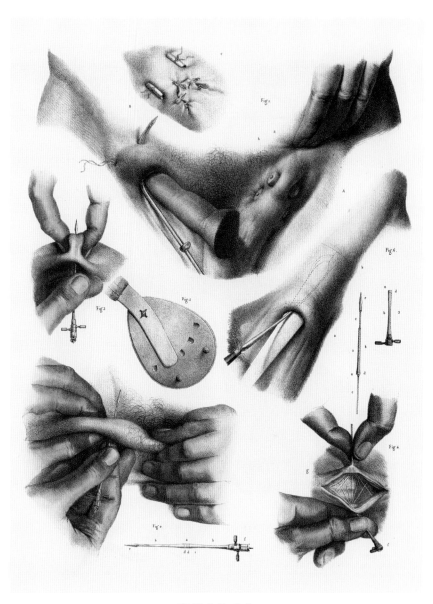

腹部疝的手术
Surgery of abdominal hernias / Chirurgie des hernies abdominales

CHIRURGIA HERNIARUM ABDOMINIS

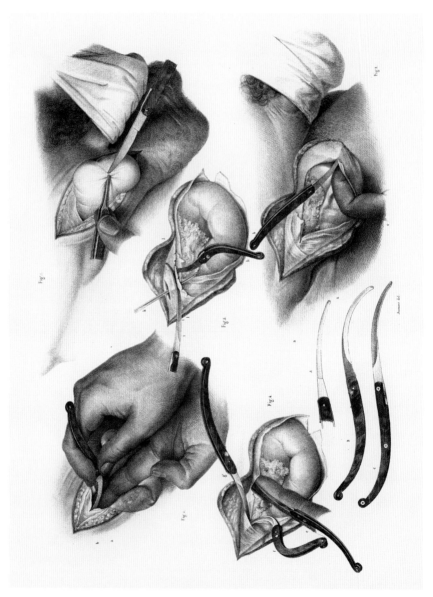

腹部疝的手术
Surgery of abdominal hernias / Chirurgie des hernies abdominales

CHIRURGIA COLI

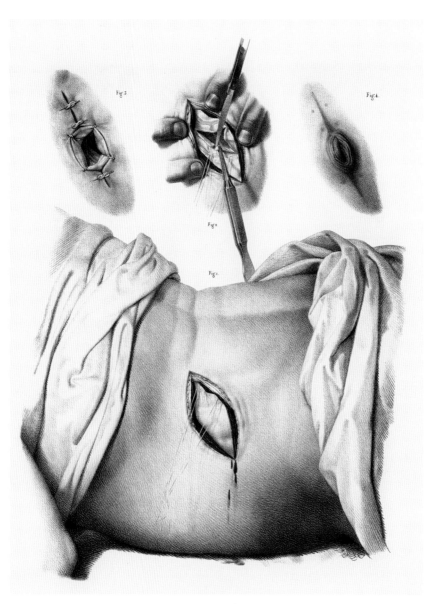

结肠手术
Surgery of the colon / Chirurgie du côlon

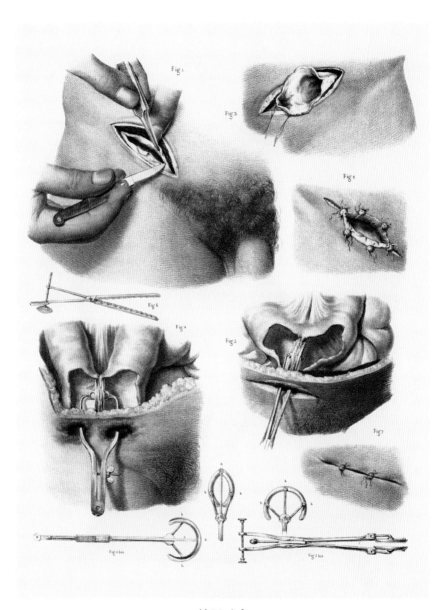

结肠手术
Surgery of the colon / Chirurgie du côlon

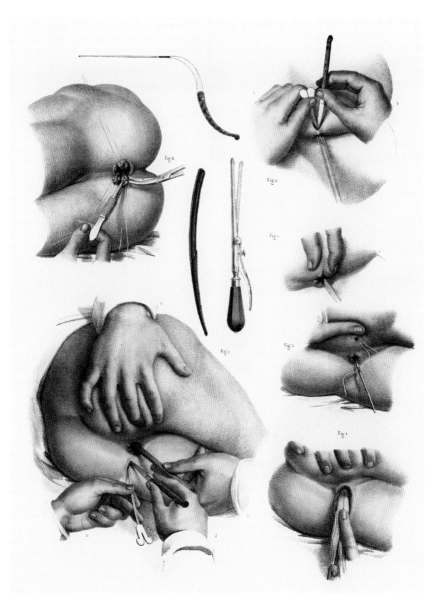

肛门手术
Surgery of the anus / Chirurgie de l'anus

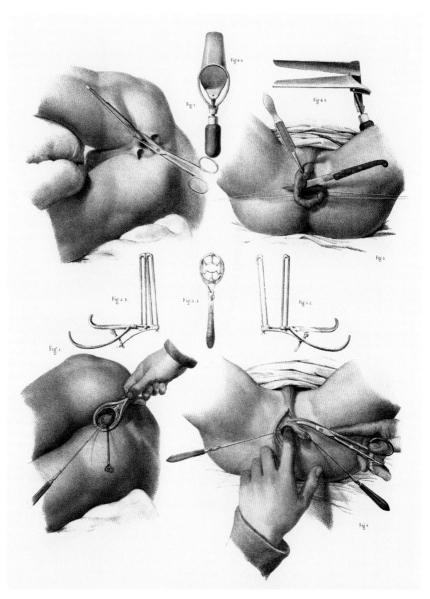

直肠和肛门的手术
Surgery of the rectum and anus / Chirurgie du rectum et de l'anus

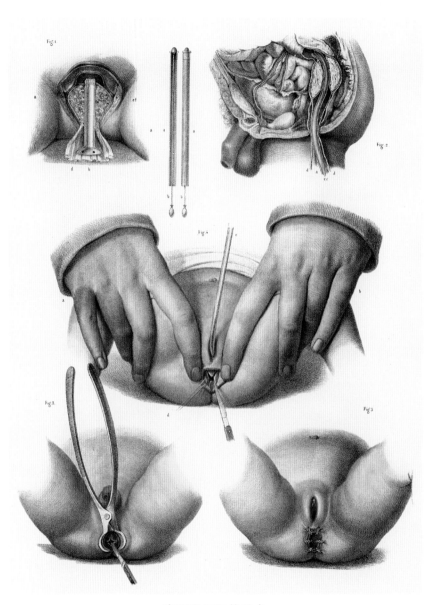

直肠和肛门的手术
Surgery of the rectum and anus / Chirurgie du rectum et de l'anus

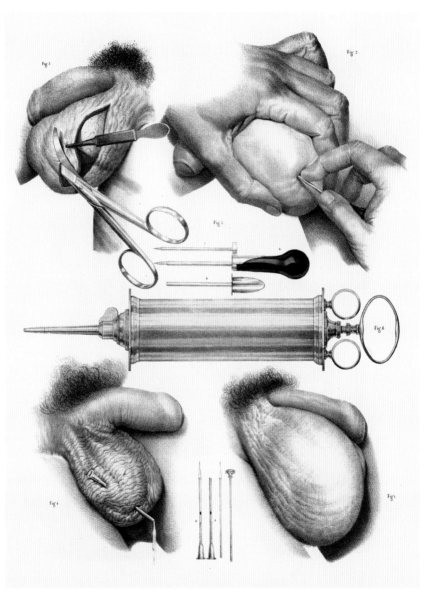

睾丸手术
Surgery of the testicle / Chirurgie du testicule

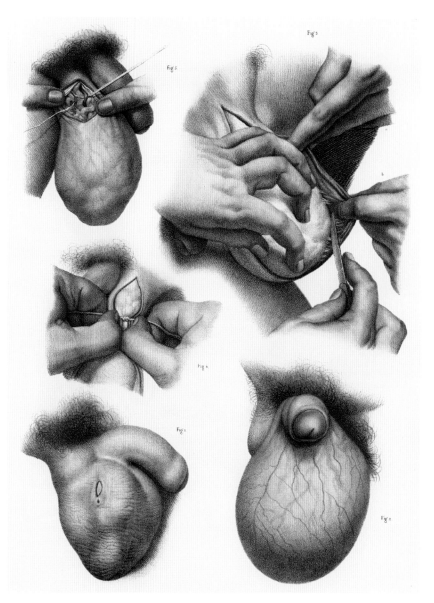

睾丸手术
Surgery of the testicle / Chirurgie du testicule

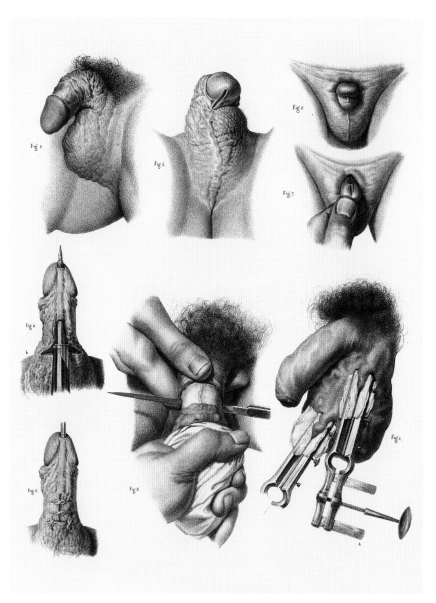

睾丸手术。阴茎手术
Surgery of the testicle. Surgery of the penis
Chirurgie du testicule. Chirurgie du pénis

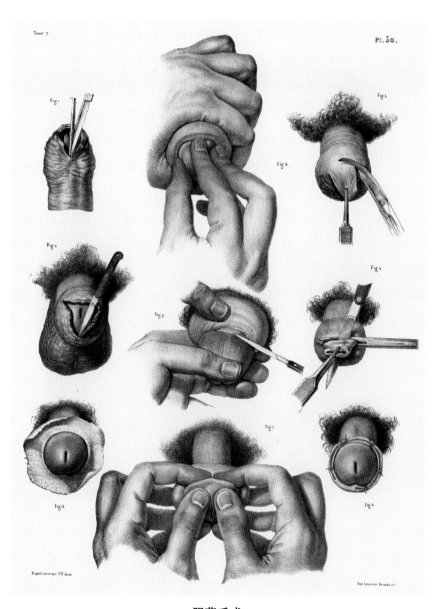

阴茎手术
Surgery of the penis / Chirurgie du pénis

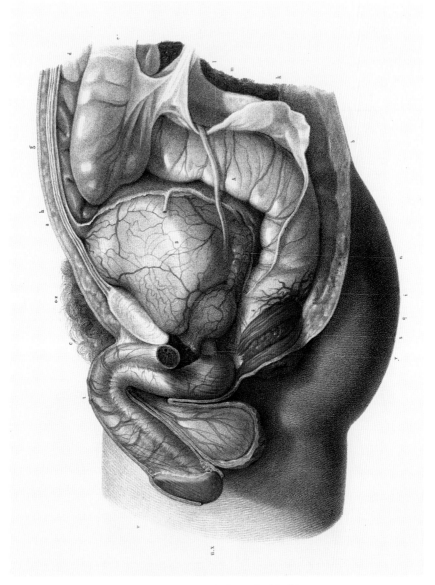

男性泌尿生殖器官的外科解剖
Surgical anatomy of the male genitourinary organs
Anatomie chirurgicale des organes génito-urinaires masculins

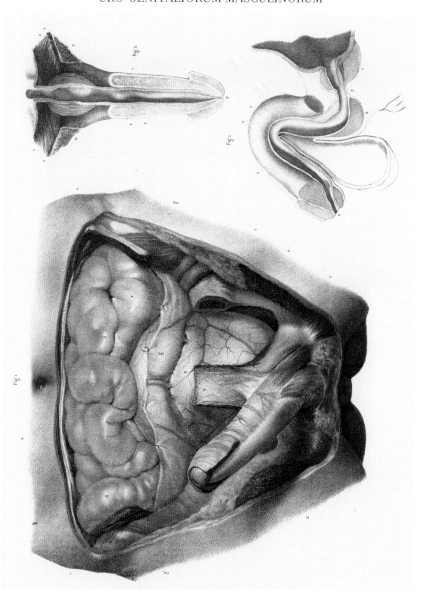

男性泌尿生殖器官的外科解剖
Surgical anatomy of the male genitourinary organs
Anatomie chirurgicale des organes génito-urinaires masculins

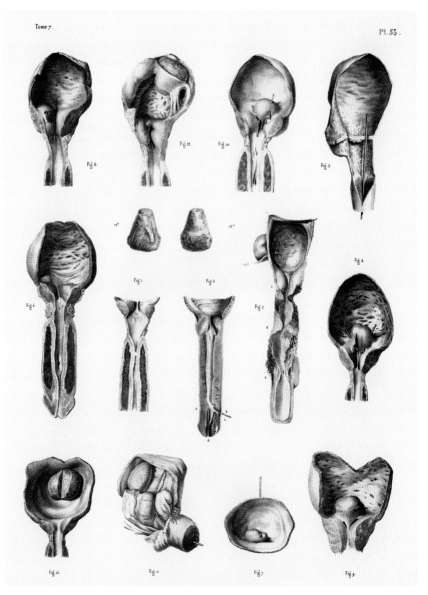

男性泌尿生殖器官的病理解剖
Pathological anatomy of the male genitourinary organs
Anatomie pathologique des organes génito-urinaires masculins

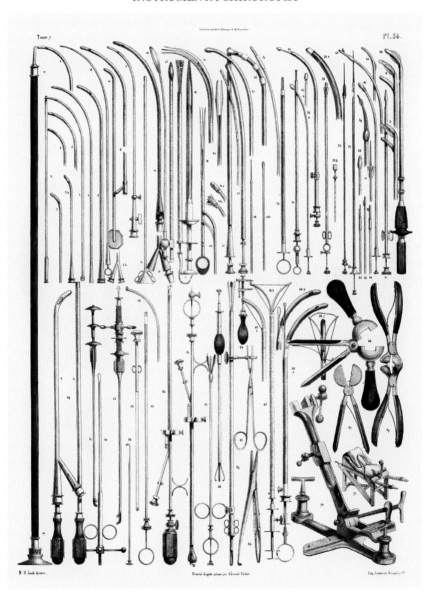

男性泌尿生殖器官的手术：手术器械
Surgery of the male genitourinary organs : Surgical instruments
Chirurgie des organes génito-urinaires masculins : Instruments chirurgicaux

ANATOMIA PATHOLOGICA
CALCULI VESICAE URINARIAE ET PROSTATAE

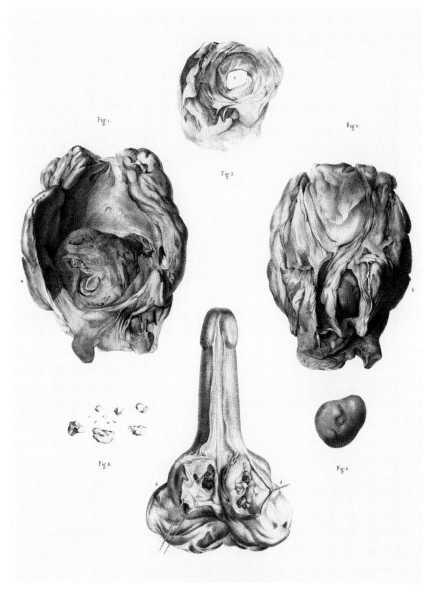

膀胱和前列腺结石的病理解剖
Pathological anatomy of bladder and prostate stones
Anatomie pathologique des calculs de la vessie et de la prostate

CATHETERISMUS URETHRAE

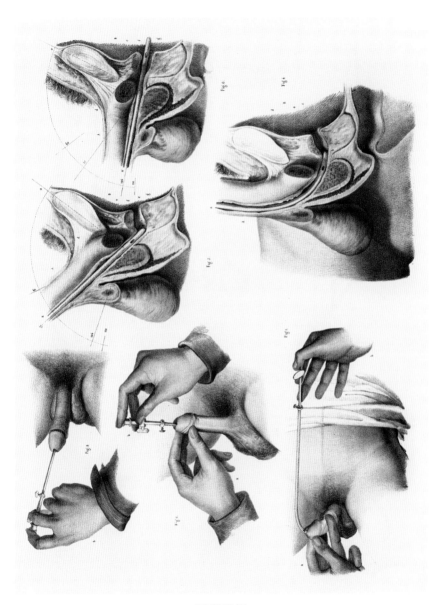

尿道插管
Catheterisation of the urethra / Cathétérisme de l'urètre

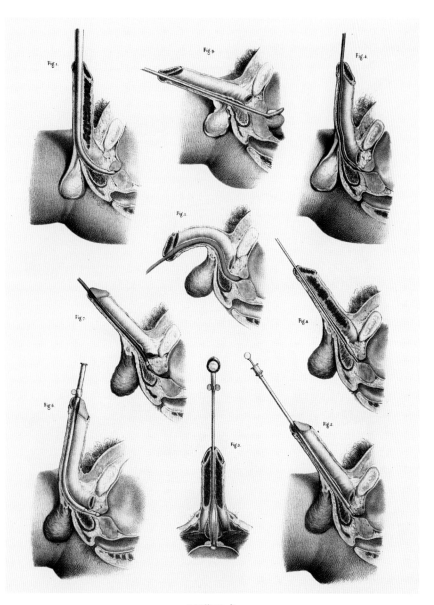

尿道手术
Surgery of the urethra / Chirurgie de l'urètre

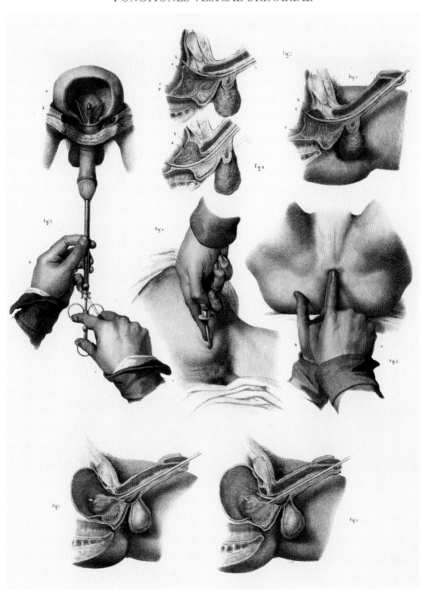

前列腺手术。膀胱穿刺
Surgery of the prostate. Bladder punctures
Chirurgie de la prostate. Ponctions de la vessie

CHIRURGIA CALCULORUM
URETHRAE

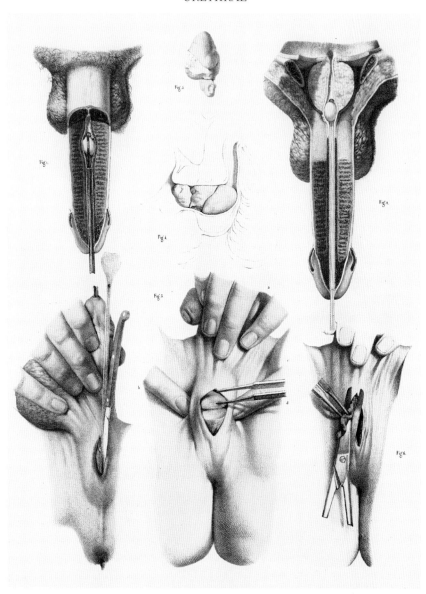

尿道结石的手术
Surgery for stones of the urethra / Chirurgie des calculs de l'urètre

CHIRURGIA CALCULORUM
VESICAE URINARIAE (LITHOTRITIA)

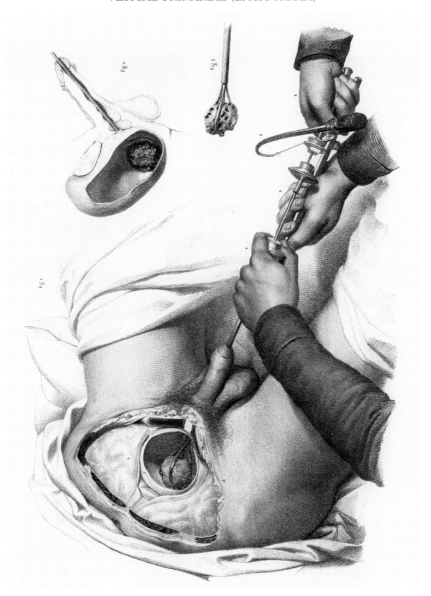

膀胱结石的手术（碎石术）
Surgery for bladder stones (lithotripsy)
Chirurgie des calculs de la vessie (lithotritie)

CHIRURGIA CALCULORUM
VESICAE URINARIAE (LITHOTRITIA)

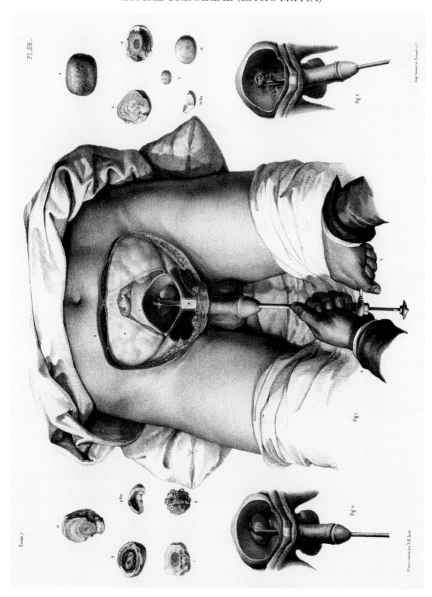

膀胱结石的手术（碎石术）
Surgery for bladder stones (lithotripsy)
Chirurgie des calculs de la vessie (lithotritie)

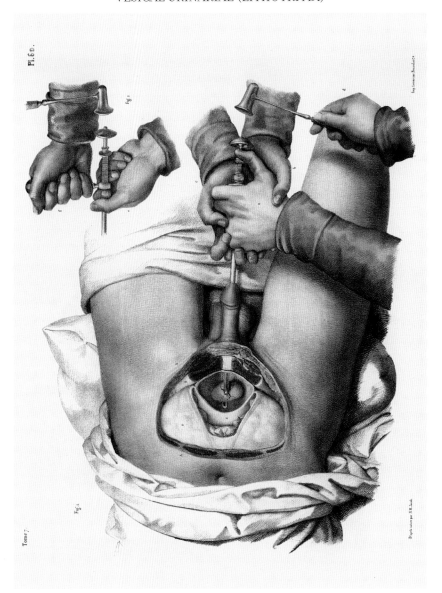

膀胱结石的手术（碎石术）
Surgery for bladder stones (lithotripsy)
Chirurgie des calculs de la vessie (lithotritie)

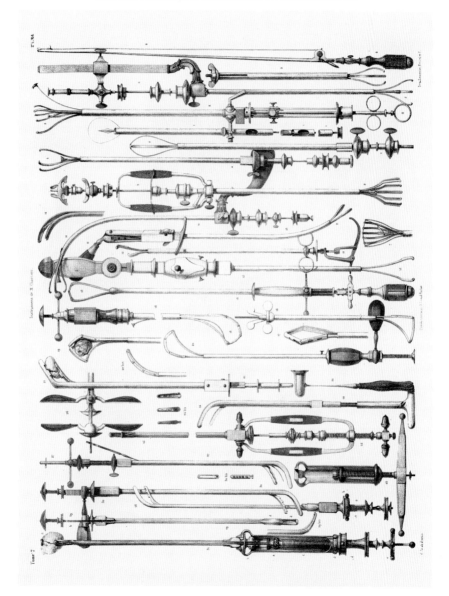

膀胱结石的手术（碎石术）：手术器械
Surgery for bladder stones (lithotripsy): Surgical instruments
Chirurgie des calculs de la vessie (lithotritie) : Instruments chirurgicaux

CHIRURGIA CALCULORUM
VESICAE URINARIAE (LITHOTOMIA)

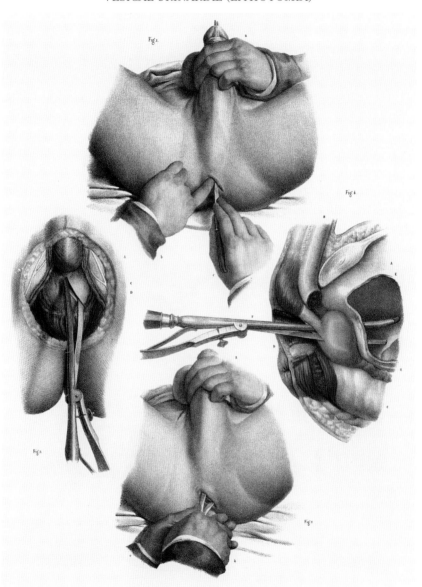

膀胱结石的手术（碎石术）
Surgery for bladder stones (lithotomy)
Chirurgie des calculs de la vessie (lithotomie)

703

CHIRURGIA CALCULORUM
VESICAE URINARIAE (LITHOTOMIA)

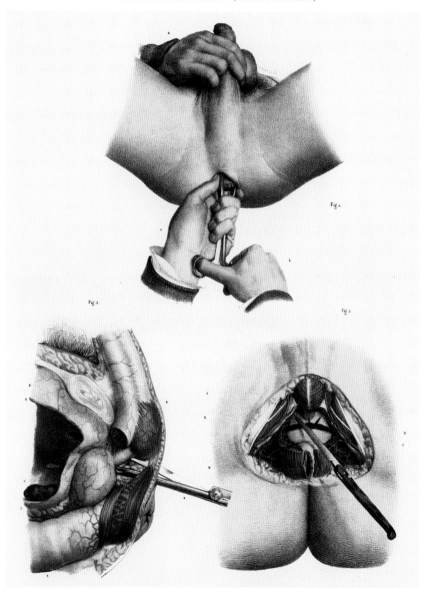

膀胱结石的手术（碎石术）
Surgery for bladder stones (lithotomy)
Chirurgie des calculs de la vessie (lithotomie)

CHIRURGIA CALCULORUM
VESICAE URINARIAE (LITHOTOMIA)

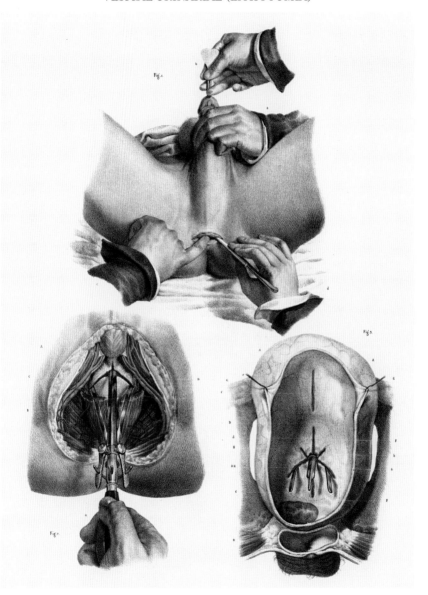

膀胱结石的手术（碎石术）
Surgery for bladder stones (lithotomy)
Chirurgie des calculs de la vessie (lithotomie)

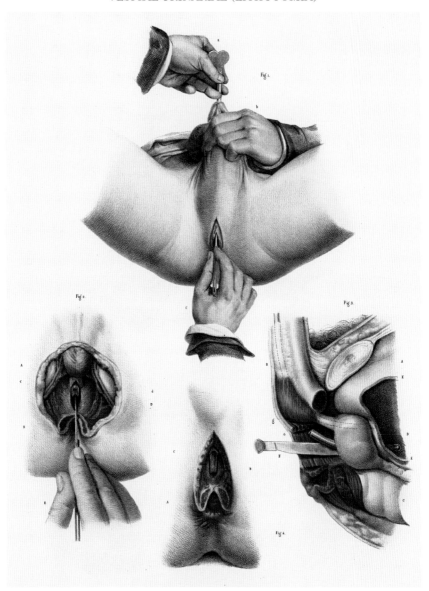

膀胱结石的手术（碎石术）
Surgery for bladder stones (lithotomy)
Chirurgie des calculs de la vessie (lithotomie)

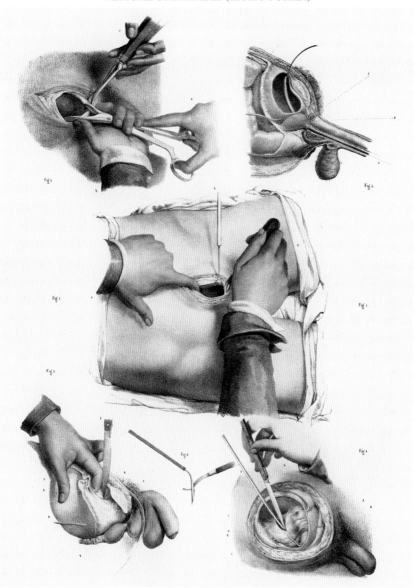

膀胱结石的手术（碎石术）
Surgery for bladder stones (lithotomy)
Chirurgie des calculs de la vessie (lithotomie)

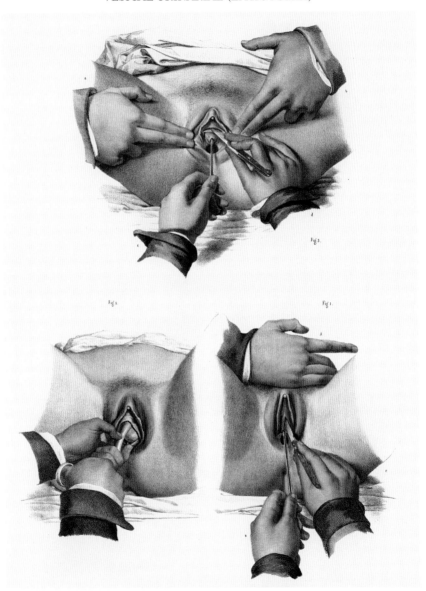

膀胱结石的手术（碎石术）
Surgery for bladder stones (lithotomy)
Chirurgie des calculs de la vessie (lithotomie)

CHIRURGIA CALCULORUM VESICAE URINARIAE
(LITHOTOMIA): INSTRUMENTA CHIRURGICA

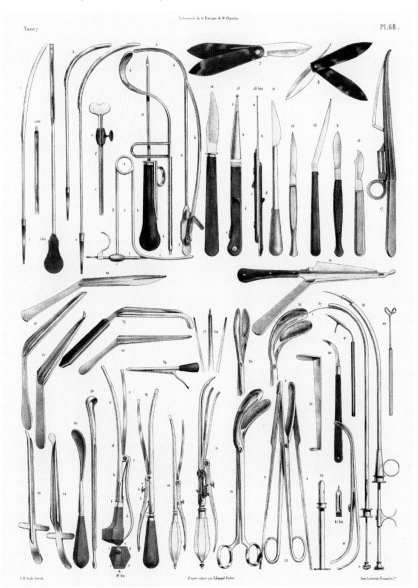

Instruments de la fabrique de M.Charrière.

Tome 7

Pl.68.

S.H.Jacob. direxit.

d'après nature par Edmond Fachet.

Imp. Lemercier, Benard et Cie.

膀胱结石的手术（碎石术）：手术器械
Surgery for bladder stones (lithotomy): Surgical instruments
Chirurgie des calculs de la vessie (lithotomie) : Instruments chirurgicaux

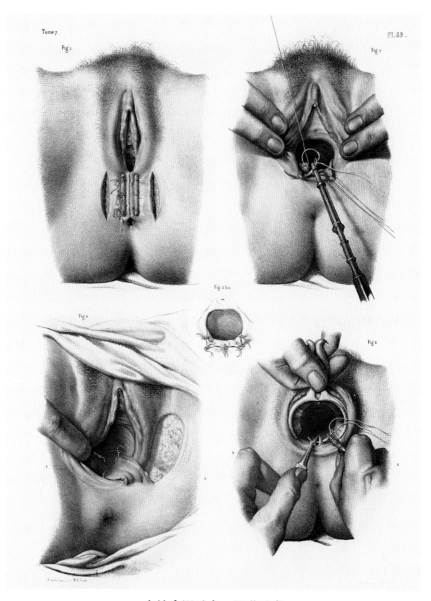

女性会阴手术。阴道手术
Surgery of the female perineum. Surgery of the vagina
Chirurgie du périnée féminin. Chirurgie du vagin

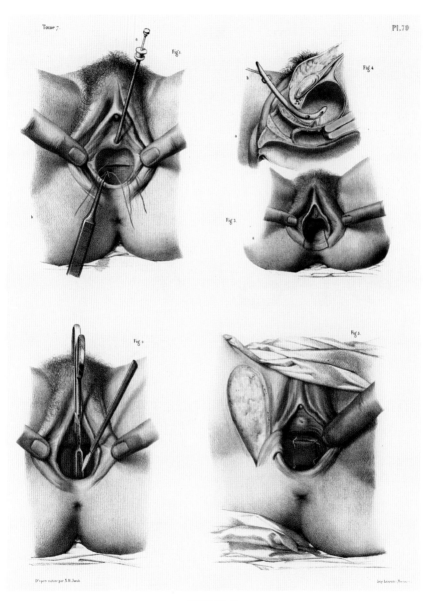

阴道手术
Surgery of the vagina / Chirurgie du vagin

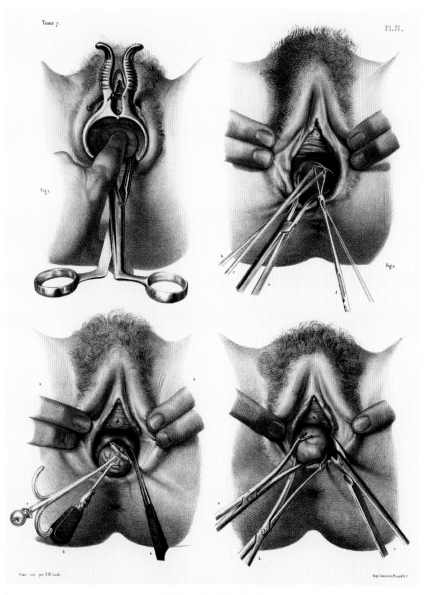

阴道和子官的手术
Surgery of the vagina and uterus / Chirurgie du vagin et de l'utérus

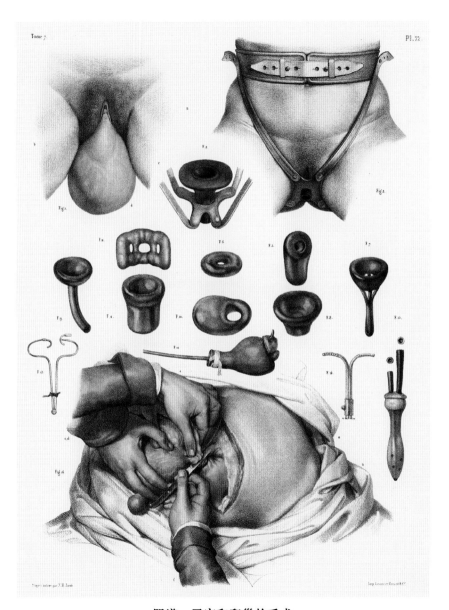

阴道、子宫和卵巢的手术
Surgery of the vagina, uterus, and ovaries
Chirurgie du vagin, de l'utérus et des ovaires

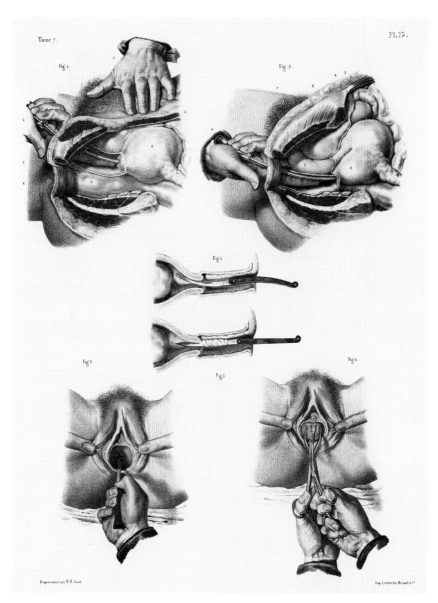

子宫手术
Surgery of the uterus / Chirurgie de l'utérus

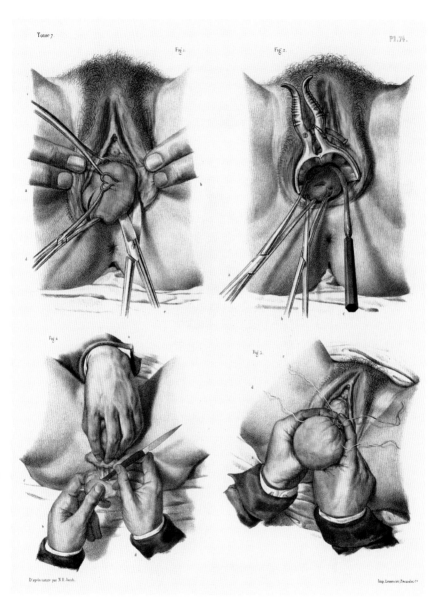

子宫手术
Surgery of the uterus / Chirurgie de l'utérus

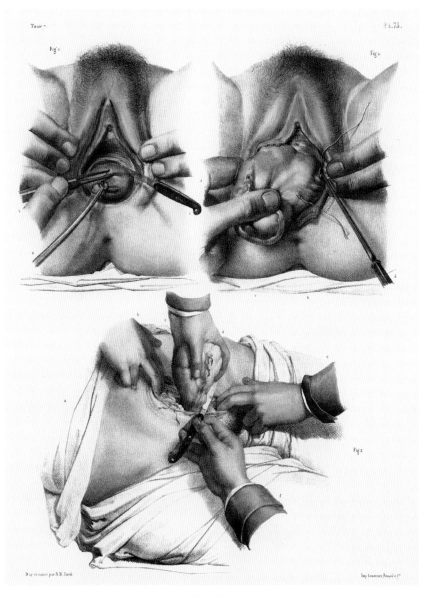

子宫手术
Surgery of the uterus / Chirurgie de l'utérus

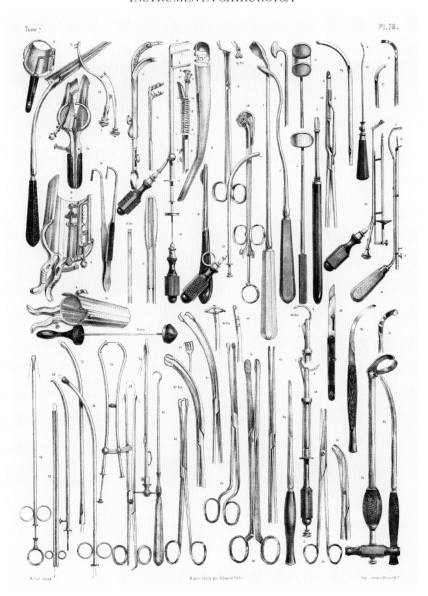

阴道和子宫的手术：手术器械
Surgery of the vagina and uterus: Surgical instruments
Chirurgie du vagin et de l'utérus : Instruments chirurgicaux

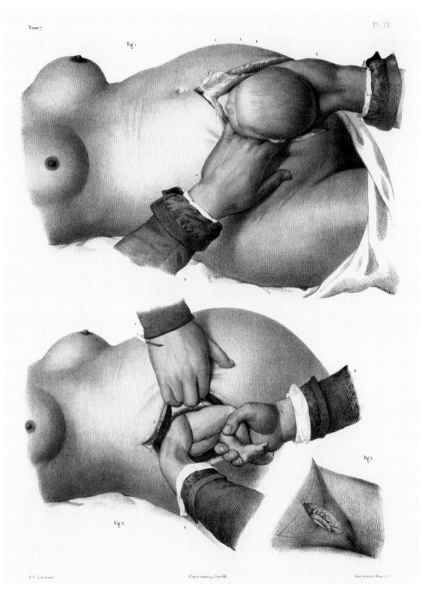

剖腹产。耻骨联合切开术
Caesarean section. Symphysiotomy / Césarienne. Symphyséotomie

ANATOMIA CHIRURGICA MUSCULORUM
OCULI (STRABISMUS)

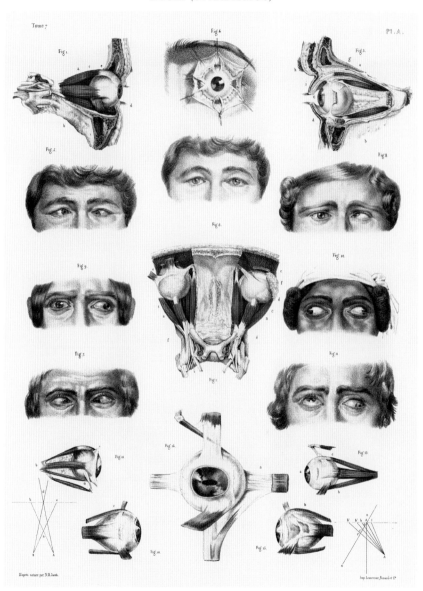

眼肌的外科解剖（斜视）
Surgical anatomy of the muscles of the eye (strabismus)
Anatomie chirurgicale des muscles de l'œil (strabisme)

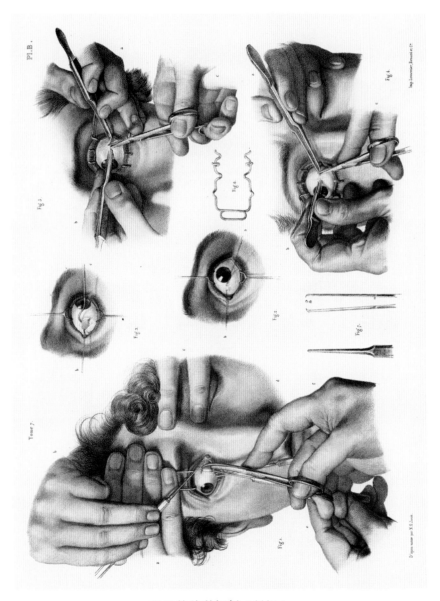

眼肌的外科解剖（斜视）
Surgery of the muscles of the eye (strabismus)
Chirurgie des muscles de l'œil (strabisme)

CHIRURGIA MUSCULORUM OCULI (STRABISMUS)

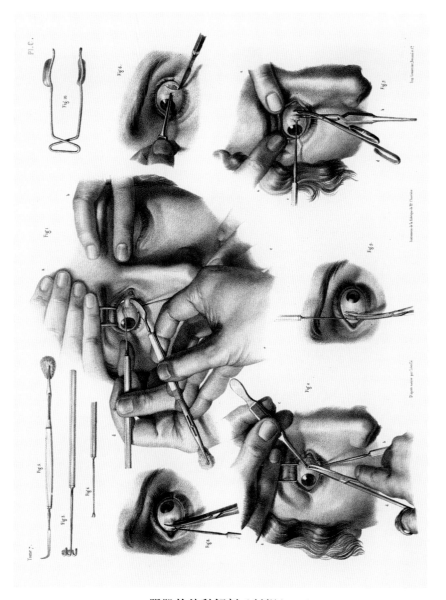

眼肌的外科解剖（斜视）
Surgery of the muscles of the eye (strabismus)
Chirurgie des muscles de l'œil (strabisme)

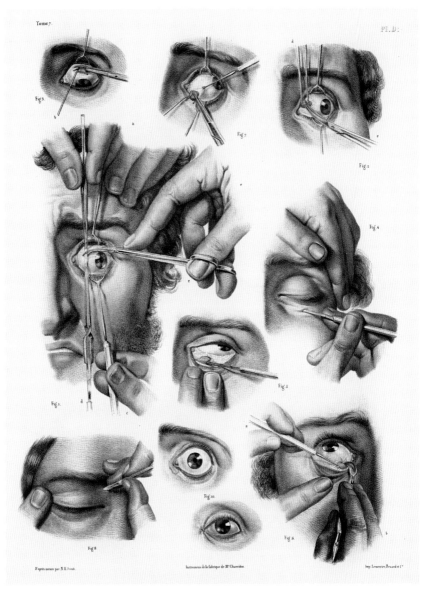

眼肌的外科解剖（斜视）
Surgery of the muscles of the eye (strabismus)
Chirurgie des muscles de l'œil (strabisme)

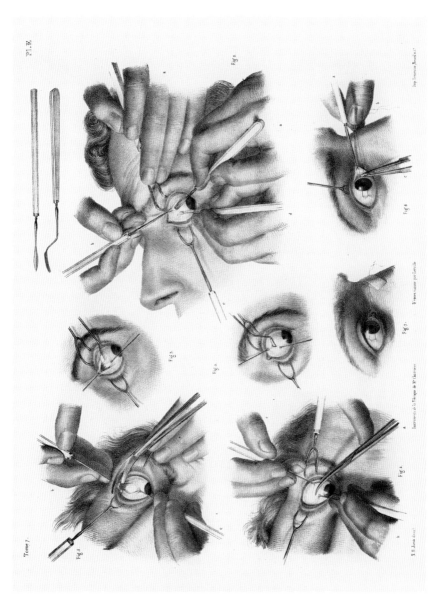

眼肌的外科解剖（斜视）
Surgery of the muscles of the eye (strabismus)
Chirurgie des muscles de l'œil (strabisme)

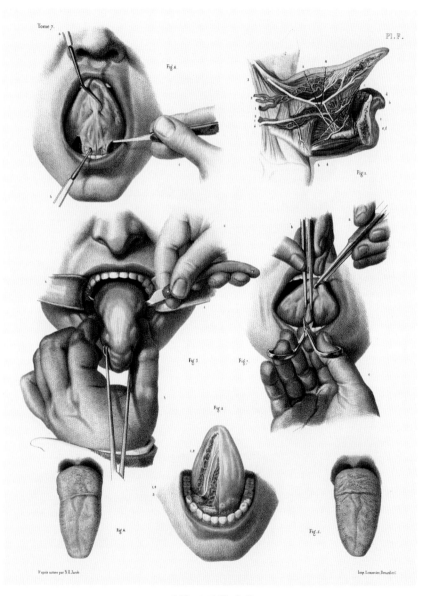

舌体不正的手术
Surgery of distortions of the tongue / Chirurgie des distorsions de la langue

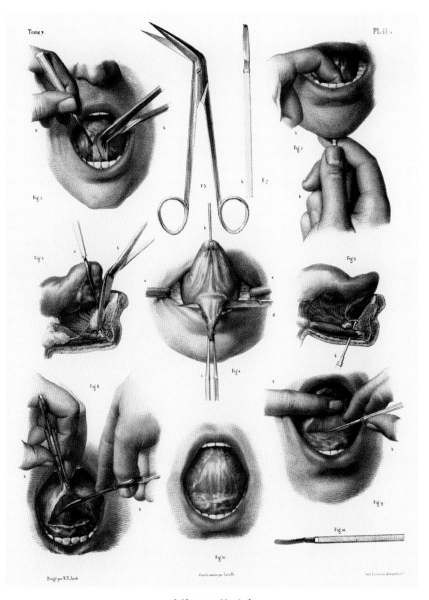

舌体不正的手术
Surgery of distortions of the tongue / Chirurgie des distorsions de la langue

CHIRURGIA DEFORMATIONUM PEDIS

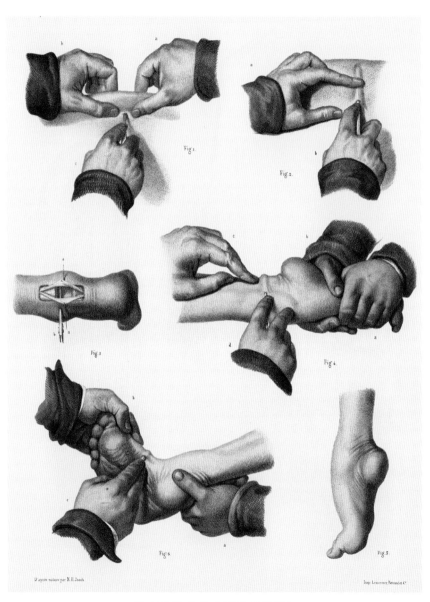

足畸形的手术（马蹄内翻足）
Surgery for deformations of the foot (club feet)
Chirurgie des déformations du pied (pieds bots)

CHIRURGIA DEFORMATIONUM PEDIS

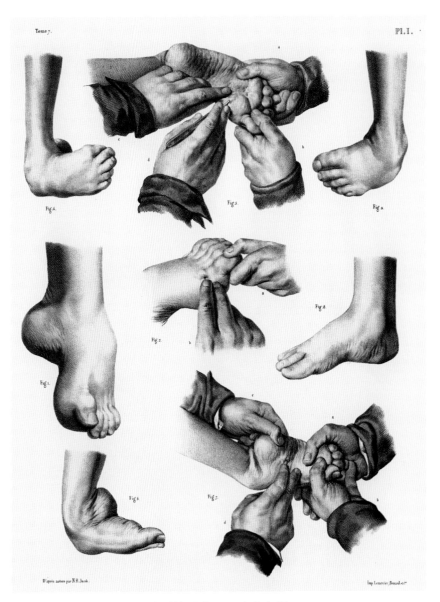

足畸形的手术（马蹄内翻足）
Surgery for deformations of the foot (club feet)
Chirurgie des déformations du pied (pieds bots)

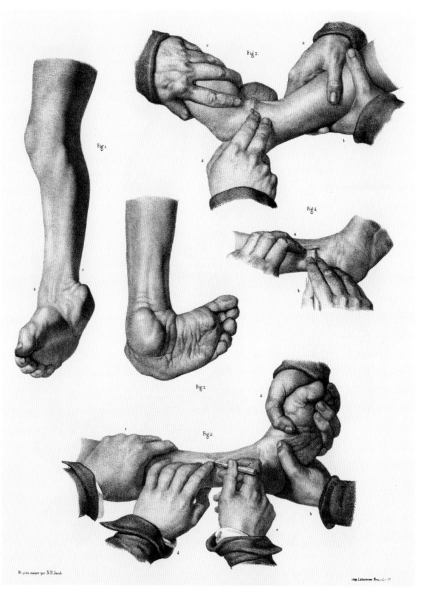

足畸形的手术（马蹄内翻足）
Surgery for deformations of the foot (club feet)
Chirurgie des déformations du pied (pieds bots)

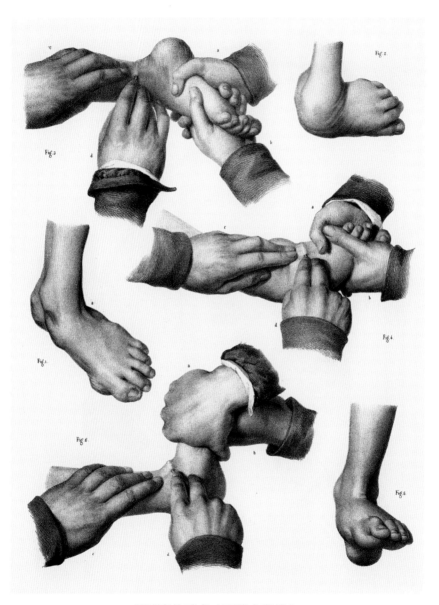

足畸形的手术（马蹄内翻足）
Surgery for deformations of the foot (club feet)
Chirurgie des déformations du pied (pieds bots)

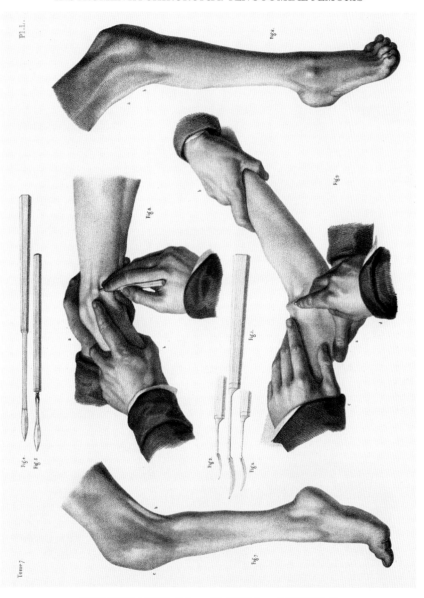

肌腱切断（割腱术）：手术器械。大腿割腱术

Sections through the tendons (tenotomies): Surgical instruments. Tenotomies of the thigh

Sections tendineuses (ténotomies) : Instruments chirurgicaux.Ténotomies de la cuisse

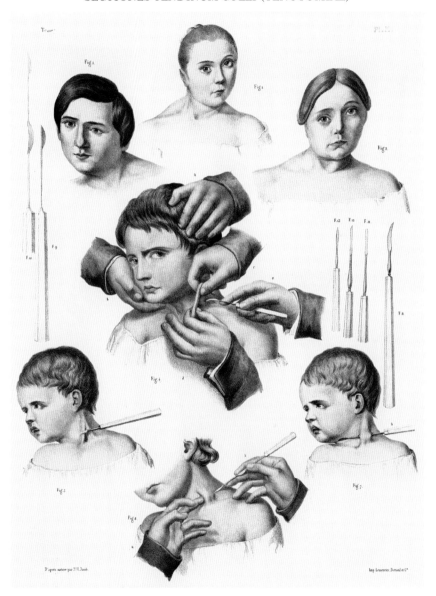

斜颈。颈部肌肉和肌腱切断（割腱术）
Torticollis. Sections of muscles and tendons of the neck (tenotomies)
Torticolis. Sections musculo-tendineuses du cou (ténotomies)

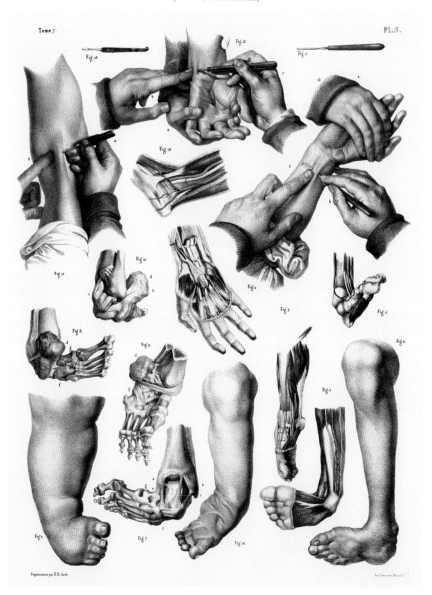

Tome 7.

PL. N.

Fig. 16

Fig. 17

Fig. 12

Fig. 14

Fig. 13

Fig. 10

Fig. 11

Fig. 15

Fig. 3

Fig. 5

Fig. 8

Fig. 9

Fig. 6

Fig. 2

Fig. 4

Fig. 1

Fig. 7

Fig. 16

D'après nature par H.H. Jacob.

各类肌腱的切断（割腱术）
Sections of different tendons (tenotomies) / Sections tendineuses diverses (ténotomies)

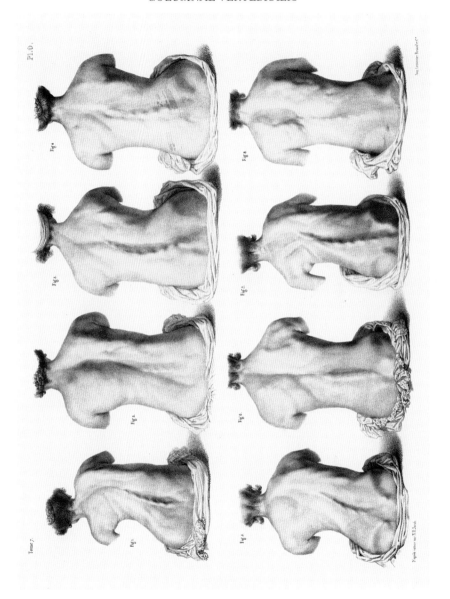

脊柱畸形
Deformations of the spine / Déformations de la colonne vertébrale

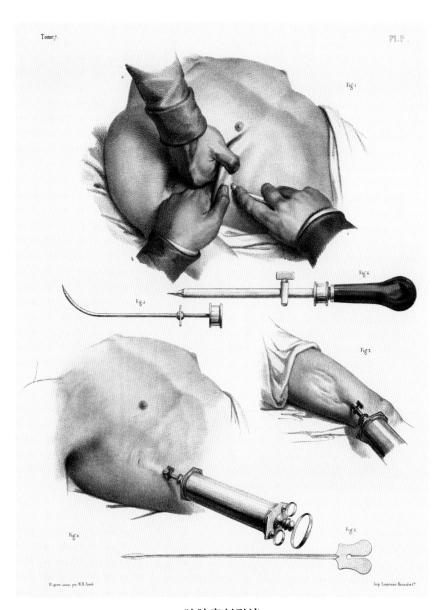

脓肿穿刺引流
Taps for abscesses / Ponctions d'abcès

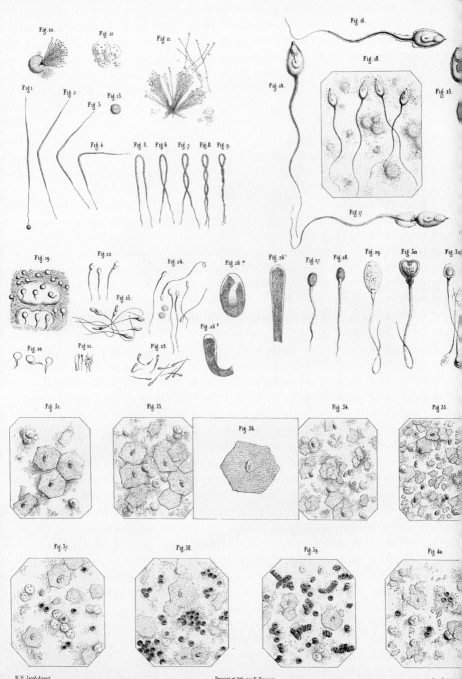

Fig.10. Fig.12. Fig.11. Fig.16.

Fig.1. Fig.2. Fig.3. Fig.13. Fig.18.

Fig.14. Fig.15.

Fig.4. Fig.5. Fig.6. Fig.7. Fig.8. Fig.9.

Fig.17.

Fig.19. Fig.22. Fig.24. Fig.26ᵃ Fig.26ᵇ Fig.27. Fig.28. Fig.29. Fig.30. Fig.31.

Fig.25.

Fig.20. Fig.21. Fig.25. Fig.26ᵇ

Fig.32. Fig.33. Fig.34. Fig.35.

Fig.36.

Fig.37. Fig.38. Fig.39. Fig.40.

N.H. Jacob direxit. Dessiné et lith. par E. Roussin. Imp. Lemercier.

第 八 章

✝

胚胎学
比较解剖学
显微解剖学

EMBRYOLOGIA,
ANATOMIA COMPARATA,
ANATOMIA MICROSCOPIA

EMBRYOLOGY,
COMPARATIVE ANATOMY,
MICROSCOPIC ANATOMY

EMBRYOLOGIE,
ANATOMIE COMPAREE
ANATOMIE MICROSCOPIQUE

左页
胚胎学：游动精子

Left page / Ci-contre
Embryology: Spermatozoids / Embryologie : Spermatozoïdes

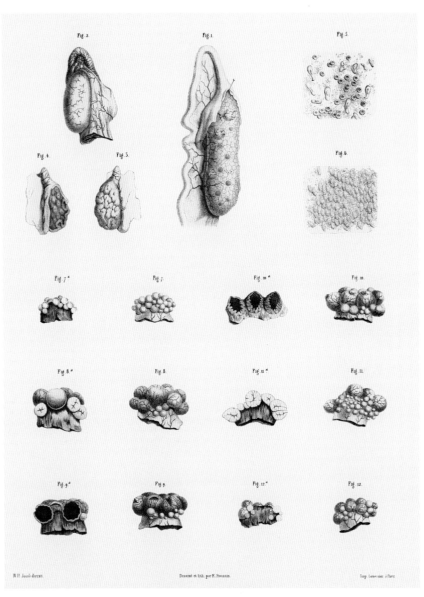

胚胎学：卵巢和卵泡
Embryology: Ovary and ovarian follicles
Embryologie : Ovaire et follicules ovariens

EMBRYOLOGIA: OVARIUM, FOLLICULI OVARICI, ET OVOCYTUS

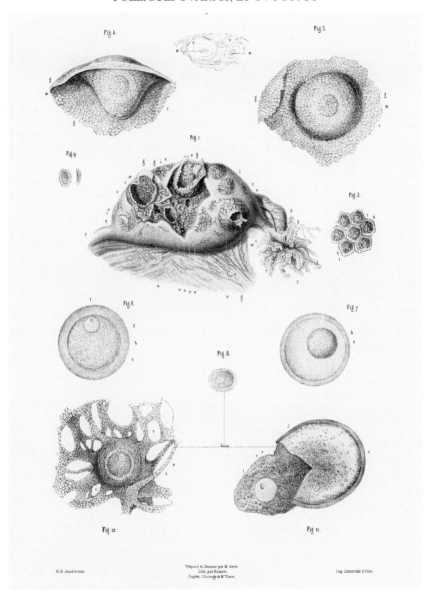

胚胎学：卵巢、卵泡和卵母细胞
Embryology: Ovary, ovarian follicles, and oocyte
Embryologie : Ovaire, follicules ovariens et ovocyte

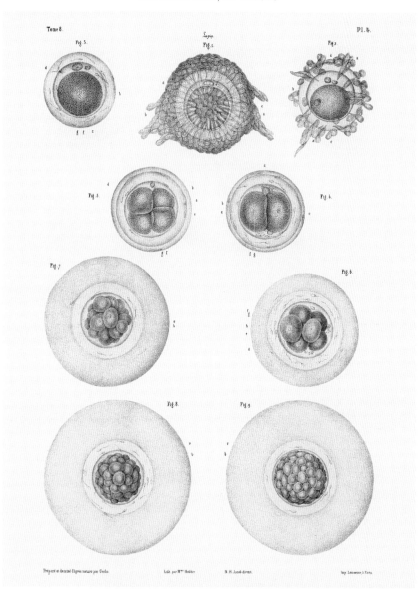

胚胎学：卵母细胞、受精和细胞分裂
Embryology: Oocyte, fertilisation, and segmentation
Embryologie : Ovocyte, fécondation et segmentation

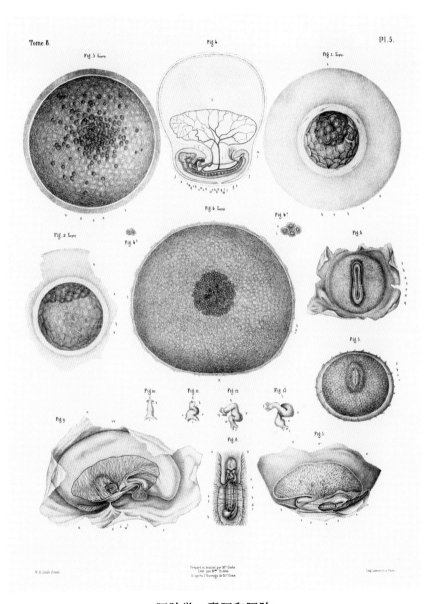

胚胎学：囊胚和胚胎
Embryology: Blastocyst and embryo / Embryologie : Blastocyste et embryon

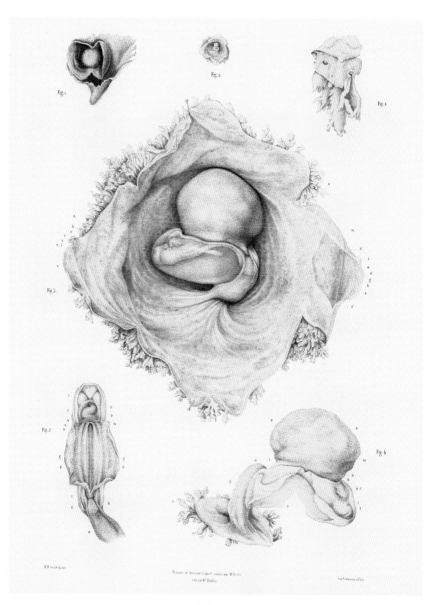

胚胎学：胚胎
Embryology: Embryo / Embryologie : Embryon

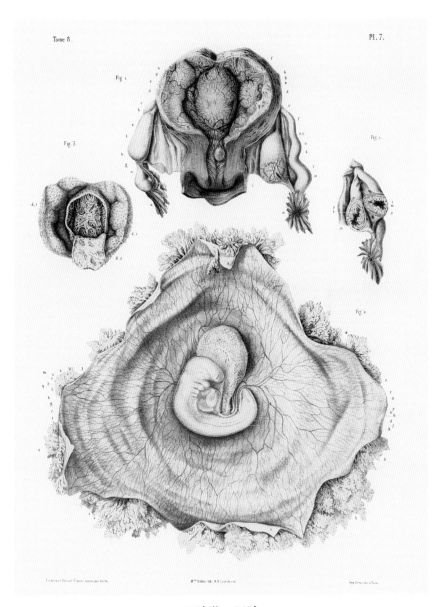

胚胎学：胚胎
Embryology: Embryo / Embryologie : Embryon

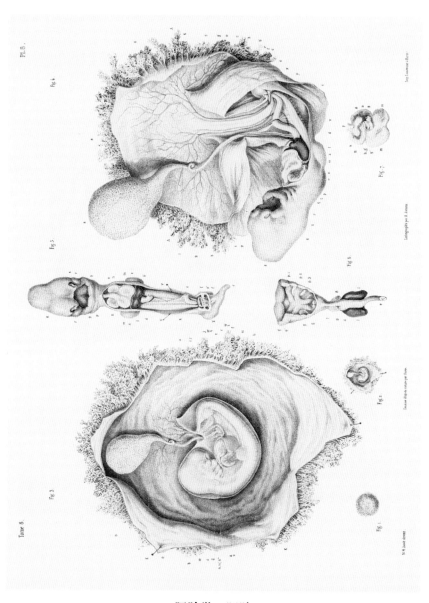

胚胎学：胚胎
Embryology: Embryo / Embryologie : Embryon

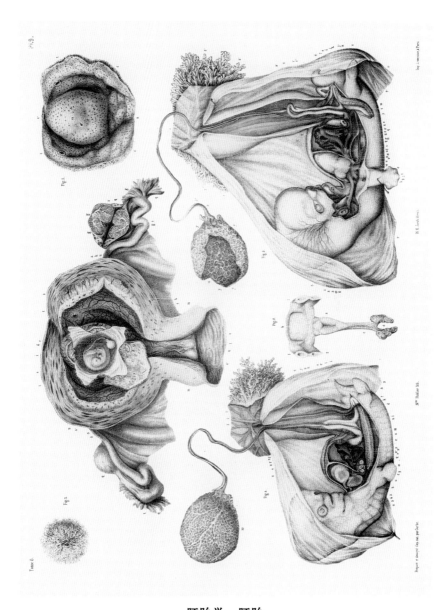

胚胎学：胚胎
Embryology: Embryo / Embryologie : Embryon

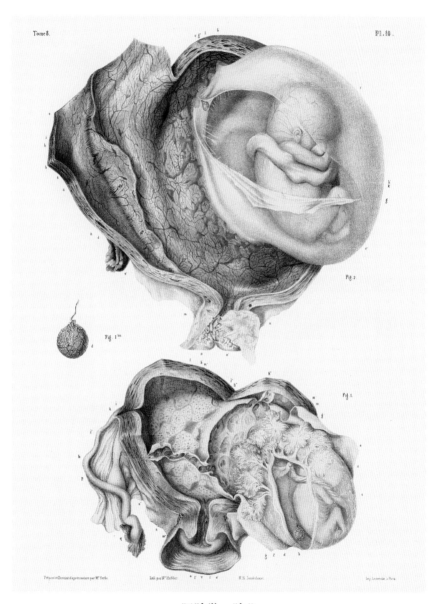

胚胎学：胎儿

Embryology: Fetus / Embryologie : Fœtus

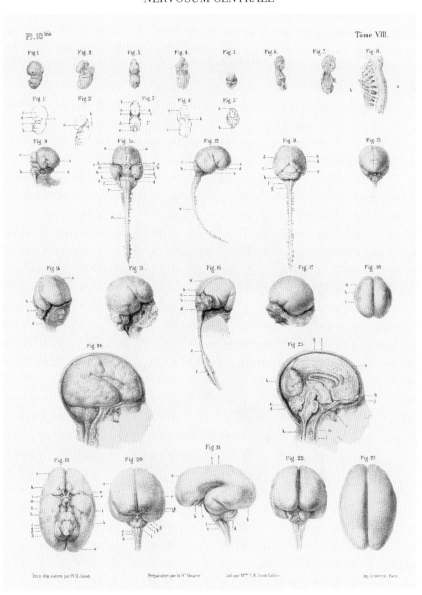

胚胎学：中枢神经系统

Embryology: Central nervous system / Embryologie : Système nerveux central

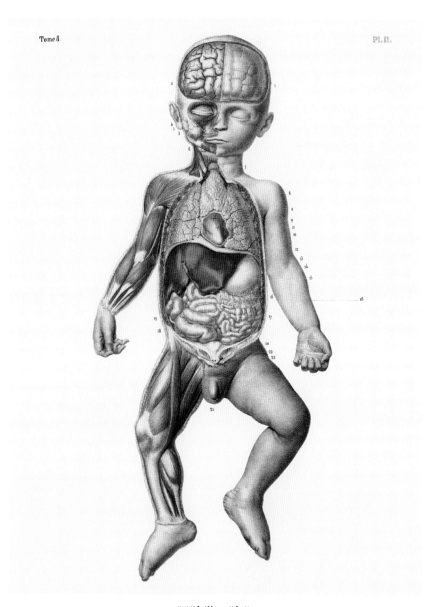

胚胎学：胎儿

Embryology: Fetus / Embryologie : Fœtus

Pl.12.

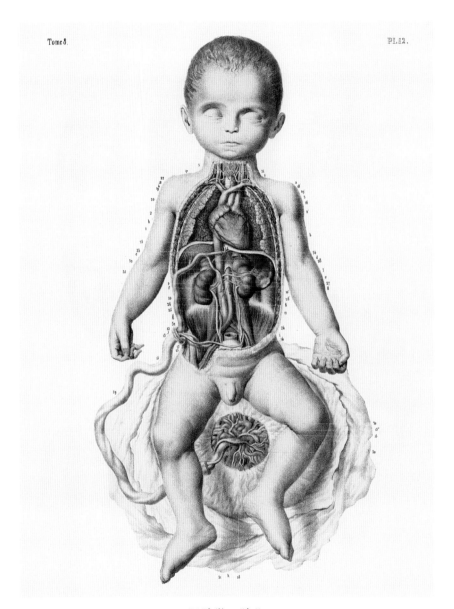

胚胎学：胎儿

Embryology: Fetus / Embryologie : Fœtus

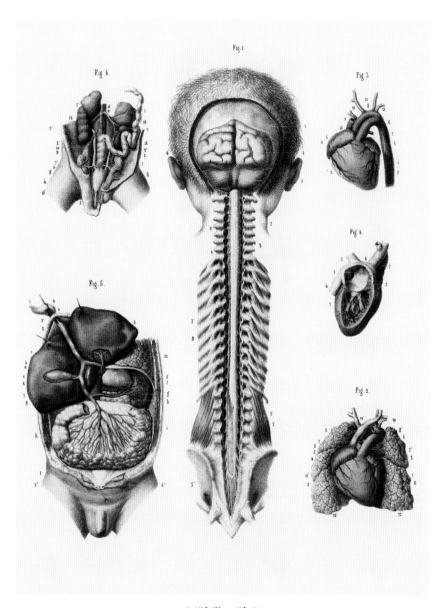

胚胎学：胎儿
Embryology: Fetus / Embryologie : Fœtus

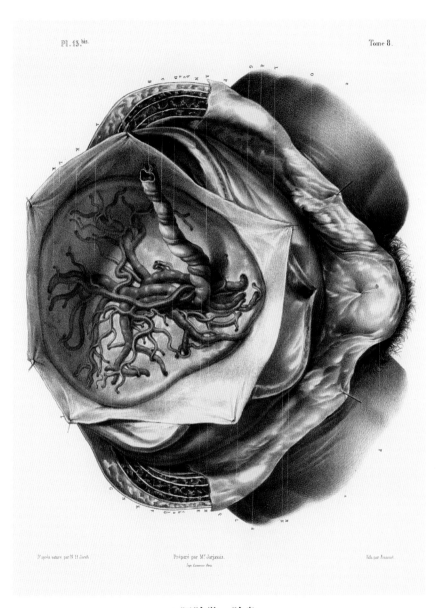

Pl. 13. bis.

D'après nature par N. H. Jacob.   Préparé par M. Darjavais.   fils par Annont.

Imp. Lemercier Paris.

胚胎学：胎盘
Embryology: Placenta / Embryologie : Placenta

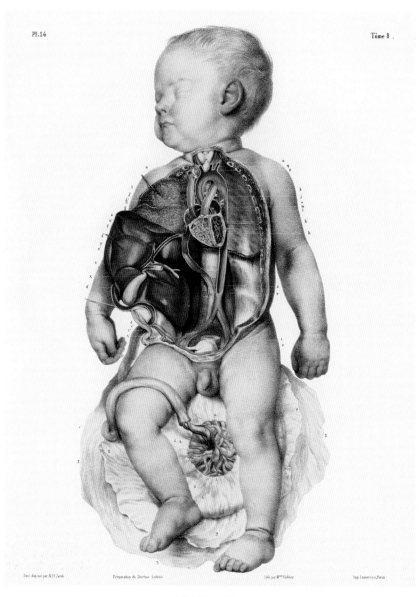

Dess. d'ap. nat par N.H.Jacob   Préparation du Docteur Lodron   Lith. par Mme Hubliur   Imp. Lemercier, Paris

胚胎学：胎儿

Embryology: Fetus / Embryologie : Fœtus

ANATOMIA COMPARATA
SYSTEMATIS NERVOSI: PONGO PYGMAEUS

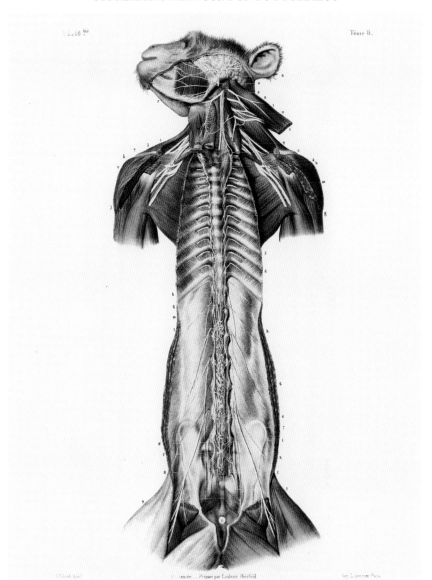

神经系统的比较解剖学：猩猩
Comparative anatomy of the nervous system: Orang-utan
Anatomie comparée du système nerveux : Orang-outan

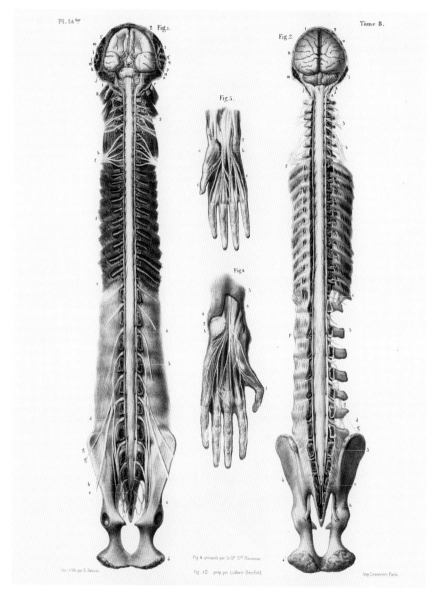

神经系统的比较解剖学：猩猩
Comparative anatomy of the nervous system: Orang-utan
Anatomie comparée du système nerveux : Orang-outan

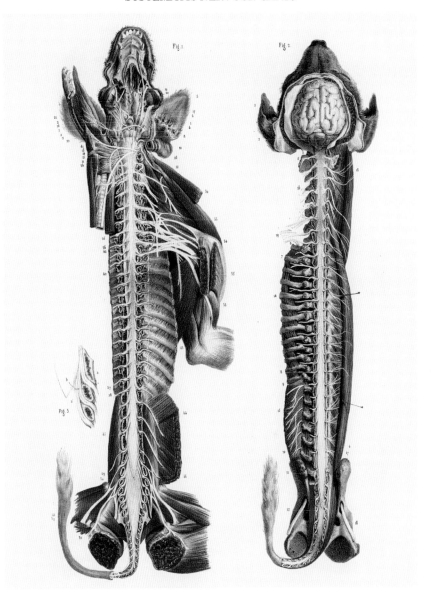

神经系统的比较解剖学：犬
Comparative anatomy of the nervous system: Dog
Anatomie comparée du système nerveux : Chien

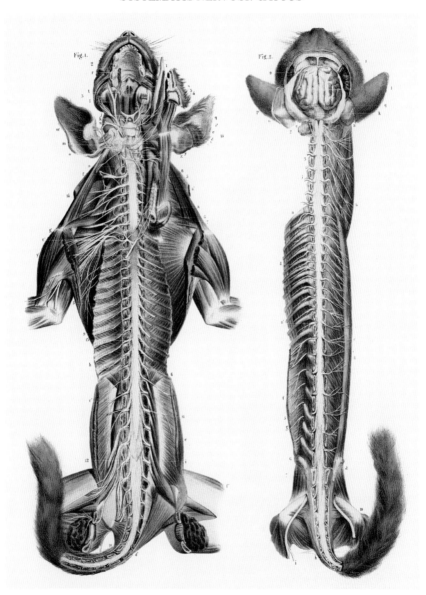

神经系统的比较解剖学：猫
Comparative anatomy of the nervous system: Cat
Anatomie comparée du système nerveux : Chat

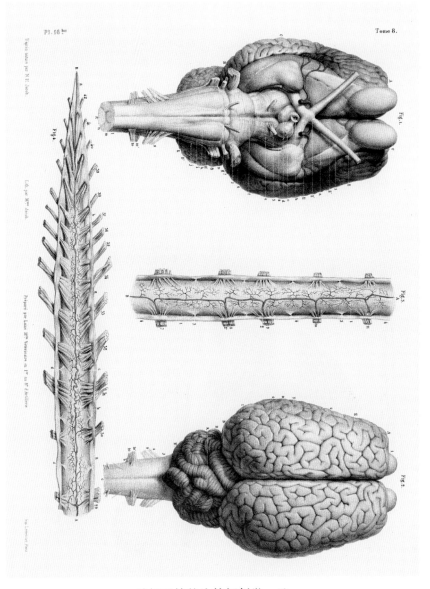

神经系统的比较解剖学：马
Comparative anatomy of the nervous system: Horse
Anatomie comparée du système nerveux : Cheval

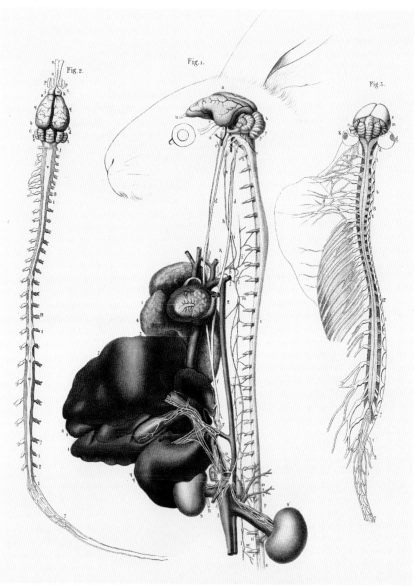

神经系统的比较解剖学：兔和松鼠
Comparative anatomy of the nervous system: Rabbit and squirrel
Anatomie comparée du système nerveux : Lapin et écureuil

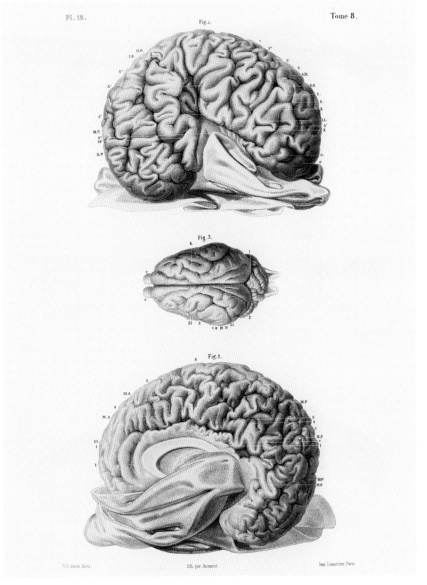

Pl. 18. Fig. 1. Tome 8.

Fig. 3.

Fig. 2.

N.H. Jacob fecit. Lith. par Aumont. Imp. Lemercier, Paris.

神经系统的比较解剖学：象和野猪
Comparative anatomy of the nervous system: Elephant and wild boar
Anatomie comparée du système nerveux : Eléphant et sanglier

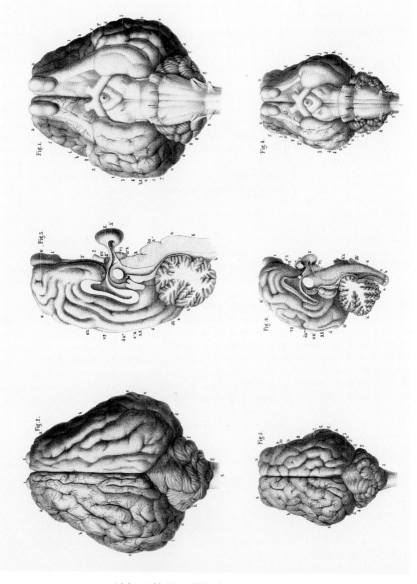

神经系统的比较解剖学：牛和羊
Comparative anatomy of the nervous system: Ox and sheep
Anatomie comparée du système nerveux : Bœuf et mouton

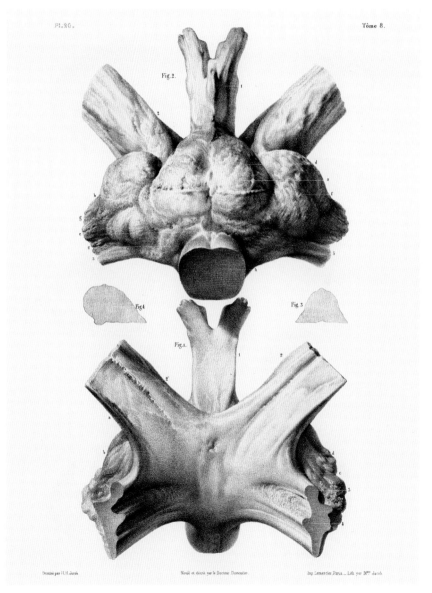

神经系统的比较解剖学：弓头鲸
Comparative anatomy of the nervous system: Bowhead whale
Anatomie comparée du système nerveux : Baleine franche

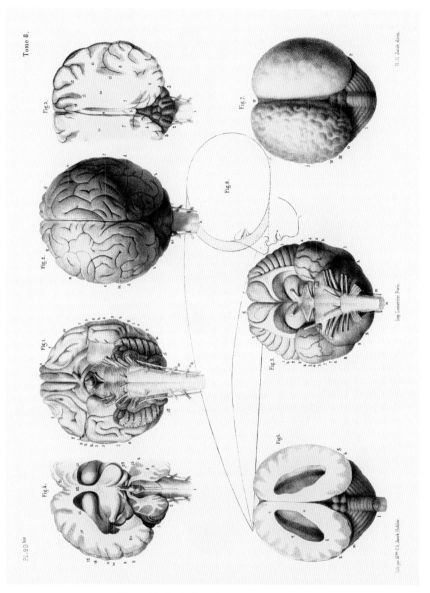

神经系统的比较解剖学：海豹和海豚
Comparative anatomy of the nervous system: Seal and Porpoise
Anatomie comparée du système nerveux : Phoque et marsouin

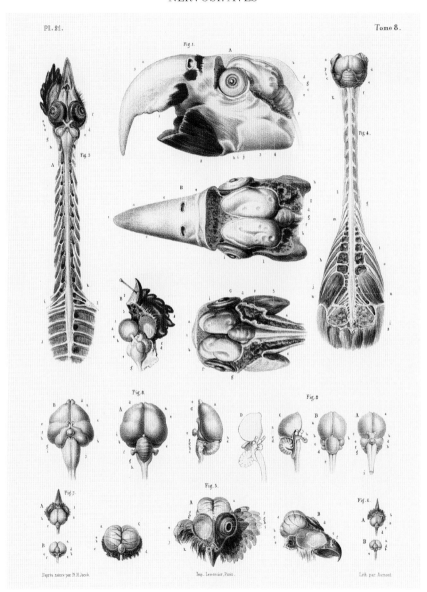

PI. 21.

Tome 8.

D'après nature par N.H.Jacob.

Imp. Lemercier, Paris.

Lith. par Aumont.

神经系统的比较解剖学：鸟类
Comparative anatomy of the nervous system: Birds

Anatomie comparée du système nerveux : Oiseaux

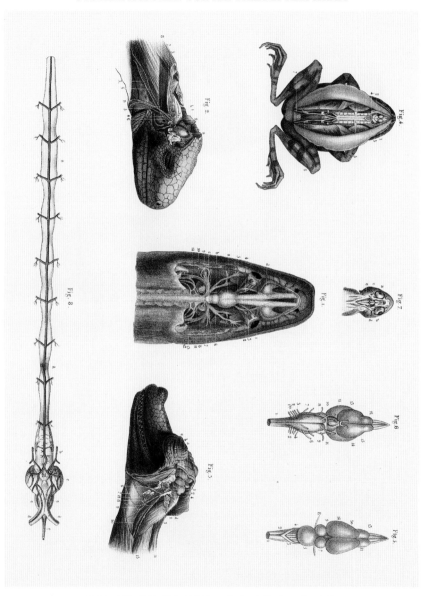

神经系统的比较解剖学：爬行动物和两栖动物
Comparative anatomy of the nervous system: Reptiles and amphibians
Anatomie comparée du système nerveux : Reptiles et amphibiens

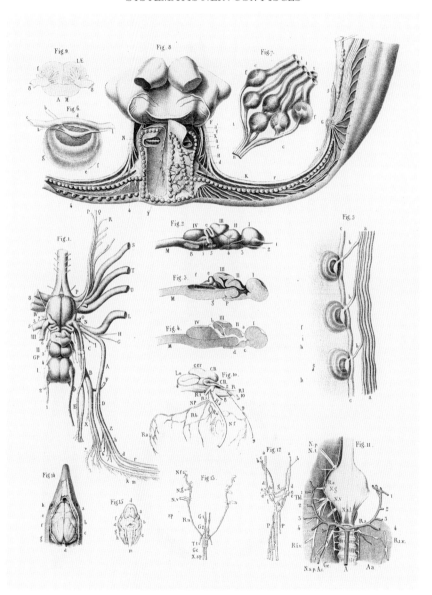

神经系统的比较解剖学：鱼类
Comparative anatomy of the nervous system: Fish
Anatomie comparée du système nerveux : Poissons

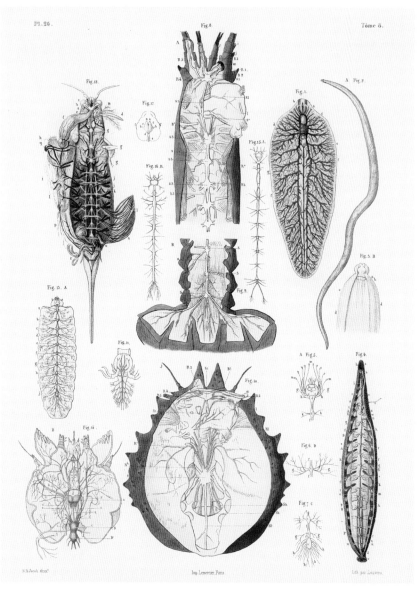

神经系统的比较解剖学：无脊椎动物

Comparative anatomy of the nervous system: Invertebrates

Anatomie comparée du système nerveux : Invertébrés

ANATOMIA COMPARATA
SYSTEMATIS NERVOSI: INVERTEBRATA

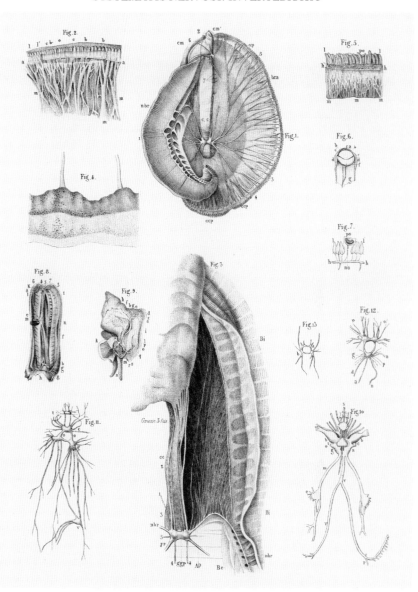

神经系统的比较解剖学：无脊椎动物
Comparative anatomy of the nervous system: Invertebrates
Anatomie comparée du système nerveux : Invertébrés

ANATOMIA MICROSCOPICA:
OSSA ET ARTICULATIONES

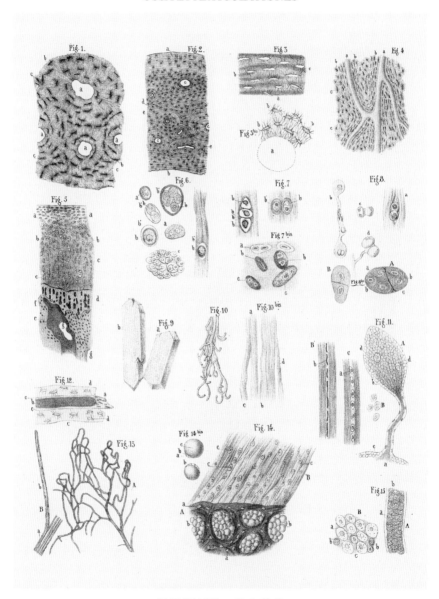

显微解剖学：骨和关节
Microscopic anatomy: Bones and joints
Anatomie microscopique : Os et articulations

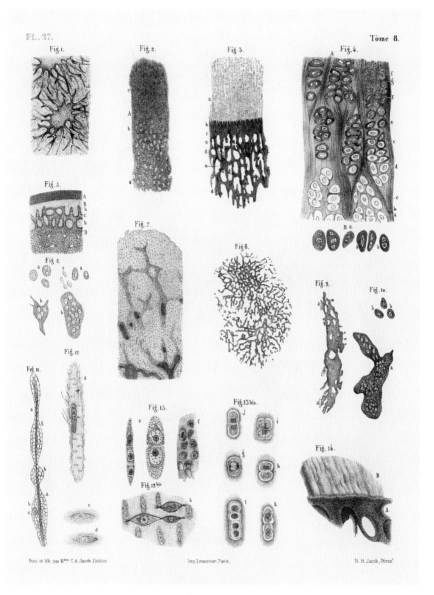

Dess. et lith. par Mme C.A. Jacob Hablier.   Imp. Lemercier, Paris.   N. H. Jacob, Dirext

显微解剖学：骨和关节
Microscopic anatomy: Bones and joints
Anatomie microscopique : Os et articulations

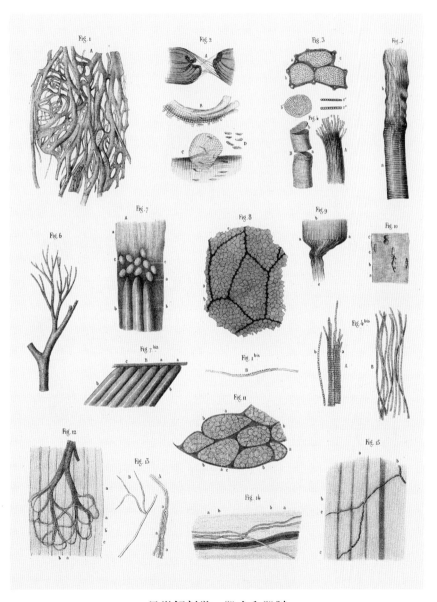

显微解剖学：肌肉和肌腱
Microscopic anatomy: Muscles and tendons
Anatomie microscopique : Muscles et tendons

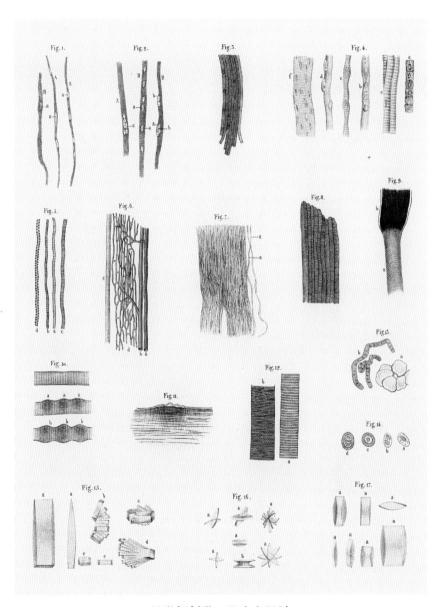

显微解剖学：肌肉和肌腱
Microscopic anatomy: Muscles and tendons
Anatomie microscopique : Muscles et tendons

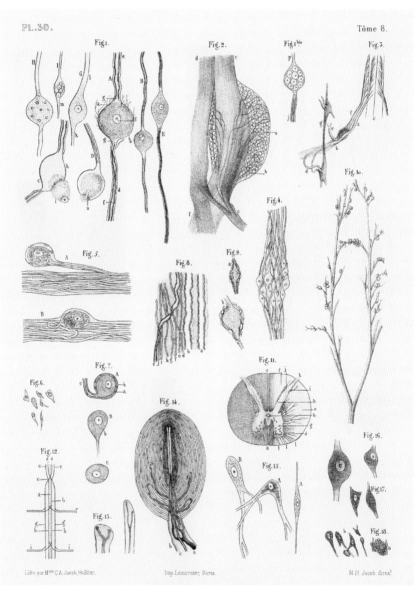

Litho par Mme C.A. Jacob, Huhter.   Imp. Lemercier, Paris.   N.H. Jacob. direx.

显微解剖学：神经系统
Microscopic anatomy: Nervous system
Anatomie microscopique : Système nerveux

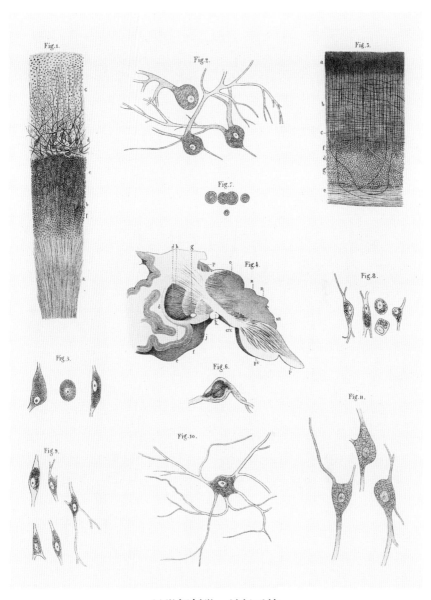

显微解剖学：神经系统
Microscopic anatomy: Nervous system
Anatomie microscopique : Système nerveux

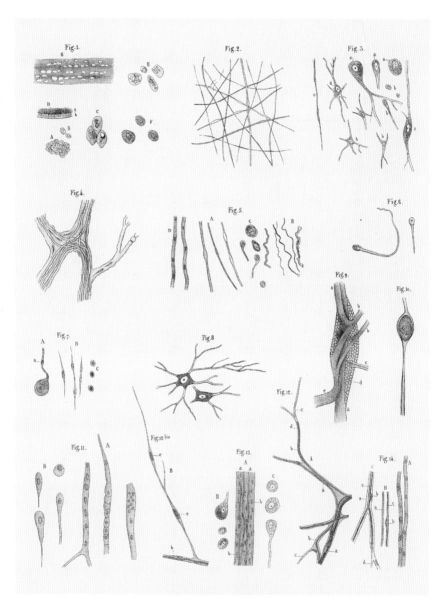

显微解剖学：神经系统
Microscopic anatomy: Nervous system
Anatomie microscopique : Système nerveux

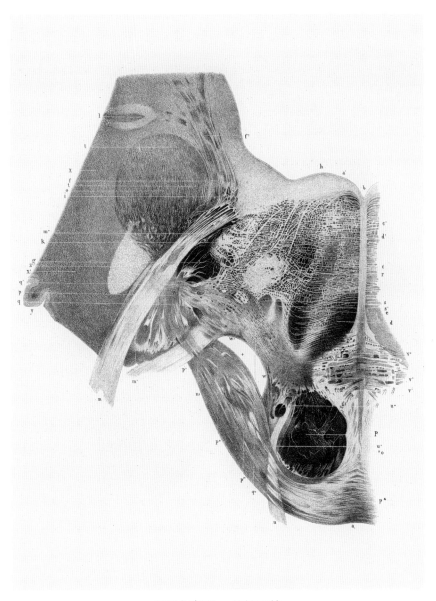

显微解剖学：神经系统
Microscopic anatomy: Nervous system
Anatomie microscopique : Système nerveux

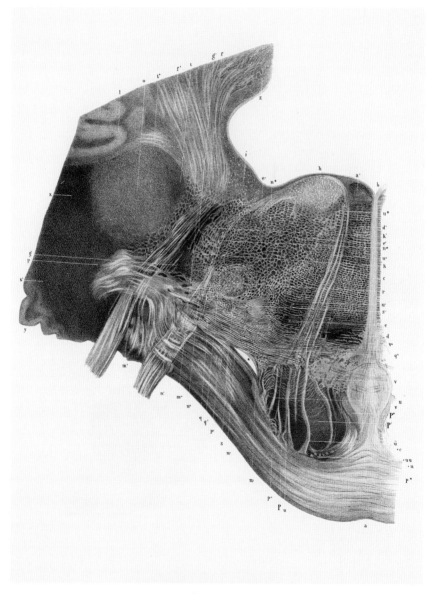

显微解剖学：神经系统
Microscopic anatomy: Nervous system
Anatomie microscopique : Système nerveux

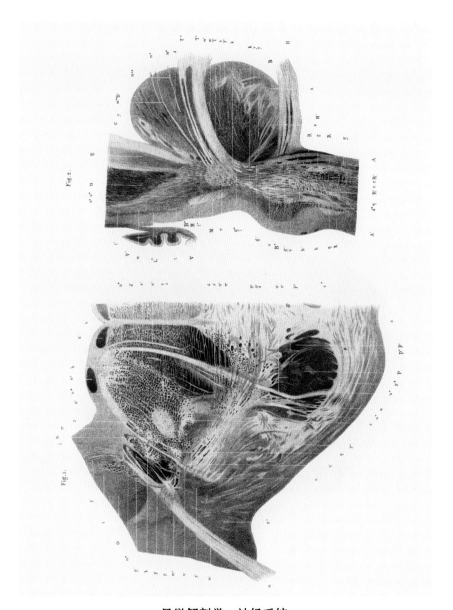

显微解剖学：神经系统
Microscopic anatomy: Nervous system
Anatomie microscopique : Système nerveux

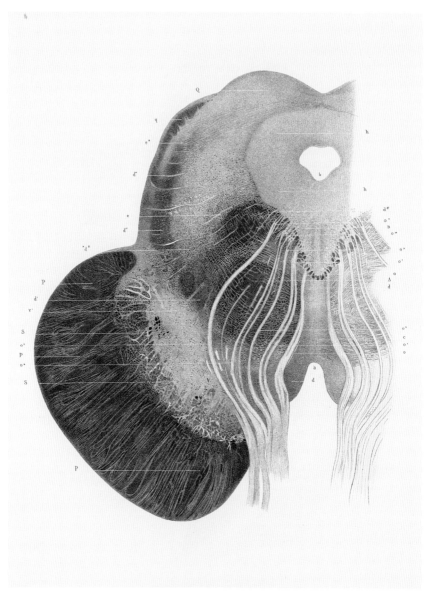

显微解剖学：神经系统
Microscopic anatomy: Nervous system
Anatomie microscopique : Système nerveux

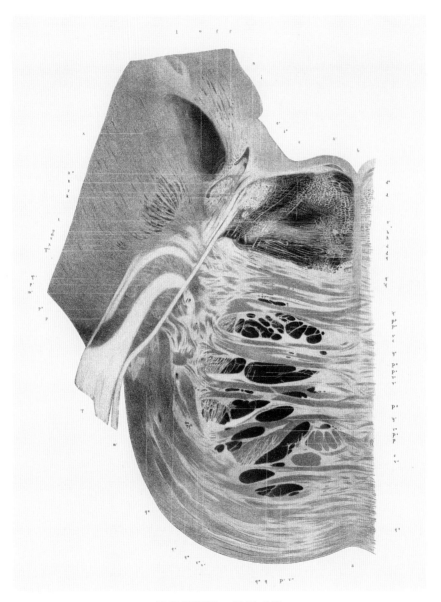

显微解剖学：神经系统
Microscopic anatomy: Nervous system
Anatomie microscopique : Système nerveux

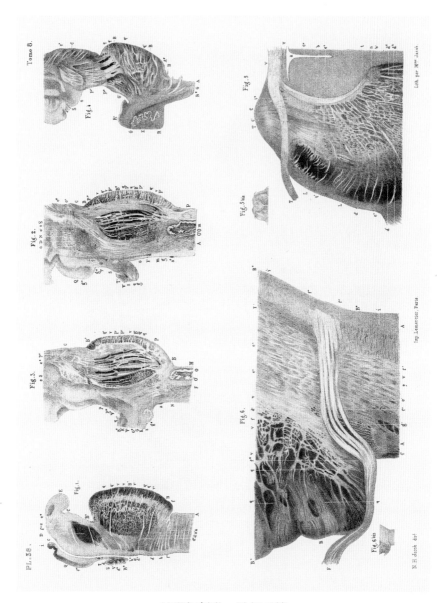

显微解剖学：神经系统
Microscopic anatomy: Nervous system
Anatomie microscopique : Système nerveux

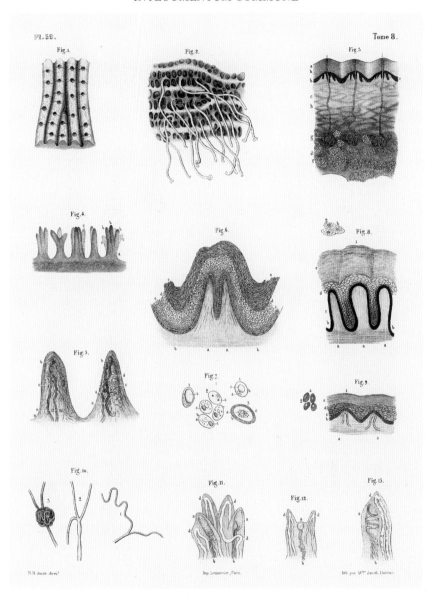

PL.39.

Tome 8.

Fig.1.

Fig.2.

Fig.3.

Fig.4.

Fig.6.

Fig.8.

Fig.5.

Fig.7.

Fig.9.

Fig.10.

Fig.11.

Fig.12.

Fig.13.

N.H.Jacob direx!

Imp.Lemercier,Paris.

lith par Mme Jacob.Hubler.

显微解剖学：皮肤及附件
Microscopic anatomy: Skin and appendages
Anatomie microscopique : Peau et phanères

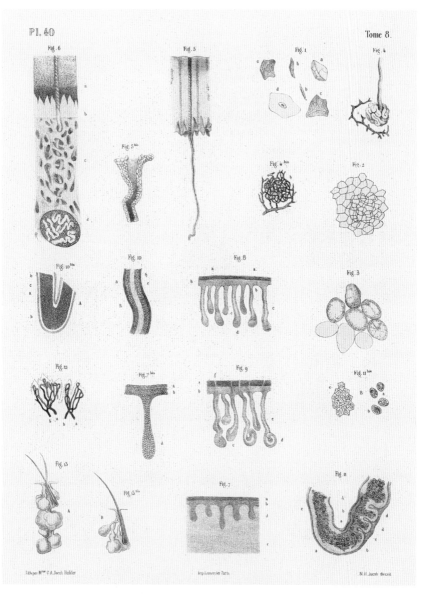

显微解剖学：皮肤及附件
Microscopic anatomy: Skin and appendages
Anatomie microscopique : Peau et phanères

ANATOMIA MICROSCOPICA:
INTEGUMENTUM COMMUNE

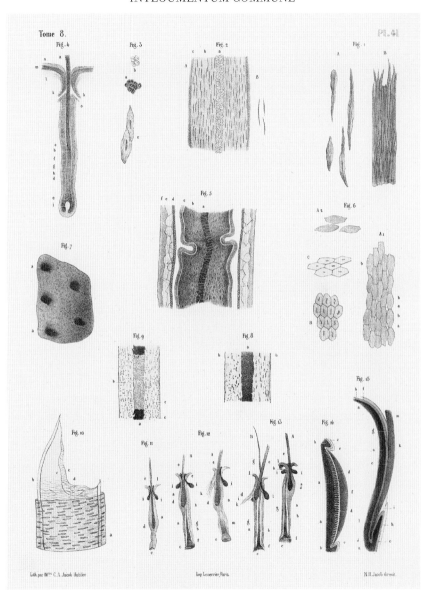

显微解剖学：皮肤及附件
Microscopic anatomy: Skin and appendages
Anatomie microscopique : Peau et phanères

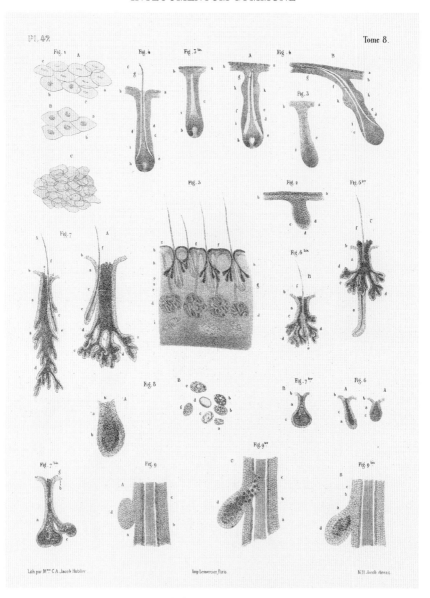

显微解剖学：皮肤及附件
Microscopic anatomy: Skin and appendages
Anatomie microscopique : Peau et phanères

784

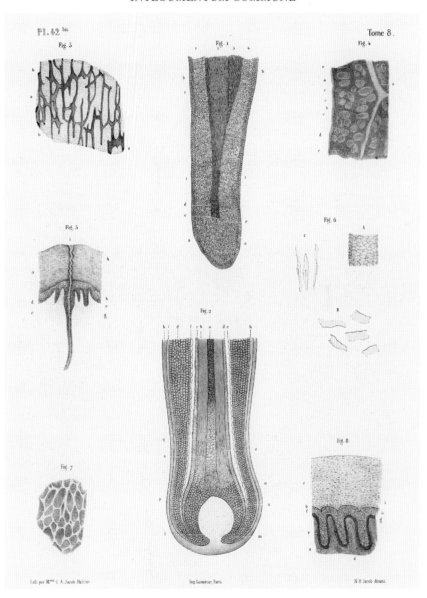

显微解剖学：皮肤及附件
Microscopic anatomy: Skin and appendages
Anatomie microscopique : Peau et phanères

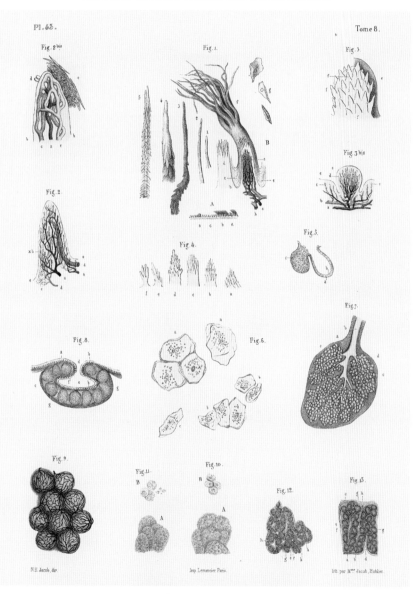

显微解剖学：口腔和唾液腺
Microscopic anatomy: Oral cavity and salivary glands
Anatomie microscopique : Cavité orale et glandes salivaires

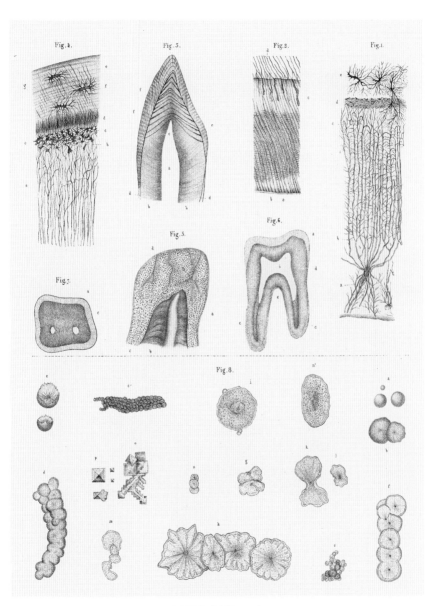

显微解剖学：牙
Microscopic anatomy: Teeth / Anatomie microscopique : Dents

ANATOMIA MICROSCOPICA: CANALIS ALIMENTARIUS

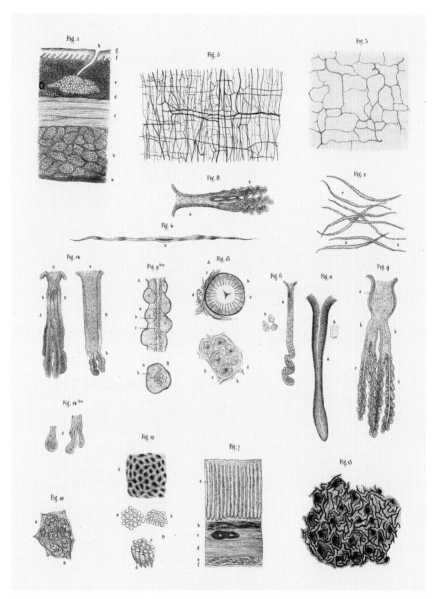

显微解剖学：消化道
Microscopic anatomy: Gastrointestinal tract
Anatomie microscopique : Tube digestif

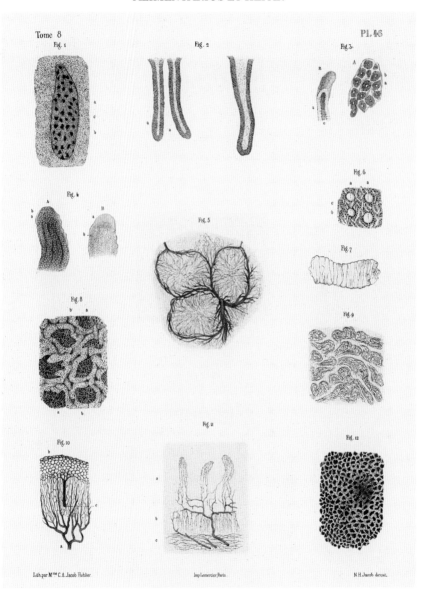

显微解剖学：消化道

Microscopic anatomy: Gastrointestinal tract

Anatomie microscopique : Tube digestif

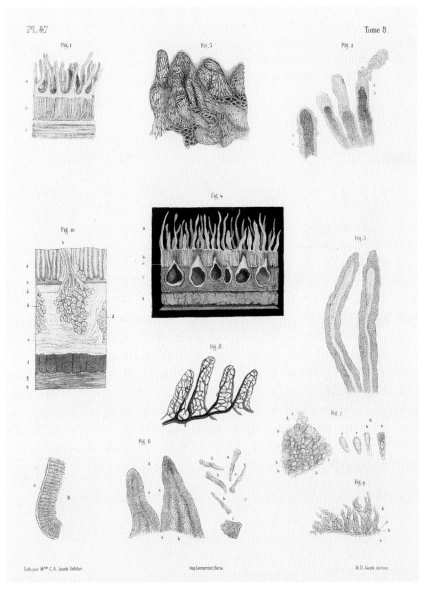

显微解剖学：消化道
Microscopic anatomy: Gastrointestinal tract
Anatomie microscopique : Tube digestif

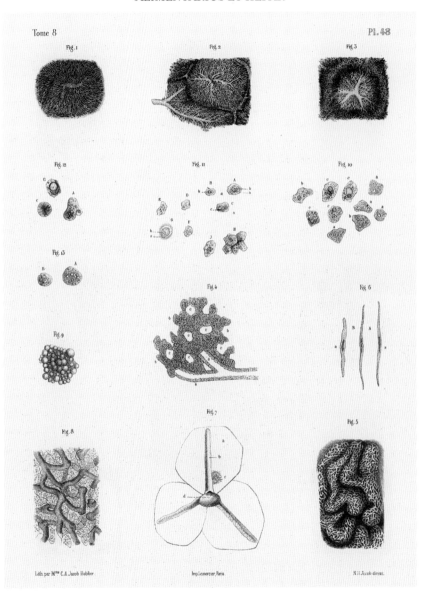

Tome 8

Pl. 48

Fig. 1

Fig. 2

Fig. 3

Fig. 12

Fig. 11

Fig. 10

Fig. 13

Fig. 9

Fig. 4

Fig. 6

Fig. 8

Fig. 7

Fig. 5

Lith. par M.me C.A. Jacob Hubber

Imp. Lemercier, Paris

N.H. Jacob direxit.

显微解剖学：肝
Microscopic anatomy: Liver / Anatomie microscopique : Foie

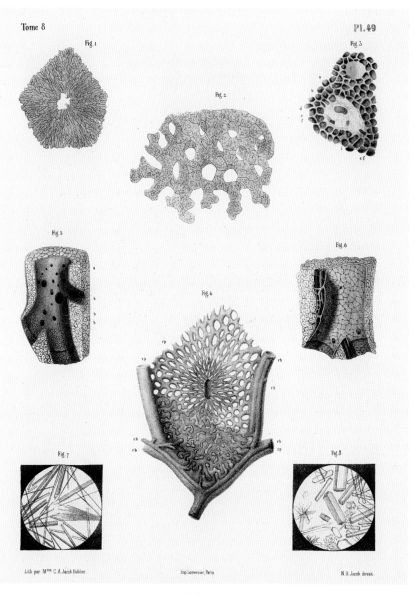

显微解剖学：肝

Microscopic anatomy: Liver / Anatomie microscopique : Foie

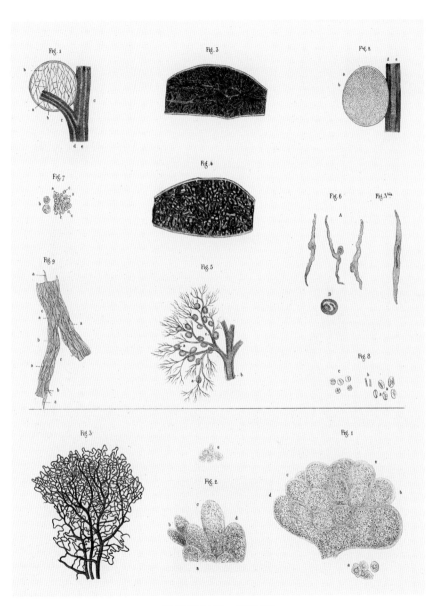

显微解剖学：脾和胰
Microscopic anatomy: Spleen and pancreas
Anatomie microscopique : Rate et pancréas

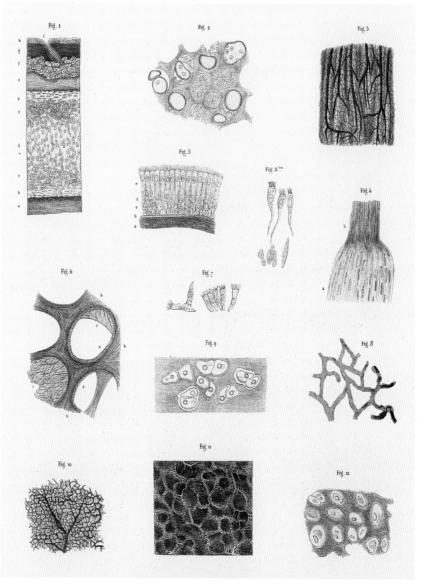

显微解剖学：呼吸道和甲状腺

Microscopic anatomy: Respiratory tract and thyroid gland

Anatomie microscopique : Appareil respiratoire et glande thyroïde

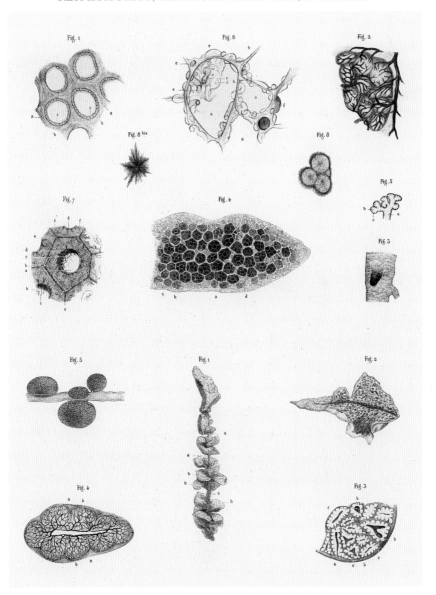

显微解剖学：呼吸道、甲状腺和胸腺
Microscopic anatomy: Respiratory tract, thyroid gland, and thymus
Anatomie microscopique : Appareil respiratoire, glande thyroïde et thymus

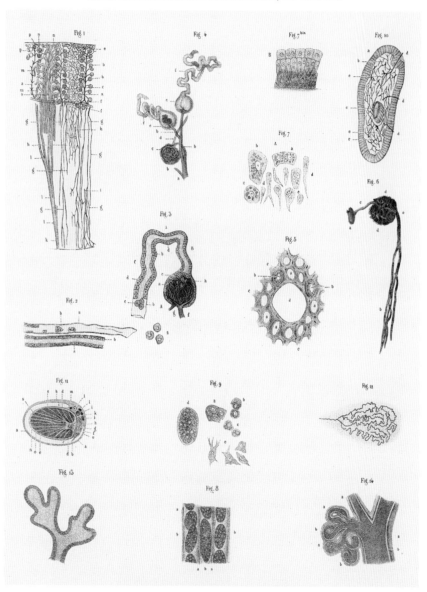

显微解剖学：肾、肾上腺和睾丸
Microscopic anatomy: Kidney, adrenal gland, and testicle
Anatomie microscopique : Rein, glande surrénale et testicule

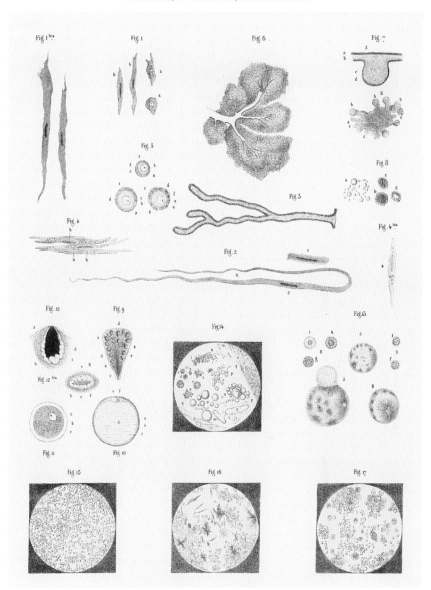

显微解剖学：子宫、卵巢和乳房
Microscopic anatomy: Uterus, ovary, and breast
Anatomie microscopique : Utérus, ovaire et sein

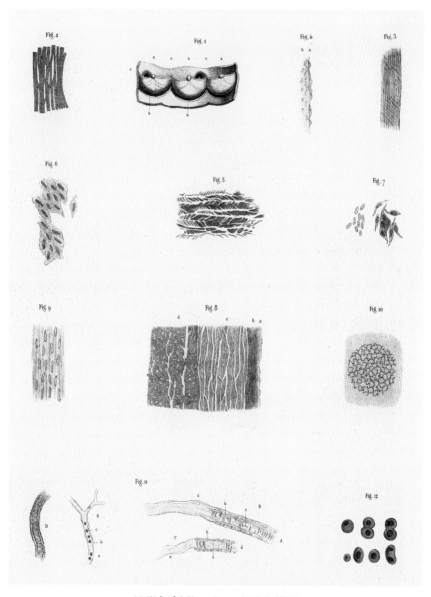

显微解剖学：心、动脉和静脉
Microscopic anatomy: Heart, arteries, and veins
Anatomie microscopique : Cœur, artères et veines

ANATOMIA MICROSCOPICA:
ARTERIAE ET VENAE

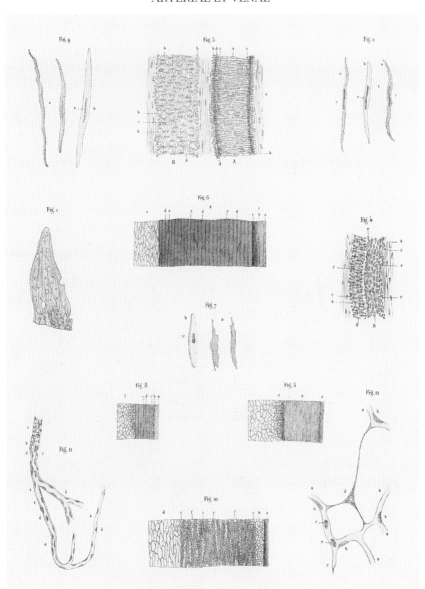

显微解剖学：动脉和静脉
Microscopic anatomy: Arteries and veins
Anatomie microscopique : Artères et veines

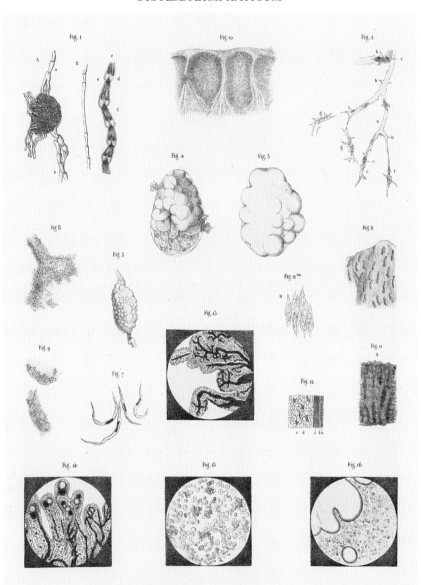

显微解剖学：淋巴系统
Microscopic anatomy: Lymphatic system
Anatomie microscopique : Système lymphatique

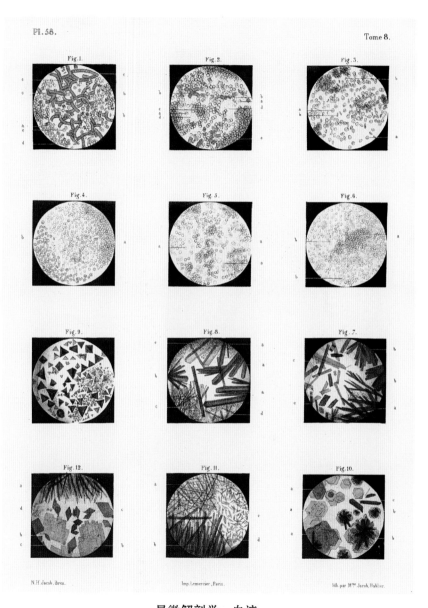

Pl. 58.

Tome 8.

Fig. 1. Fig. 2. Fig. 3.

Fig. 4. Fig. 5. Fig. 6.

Fig. 9. Fig. 8. Fig. 7.

Fig. 12. Fig. 11. Fig. 10.

N.H.Jacob.drex. Imp.Lemercier,Paris. lith.par M.me Jacob.Hublier.

显微解剖学：血液
Microscopic anatomy: Blood / Anatomie microscopique : Sang

ANATOMIA MICROSCOPICA:
OCULUS ET GLANDULA LACRIMALIS

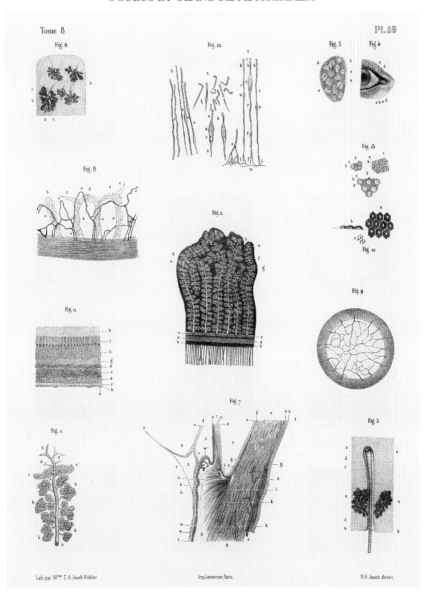

Tome 8

Pl. 59

显微解剖学：眼和泪腺
Microscopic anatomy: Eye and lacrimal gland
Anatomie microscopique : Œil et glande lacrymale

ANATOMIA MICROSCOPICA: OCULUS ET GLANDULA LACRIMALIS, AURIS INTERNA, ET CAVITAS NASI

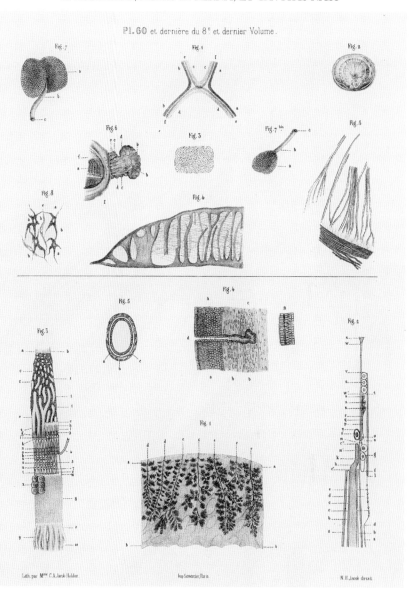

PL. 60 et dernière du 8ᵉ et dernier Volume.

显微解剖学：眼和泪腺、内耳、鼻腔
Microscopic anatomy: Eye and lacrimal gland, inner ear, and nasal cavity
Anatomie microscopique : Œil et glande lacrymale, oreille interne et cavité nasale

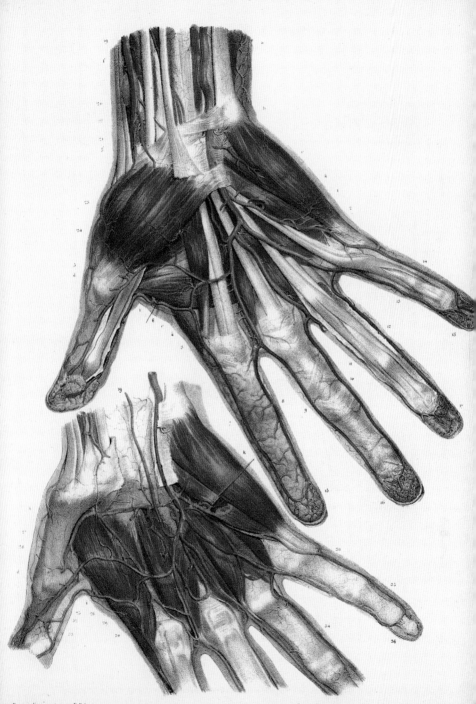

Dessiné d'après nature par N. H. Jacob.

Imprimé par

附 录

✠

索引
参考书目

INDEX
BIBLIOGRAPHY

拉丁文索引

英文索引

法文索引

PRIMARY LITERATURE
Publications of J. M. Bourgery

Quelques faits sur l'emploi des ligatures circulaires des membres dans la plupart des maladies périodiques, M. D. thesis, Paris, 1827.

Traité de petite chirurgie, Paris, ed. Rouen, 1829; 2nd French ed.: Paris, G. Baillière ed., 1835; *A treatise on lesser surgery or the minor surgical operations*, New York, 1834; *Die kleinern chirurgischen Operationen und Handgriffe, Handbuch für Wundärzte erster und zweiter Klasse*, Berlin, 1836.

Traité complet de l'anatomie de l'homme comprenant la médecine opératoire par le Docteur J. M. Bourgery avec planches lithographiées d'après nature par N. H. Jacob, Paris, C. A. Delaunay, 1831–1854 (folio, 8 vols., 2108 pp., 725 pl.); 2 nd ed. Paris, ed. L. Guérin, 1866–1871; *The whole anatomy of the human body, with its various practical applications, including a system of operative surgery, by J. M. Bourgery, …illustrated by lithographic plates drawn from nature by N. H. Jacob*, Paris, ed. C. A. Delaunay, 1833–1837.

Anatomie élémentaire en 20 planches… avec un texte explicatif à part… formant un manuel complet d'anatomie physiologique, Paris, ed. J. B. Baillière, 1834–1835; 2 nd French ed. Paris, ed. Crochard, 1836–1839; *Anfangsgründe der Anatomie in 20 Steindrucktafeln*, Leipzig, 1837.

Note sur les titres de M. Bourgery comme candidat à la chaire d'anthropologie au Muséum d'Histoire Naturelle, Paris, printed by P. Renouard, n. d.

Notice sur les titres de M. Bourgery comme candidat à l'une des deux places vacantes dans la section de médecine et de chirurgie de l'Académie des Sciences, Paris, printed by P. Renouard, 1843.

Les annexes du fœtus et leur développement, Thèse concours professeur chaire anatomie, Paris, printed by P. Renouard, 1846.

Articles:
Comptes-Rendus de l'Académie des Sciences de Paris:
"Anatomie microscopique de la rate dans l'homme et les mammifères" (1842).

"Recherches sur la structure intime des poumons dans l'homme et les mammifères" (1842, vol. 15, pp. 63–65 and 107–109).

"Rapport de la structure anatomique avec la capacité fonctionnelle des poumons dans les deux sexes et à différents âges" (1842–1843, vol. 15, pp. 590–592, and vol. 16, pp. 182–186).

"Sur les masses comparatives que présentent dans l'homme et quelques animaux mammifères les différents organes qui composent le système nerveux" (1844, vol. 19, pp. 603–607).

"Mémoire sur l'extrémité céphalique du grand sympathique dans l'homme et les animaux mammifères" (1845, vol. 20, pp. 1014–1020).

"Mémoire sur les nerfs des membranes séreuses en général" (1845, vol. 21, pp. 566–570).

"Recherche sur la structure intime de la masse musculaire et de la membrane tégumentaire de la langue dans l'homme et les mammifères" (1847, vol. 24, pp. 154–158).

"Mémoire sur le système capillaire circulatoire dit intermédiaire des artères aux veines" and "Deuxième mémoire sur l'appareil capillaire circulatoire" (1848, vol. 27, pp. 261–264 and 378–380).

Gazette Médicale de Paris:
"Mémoire sur la coordination générale et la structure intime de l'appareil nerveux de la langue dans l'homme et les mammifères" (1848).

Illustrations for books, memoirs and articles by N. H. Jacob:

SENEFELDER A., *L'art de la lithographie*, Paris, 1819; frontispiece: *Le génie de la lithographie à la gloire d'A. Senefelder*, and 2 pl.: *Portrait d'Aloys Senefelder*, and *Tête d'amazone*.

BLANDIN P. F., *Traité d'anatomie topographique des régions du corps humain considéré spécialement dans ses rapports avec la chirurgie & la médecine opératoire*, Paris, 1826; 12 pl. lithographed by N. H. Jacob.

GIRARD J., *Traité des hernies inguinales dans le cheval et autres monodac-*tyles, Paris, 1827; 7 pl. lithographed by N. H. Jacob.

BOURGERY J. B., *Traité complet de l'anatomie de l'homme…* see publication of J. M. Bourgery.

BOURGERY J. B., *Anatomie élémentaire en 20 planches…* see publication of J. M. Bourgery.

DUPUYTREN G., *Mémoire sur une manière nouvelle de pratiquer l'opération de la pierre*, Paris, 1836; 10 pl. drawn by N. H. Jacob and lithographed by Langlumé.

DOMEYKO I., "Mémoire sur les fossiles secondaires recueillis dans le Chili", *Mémoires de la Société Géologique de France*, 1851, 2nd series, vol. 4; 8 pl. (86 figs.) by N. H. Jacob.

Bulletin de la Société Géologique de France (1855–1857).

SECONDARY LITERATURE
General biographical dictionaries

BELLIER de la CHAVIGNERIE E. & L. AUVRAY, *Dictionnaire général des artistes de l'école française depuis l'origine des arts du dessin jusqu'à nos jours*, Paris, 1882.

BENEZIT E., *Dictionnaire critique et documentaire des peintres, sculpteurs, dessinateurs et graveurs de tous les temps et de tous les pays*. Nouvelle édition, 14 vols., Paris, 1999.

BERALDI H., *Les graveurs du XIXᵉ siècle*, Paris, 1885–1892.

Dictionnaire de biographie française, (Eds. J. Balteau & M. Prévost), 19 vols. (A–L), Paris, 1933–2001.

Dictionnaire encyclopédique des sciences médicales (Ed. A. Dechambre), 100 vols., Paris, 1869–1889.

Dictionnaire Napoléon, (Ed. J. Tulard), Paris, 1987.

DUGNAT G. & P. SANCHEZ, *Dictionnaire des graveurs, illustrateurs et affichistes français et étrangers (1673–1950)*, 5 vols., Dijon, 2001.

GABET C., *Dictionnaire des artistes de l'École française au XIXᵉ siècle*, Paris, 1831.

HIRSCH A., E. GURLT & A. WERNICH, *Biographisches Lexikon der hervorragenden Aerzte aller Zeiten und Völker*, 6 vols., 3ʳᵈ ed., 1962.

HUGUET F., *Les professeurs de la faculté de médecine de Paris. Dictionnaire*

biographique 1794–1939, Paris, 1991.
LAROUSSE P., Grand dictionnaire universel du XIXᵉ siècle, Paris, 1866–1876.
MANUILA A., L. MANUILA, M. NICOLE & H. LAMBERT, Dictionnaire français de médecine et de biologie, 4 vols., Paris, 1970–1975.
NAGLER G. K., Neues allgemeines Künstler-Lexikon, 25 vols., 1835–1852.
Nouvelle biographie universelle publiée par MM. Firmin Didot Fr., (Ed. Dr Hoefer), Paris, 1853.
OLRY R., Dictionary of anatomical eponyms, Stuttgart, 1995.
Répertoire biographique des membres de l'Académie des Sciences (Institut de France), Paris, 1989.
SACHAILE de la BARRE C., Les médecins de Paris jugés par leurs œuvres, Paris, 1845.
SAUR K. G., Allgemeines Künstler-Lexikon. Die Bildenden Künstler aller Zeiten und Völker, 43 vols. (A–F), Munich, Leipzig, 1992–2004.

J. M. Bourgery, N. H. Jacob, C. Bernard

BERNARDY F. de, Eugène de Beauharnais 1781–1824, Paris, 1973.
DELECLUZE E. J., "Des travaux anatomiques de M. le Docteur Bourgery", Revue de Paris, 17, 1840, pp. 208–222.
DELHOUME L., P. HUARD & J. THEODORIDES, "Un cahier de notes inédites de Jean Marc Bourgery", Histoire des Sciences Médicales, (special no.), 1959, pp. 103–114.
Eugène de Beauharnais, honneur & fidélité, (ed. A. Pillepich), Paris, 1999.
GRMEK M., Catalogue des manuscrits de Claude Bernard avec la bibliographie de ses travaux imprimés et des études sur son œuvre, Paris, 1967.
– Claude Bernard et la méthode expérimentale, Geneva, 1973 (and Paris, 1991).
HILDENBRAND R., "Bourgery und Jacob, Hirschfeld und Léveillé – über Meisterwerke der anatomischen Ikonographie zur Blütezeit der Lithographie", Anatomischer Anzeiger, 158, 1985, pp. 363–372.
HUBERT N. & A. POUGETOUX, Châteaux de Malmaison et de Bois-Préau, Musées napoléoniens de l'Ile d'Aix et de la maison Bonaparte à Ajaccio: catalogue sommaire illustré des peintures et dessins, Paris, 1989, p. 97.

LEGRAND N., "Les dessins originaux de N. H. Jacob ayant servi à lithographier les planches du 'Traité complet de l'anatomie de l'homme' par Bourgery et Jacob. Autres dessins. Portrait inédit de l'impératrice Joséphine", Bulletin de la Société Française d'Histoire de la Médecine, 1909, pp. 1–14.
Nineteenth century French drawings, (ed. Hazlitt, Gooden, & Fox), London, 1984.
OLMSTED J. M. D. & E. H. OLMSTED, Claude Bernard and the Experimental Method in Medicine, London, 1952.
OMAN C., Napoleon's Viceroy Eugène de Beauharnais, London, 1966.
PROCHIANTZ A., Claude Bernard. La révolution physiologique, Paris, 1990.
SCHILLER J., Claude Bernard et les problèmes scientifiques de son temps, Paris, 1967.
TISSERON L. & de QUINCY, "Notice sur M. le Docteur Bourgery", Archives des hommes du jour, April 1846.

History of Anatomy

Anatomie de la couleur: l'invention de l'estampe en couleurs, (ed. F. Rodari), Paris, Lausanne, 1996.
BINET J. L., Dessins et traités d'anatomie, Paris, 1980.
BRIDSON G. D. R. & J. J. WHITE, Plant, animal and anatomical illustrations in art and science: a bibliographical guide from the 16th century to the present day, Winchester, 1990.
CABANIS A., V. DELMAS, M. T. IBA ZIZEN, J. P. LASSAU & R. SABAN, "Le musée Delmas-Orfila-Rouvière", Les musées de médecine. Histoire, patrimoine et grandes figures de la médecine en France, Toulouse, 1999, pp. 105–111.
CAZORT M., M. KORNELL & K. B. ROBERTS., The ingenious machine of nature: four centuries of art and anatomy, Ottawa, 1996.
CHOULANT L., Geschichte und Bibliographie der anatomischen Abbildungen nach ihrer Beziehung aus anatomischer Wissenschaft und bildender Kunst, Leipzig, 1852 (2ⁿᵈ ed., 1945); History and bibliography of anatomic illustration and its relation to anatomic science and the graphic arts, Chicago, 1920 (2ⁿᵈ ed., New York, 1962).
CLARKE E. & K. DEWHURST, An illustra-

ted history of brain function, Oxford, 1972 (Histoire illustrée de la fonction cérébrale, Paris, 1975).
CLOQUET G., Jules Cloquet. Sa vie, ses œuvres, Paris, 1910.
CORDIER G., Paris et les anatomistes au cours de l'histoire, Paris, 1955.
Colloque "J. B. Baillière et Fils, éditeurs de livres médicaux et scientifiques", (Ed. D. Gourevitch), Paris, 29 January 2005, in press.
CONAN P., C. REGNIER & M. ROUX-DESSARPS, "A propos de l'exposition: Une grande maison d'édition médicale française: J. B. Baillière et fils", Histoire des Sciences Médicales, 37, 2003, pp. 407–414.
Corps à vif. Art et anatomie, (Ed. D. Petherbridge, C. Ritschard & A. Carlino), Geneva, 1998.
HAHN A. & P. DUMAITRE, Histoire de la médecine et du livre médical à la lumière des collections de la Bibliothèque de la Faculté de Médecine de Paris, Paris, 1962.
HERRLINGER R., "Das erste lithographisch illustrierte Lehrbuch der Anatomie", Sudhoffs Archiv, 47, 1963, pp. 224–226.
HILDENBRAND R., "Bourgery und Jacob, Hirschfeld und Léveillé – über Meisterwerke der anatomischen Ikonographie zur Blütezeit der Lithographie", Anatomischer Anzeiger, 158, 1985, pp. 363–372.
HOUEL M., Catalogue du musée Orfila, Paris, 1881.
LE MINOR J. M., "Les 'Nouveaux Éléments d'Anatomie Descriptive' de H. Beaunis et A. Bouchard (1868)", Histoire des Sciences Médicales, 29, 1995, pp. 165–174.
– "L'artiste strasbourgeois Émile Schweitzer (1837–1903) et l'illustration anatomique et médicale", Cahiers Alsaciens d'Archéologie, d'Art et d'Histoire, 45, 2002, pp. 141–149.
LEMIRE M., Artistes et mortels, Paris, 1990.
L'âme au corps: arts et sciences 1793–1993, (Ed. J. Clair), Paris, 1993.
L'illustration anatomique de la Renaissance au siècle des Lumières, (Ed. D. de Montmollin), Neuchâtel, 1998.
MAYOR A. H., Artists and anatomists, New York, 1984.
Musées Delmas-Orfila-Rouvière, (Sur-

gical and Radiologic Anatomy, 17, suppl. 1), 1995.

PARIENTE L., "La vie et l'œuvre de Jules Germain Cloquet", Manuel d'anatomie descriptive du corps humain, nouvelle édition en cinq volumes avec les reproductions des 340 planches lithographiées de l'originale, Paris, 1998, pp. 11–70.

PUTSCHER M., Geschichte der medizinischen Abbildung von 1600 bis zur Gegenwart, Munich, 1972.

RAILLET A. & L. MOULE, Histoire de l'École d'Alfort, Paris, 1908.

REGNIER C., "Jean-Baptiste Baillière (1797–1885), l'éditeur visionnaire qui diffusa la médecine française à travers le monde", Medicographia, 27, 2005, pp. 1–10.

ROBERTS K. B. & J. D. W. TOMLINSON, The fabric of the body. European traditions of anatomical illustration, Oxford, 1992.

SOUSA J. de, "La lithographie dans l'illustration d'anatomie", Art & Métiers du Livre, no. 201, Janvier–Février 1977, pp. 19–23.

VENE M., Ecorchés. L'exploration du corps XIVe–XVIIIe siècle, Paris, 2001.

WEGNER R. N., Das Anatomenbildnis. Seine Entwicklung im Zusammenhang mit der anatomischen Abbildung, Basel, 1939.

WOLF-HEIDEGGER G. & A. M. CETTO, Die anatomische Sektion in bildlicher Darstellung, Basel, 1967.

History of Lithography

ADHEMAR J., L'estampe française: la lithographie en France au XIXe siècle, Paris, 1944.

La France romantique. Les lithographies de paysage au XIXe siècle, Paris, 1997.

BEGUIN A., Dictionnaire technique de l'estampe, Paris, 1998.

BLAND D., A history of book illustration, London, 1958.

BOUCHOT H., La lithographie, Paris, 1895.

BREGEAUT L., Manuel complet théorique et pratique du dessinateur et de l'imprimeur lithographe, Paris, 1927.

BURCH R. M., Colour printing and colour printers, London, 1910.

DELMAS B., "Lithographie et lithographes à Paris dans la première moitié du XIXe siècle", Le livre et l'historien, Geneva, 1997, pp. 723–742.

ENGELMANN G., Manuel du dessinateur-lithographe, Paris, 1822.

– Rapport sur la chromolithographie, nouveau procédé produisant des lithographies coloriées, Mulhouse, 1837.

– Traité théorique et pratique de la lithographie, Mulhouse, 1835–1840.

GRÄFF W., Die Einführung der Lithographie in Frankreich: eine kunstgeschichtliche Untersuchung, Heidelberg, 1906.

HULLMANDEL G., The art of drawing on stone, London, 1824 (2nd ed., 1833; 3rd ed., 1835).

LANG L. & J. E. BERSIER, La lithographie en France, 3 vols., Mulhouse, 1946–1952.

LARAN J., J. ADHEMAR & J. PRINET, L'estampe, 2 vols., Paris, 1959.

LEMERCIER A., La lithographie française de 1796 à 1896 et les arts qui s'y rattachent s'adressant aux artistes et aux imprimeurs, Paris, 1896–1898.

LIEURE J., La lithographie artistique et ses diverses techniques, Paris, 1939.

MELOT M., "Le texte et l'image", Histoire de l'édition française. 3. Le temps des éditeurs. Du romantisme à la Belle Epoque, (Ed. H. J. Martin & R. Chartier Paris, 1985, pp. 287–311.

SENEFELDER A., Vollständiges Lehrbuch der Steindruckerei, Munich, 1818 (L'art de la lithographie, Paris, 1819; new ed., Paris, 1974).

SHARP R., The development of chromolithography in the nineteenth century: a brief history of lithography & its association with colour in Germany, France & England over a hundred years, Manchester, 1962.

SOUSA J. de, La mémoire lithographique, 200 ans d'images, Paris, 1998.

TWYMAN M., Lithography 1800–1850, London, 1970.

WAGNER C., Die Geschichte der Lithographie, Leipzig, 1914.

WEBER W., Saxa loquuntur, Steine reden. Geschichte der Lithographie, Heidelberg, Berlin, 1961 (A history of lithography, London, 1966; Histoire de la lithographie, Paris, 1967).

WINKLER R. A., Die Frühzeit der deutschen Lithographie. Katalog der Bilddrucke von 1796–1821, Munich, 1975.

致谢

本版《图谱》的蓝本是伦敦的西蒙·芬奇先生所收藏的一部复本，并在他的慷慨准许下得以付梓。

原始卷本由哥廷根国家和大学图书馆数字化中心进行了数字化，在此，感谢GDZ马丁·利贝特鲁斯先生的支持。特别鸣谢弗兰克·比尔曼恩医生，他通读并校对了法语手稿、英语和德语翻译以及全书校样，并为每个图版拉丁文名称的拟定提供了帮助。感谢马提亚·罗扎克医生、尼古拉斯·格莱博医生和赫尔夫·施洛特贝克医生，他们也参与了图版拉丁文名称的拟定，谢谢他们的大力支持；感谢路易斯·施莱夫利先生对图版的拉丁文名称进行了通读和校对。此外，也向巴黎奥赛博物馆馆长M.奥利维尔·加贝，迈特累·菲利普·普朗特德，弗朗索瓦·罗兰，尤里安·沃尔夫医生，以及佩特拉·拉默-舒策医生致以感谢。

作者简介

本书的导读部分由两位作者共同执笔。让-玛丽·勒米诺自1990年起担任斯特拉斯堡大学解剖学教授，也是斯特拉斯堡大学医院的放射科医生，法国国家外科科学院成员（2012年起），法国国家医学科学院奖得主（2003年）和法国艺术与文学勋章（法国文化部）评审。曾著多部解剖学与史学书籍，发表多篇科学、史学等论文。

亨利·西克曾任斯特拉斯堡大学解剖学教授（1972—2003年），解剖研究所主任（1994—2003年），也是法国艺术与文学勋章（法国文化部）评审，曾撰写断层解剖学著作多部、科学论文多篇。

This edition of J. M. Bourgery's and N. H. Jacob's *Traité* is based on a copy once in the possession of Simon Finch in London and was made possible by the kind permission of the owner.

The original volumes were digitally reproduced by the Digitalisierungs-Zentrum der Staats- und Universitätsbibliothek Göttingen. We wish to thank Martin Liebetruth of GDZ for their kind support. The authors wish to thank in particular Dr Franck Billmann for his reading and corrections of the French manuscript, the English and German translations and the proofs of the work, as well as for his help in composing the Latin titles for the plates. The authors also thank Dr Matthias Rozak, Dr Nicolas Greib and Dr Hervé Schlotterbeck for helping with the composition of the Latin titles for the plates and for their much appreciated support, and Mr Louis Schlaefli, for the reading and the correction of the Latin titles of the work. The authors also thank M. Olivier Gabet, curator at the Musée d'Orsay in Paris, Maître Philippe Plantade, François Rollin, Dr Julien Wolff, and finally Dr. Petra Lamers-Schütze.

ABOUT THE AUTHORS

Jean-Marie Le Minor has been professor of anatomy at the University of Strasburg since 1990, radiologist at the University Hospital in Strasburg, member of the French National Academy of Surgery since 2012, laureate of the French National Academy of Medicine (2003), and officer of the Ordre des Arts et des Lettres (French Ministry of Culture). He is the author of several anatomy and history books and numerous scientific and historical articles.

Henri Sick was professor of anatomy at the University of Strasbourg from 1972 to 2003 and director of the Institute of Anatomy from 1994 to 2003. He is an officer of the Ordre des Palmes Académiques (French Ministry of Education) and the author of several books on sectional anatomy, as well as numerous scientific articles.

La présente édition du *Traité* de J. M. Bourgery et N. H. Jacob a été réalisée à partir de l'exemplaire déjà en possession de Simon Finch à Londres et n'aurait pu voir le jour sans l'aimable autorisation de son propriétaire que nous remercions chaleureusement. La numérisation des volumes de l'édition originale a été réalisée par le DigitalisierungsZentrum de la Bibliothèque Universitaire de Göttingen. Nous adressons nos remerciements à M. Martin Liebetruth, du Centre de numérisation.

Les auteurs souhaitent remercier en premier lieu le Dr Franck Billmann pour sa relecture et ses corrections du manuscrit français, des traductions anglaises et allemandes et des épreuves de l'ouvrage, ainsi que pour son aide dans la rédaction de titres latins des planches. Les auteurs remercient également le Dr Matthias Rozak, le Dr Nicolas Greib, et le Dr Hervé Schlotterbeck pour leur aide dans la rédaction des titres latins des planches et leur soutien apprécié, et M. Louis Schlaefli, pour la relecture et la correction des titres latins de l'ouvrage. Les auteurs remercient enfin M. Olivier Gabet, Conservateur au Musée d'Orsay à Paris, Maître Philippe Plantade, M. François Rollin, le Dr Julien Wolff, et enfin Mme le Dr Petra Lamers-Schütze.

À PROPOS DES AUTEURS

Jean-Marie Le Minor est professeur d'anatomie à l'Université de Strasbourg depuis 1990, radiologue aux Hôpitaux universitaires de Strasbourg, membre de l'Académie Nationale de Chirurgie depuis 2012, lauréat de l'Académie Nationale de Médecine (Paris, 2003) et officier de l'Ordre des Arts et des Lettres (Ministère de la Culture). Il est l'auteur de plusieurs ouvrages d'anatomie et d'histoire et de nombreux articles scientifiques et historiques.

Henri Sick a été professeur d'anatomie à l'Université de Strasbourg de 1972 à 2003 et directeur de l'Institut d'Anatomie de 1994 à 2003. Officier de l'Ordre des Palmes Académiques (Ministère de l'Éducation Nationale), il a publié plusieurs ouvrages sur l'anatomie sectionnelle ainsi que de nombreux articles scientifiques.

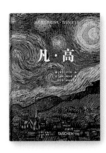

[德] 英戈·沃尔特 编
[德] 瑞纳·梅茨格 著
赵宏伟 姚珊珊 译

全面描述画界奇才的一生，完整收录并赏析凡·高的871幅画作。

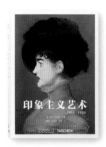

[德] 英戈·沃尔特 编著
王绍祥 梁丽娥 黄珊 译

难得一见的印象派艺术史，全面介绍印象派各个阶段的伟大艺术家及其画作。

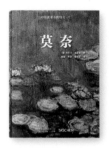

[德] 丹尼尔·文登森 著
杨璇 鲁妍 何丹萍 译

印象派画作权威研究者的解读之作，记录莫奈生平及其画作特点，深度解读印象派。

图书馆系列
TASCHEN

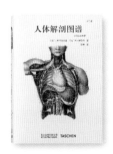

[法] J.M.布尔热里 著
[法] N.H.雅各布
徐坤 译

著名画家依据真人比例手绘的近800幅彩色图谱，为读者带来生动而震撼的视觉体验。

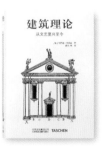

[德] 伯恩德·艾弗森 等 著
唐韵 等 译

记录了从文艺复兴时期至今最重要的建筑论，并生动剖析每种理论的源头及其发展背景。

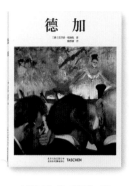

[德] 贝尔德·格洛维 著
姚珊珊 译

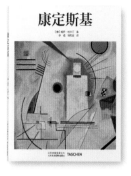

[德] 哈乔·杜汐汀 著
李瑶 刘希言 译

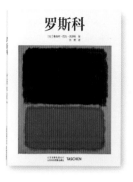

[以] 雅各布·巴力·天舒维 著
光野 译

基础艺术2.0系列
TASCHEN

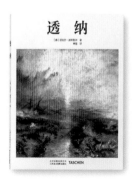

[德] 迈克尔·波科默尔 著
单慧 译

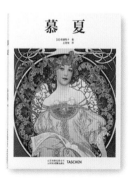

[日] 佐藤智子 著
王语微 译

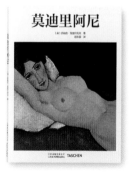

[英] 多丽丝·克里什托夫 著
赵东蕾 译

There are more titles in English language available.

版权信息

Photos in the introduction by Mathieu
Bertola, Strassbourg

© 2018 TASCHEN GmbH
Hohenzollernring 53, D-50672 Köln
www.taschen.com

Original edition: © 2005 TASCHEN GmbH
Project management:
Petra Lamers-Schütze, Cologne
Scientific editing: Nikolaus Hildebrand
and Karin Opeker, Freiburg i. Br.
Co-editing: Brigitte Beier, Hamburg
English translation:
Annegret Dahlmann, Cambridge
Design: Sense/Net Art Direction, Andy
Disl and Birgit Eichwede, Cologne. www.
sense-net.de
Production: Horst Neuzner, Cologne

图书在版编目（CIP）数据

人体解剖图谱：汉英法拉对照 ／（法）J.M.布尔热里，（法）N.H.雅各布著 ；徐坤译. — 北京 ：北京美术摄影出版社，2018.6
书名原文：Altas of Human Anatomy
ISBN 978-7-5592-0009-9

Ⅰ．①人… Ⅱ．①J… ②N… ③徐… Ⅲ．①人体解剖学—图谱 Ⅳ．① R322-64

中国版本图书馆CIP数据核字（2017）第065996号

北京市版权局著作权合同登记号：01-2017-1546

责任编辑：王丽婧

助理编辑：康　晨

责任印制：彭军芳

人体解剖图谱
汉英法拉对照
RENTI JIEPOU TUPU

[法] J.M.布尔热里　　[法] N.H.雅各布　著

徐坤　译

出　版	北京出版集团公司
	北京美术摄影出版社
地　址	北京北三环中路6号
邮　编	100120
网　址	WWW.BPH.COM.CN
总发行	北京出版集团公司
发　行	京版北美（北京）文化艺术传媒有限公司
经　销	新华书店
印　刷	广东省博罗园洲勤达印务有限公司
版印次	2018年6月第1版　第1次印刷
开　本	635毫米×819毫米 1/32
印　张	26
字　数	80千字
书　号	ISBN 978-7-5592-0009-9
定　价	198.00元

如有印装质量问题，由本社负责调换
质量监督电话　010-58572393

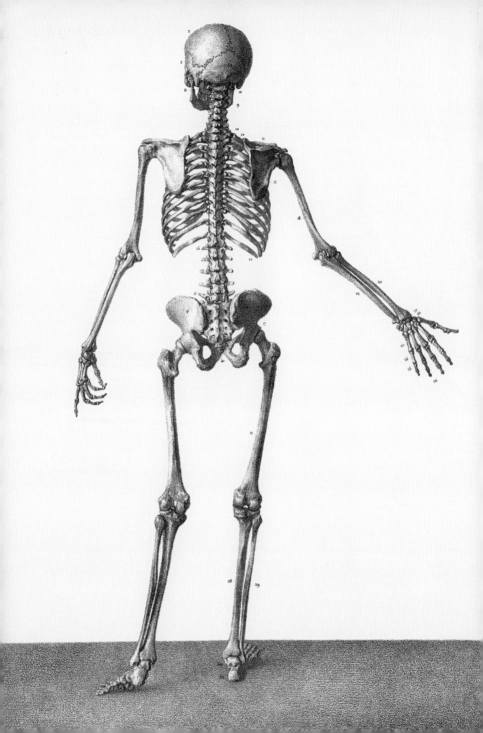